Hanspeter Kobbe

So schützen Sie sich vor Elektrosmog

Hanspeter Kobbe

So schützen Sie sich vor Elektrosmog

Ein Ratgeber für Betroffene
... und das sind wir alle

BAUER
Freiburg im Breisgau

Die Deutsche Bibliothek – CIP-Einheitsaufnahme

Kobbe, Hanspeter:
So schützen Sie sich vor Elektrosmog : ein Ratgeber für Betroffene . . . und das sind wir alle / Hanspeter Kobbe. – 1. Aufl. – Freiburg im Breisgau : Bauer, 1998
ISBN 3-7626-0570-X

1. Auflage 1998
ISBN 3-7626-0570-X

Einband: Peter Eisermann, Münstertal
Satz: Typomedia, Ostfildern
Druck und Bindung: Wiener Verlag GmbH, Himberg
Printed in Austria

Inhalt

Teil 2

Teil 3

Anhang

Widmung

Dieses Buch widme ich all denen, deren innere Stimme mahnt, daß wir auf dem Weg in eine Sackgasse sind, die an vielen Ecken den Straßennamen »Fortschritt« trägt. Es bestätigt mit Fakten, was Sie vielleicht schon intuitiv geahnt haben, aber es zeigt auch, daß manches durchaus nicht so sein muß, wie es heute ist. Wir alle haben jeden Tag die Chance, etwas zu verändern – mein Beitrag dazu ist dieses Buch.

Dank

Bedanken will ich mich bei meiner »besten Freundin auf dieser Welt« für ihre Großzügigkeit, Nachsicht und Geduld, wenn ich beim Schreiben familiäre Pflichten aus dem Auge verloren und mit Papierbergen, Meßgeräten und Versuchsanordnungen sogar wohnliche Bereiche unseres Hauses verunziert habe. Daß sie sich trotzdem noch als Versuchskaninchen für verschiedene Belastungs- und Kompensationstests geopfert hat, werde ich kaum je wieder gutmachen können.

Mein Dank gilt auch Wulf-Dietrich Rose, Holger Oetzel und dem KATALYSE-Institut e. V. für ihre Beiträge, die ich freundlicherweise berücksichtigen durfte, Wilhelm Krahn-Zembohl für das Interview über die aktuelle Rechtslage, Ralf Bauhaus für die elektrotechnische Begutachtung, Gabriele Palm für kritische, aber sehr hilfreiche Kommentare zum Manuskript, Erika Schuler-Konietzny für die unermüdliche Lektoratsarbeit, sowie dem Verlag Hermann Bauer und Cheflektorin Karin Vial für die Herausgabe dieses Buches.

Vorwort

Zugegeben, früher verstand ich gar nicht, warum sich ein paar Leute über den sogenannten Elektrosmog aufregten. Bei mir kam der »Saft« aus der Steckdose, ich bekam keinen »gewischt«, und von Smog, sprich Rauch oder Nebel, war bei meinem elektrischen Umfeld auch nichts zu sehen. Scheinbar hatten die Mitmenschen, die von Elektrosmog sprachen, andere Verhältnisse, die mich aber nicht betrafen so glaubte ich zumindest.

Diese Vorstellung änderte sich schlagartig, als ich zum ersten Mal mit einem Elektrosmog-Meßgerät in den Händen meine Umgebung erkundete. Mit Bestürzung mußte ich feststellen, daß die elektrische Welt um mich herum nicht so war, wie ich sie mir bis dahin vorgestellt hatte. Elektrosmog, das war für mich plötzlich nicht mehr die Hochspannungsleitung als Symbol des technischen Fortschritts auf Kosten von Landschafts- und Umweltqualität; Elektrosmog war mir durch die Meßwerte, die ich in meiner Wohnung, in meinem Auto, in der Eisenbahn und am Arbeitsplatz ablesen konnte, hautnah auf den Leib gerückt. Heute verstehe ich deshalb diejenigen sehr gut, die bei dem Schlagwort Elektrosmog glauben, sie seien davon überhaupt nicht betroffen. Gerade deshalb halte ich es aber für sehr wichtig, in weiten Kreisen der Bevölkerung diesen Irrtum zu korrigieren und fortlaufend, verständlich und umfassend über dieses Thema aufzuklären. Wenn dieses Buch dazu einen Beitrag leisten kann, erfüllt es seinen Zweck und war die Mühe wert, daran zu arbeiten.

Als ich anfing, mich als freiberuflicher Geopathologe mit standortbedingten Erkrankungen zu befassen, war mein Augenmerk zunächst auf die geopathogenen Störzonen gerichtet, also auf Wasseradern, Globalgitternetze, Erdspalten und Verwerfungen. Oft hatte ich guten

Erfolg dadurch, daß ich Menschen, die ihre Schlafplätze auf solchen Zonen hatten, aus der Gefahrenzone brachte und ihnen einen erdstrahlenfreien Platz verschaffte. Ihre Beschwerden, die häufig schon chronisch geworden waren, besserten sich und verschwanden dann endgültig. Das ging manchmal so unbemerkt vor sich, daß sich diese Menschen später, wenn ich mich nach der gesundheitlichen Entwicklung erkundigte, auf Anhieb gar nicht mehr erinnern konnten, diese Beschwerden oder Krankheiten jemals gehabt zu haben, die ich mir bei der damaligen Standortuntersuchung notiert hatte.

Als ich dann damit begann, bei meinen Standortuntersuchungen nicht nur Erdstrahlen zu berücksichtigen, sondern auch das elektrifizierte Umfeld der Menschen, wurde mir klar, warum in einigen früheren Fällen einfach kein rechter gesundheitlicher Durchbruch zu erzielen war. Ich hatte damals nur einen Teil der krankmachenden Einflüsse ermittelt und beseitigt, aber den, der offenbar genauso oder sogar noch gesundheitszerstörender war, nicht: den Elektrosmog. Das wurde später konkret bestätigt: Bei einer Standortsanierung waren geopathogene Einflüsse von mir sofort beseitigt worden, während die von mir ermittelten Ursachen für die damals vorhandenen elektrischen Störfelder von einem Elektroinstallateur saniert werden sollten. Das hielten die Betroffenen dann jedoch nicht mehr für so wichtig, weil es ihnen durch den erdstrahlenfreien Schlafplatz schon relativ besser ging. Als ich mich später nach dem Verlauf der Genesung erkundigte, war das Ergebnis nicht ganz befriedigend. Daraufhin sah ich die Unterlagen der Untersuchung durch und fragte nach, ob die erheblichen elektrischen Störfelder so saniert worden waren, wie ich es empfohlen hatte. Ich war nicht überrascht zu hören, daß dies nicht geschehen war. Das war der Grund, warum es diesen Menschen gesundheitlich immer noch nicht wieder richtig gut ging.

Besonders traurig ist es bis heute um die medizinische Seite dieser Thematik bestellt. Einen Arzt oder Heilpraktiker mit einer Zusatzausbildung in Geopathologie zu finden, gleicht der Aufgabe, die bekannte Stecknadel im Heuhaufen ausfindig zu machen. Krankmachende Einwirkungen durch Elektrosmog und Erdstrahlen werden in der Diagnose fast immer schlichtweg ignoriert, obwohl schon seit mehreren

Jahrzehnten entsprechende Erkenntnisse bekannt sind und es auch nicht an Fachliteratur von Medizinern und Wissenschaftlern mangelt. Und den Spruch »Wenn es so etwas gäbe (wie krankmachende Erdstrahlen- und Elektrosmogfelder), dann hätte man uns das im Studium gesagt«, habe ich nicht nur einmal von Medizinern zu hören bekommen. Hat man dabei bedacht, daß es seit Abschluß der Ausbildung vielleicht neue Erkenntnisse gibt? Übersieht man vielleicht, daß es auch über den Tellerrand der universitären Schulmedizin hinaus noch einiges gibt, von dem viele Ärzte in ihrer Ausbildung kein Wort zu hören bekommen. Dabei ist die Diagnose einer Geopathie oder Elektrosmog-Belastung nicht sonderlich schwierig, schnell erlernbar und ohne teuren Geräteaufwand durchzuführen. In Anbetracht der Diagnose- und der damit einhergehenden Therapiemisere in den ärztlichen wie auch naturheilkundlichen Praxen in bezug auf standortbedingte Krankheitsursachen hat der Berufsfachverband der Geopathologen e. V. neue Wege gesucht und gefunden, um den Menschen, die durch geopathogene oder elektrische Störfelder gesundheitlich Schaden genommen haben, Hilfe zuteil werden zu lassen, denn die Erfahrungen der Vergangenheit haben gezeigt, daß diese Erkrankungen ohne die Behandlung durch einen Arzt oder Heilpraktiker mit einer Zusatzausbildung in Geopathologie meistens nur sehr langsam und oft erst nach Monaten oder Jahren abklingen.

Ich habe dieses Buch in drei Teile gegliedert. Der *erste* vermittelt zunächst Grundkenntnisse, die für das Verständnis des Themas unerläßlich sind. Ich habe versucht, mich dabei absichtlich so wenig wie möglich »technisch« auszudrücken, damit auch Elektrounkundige beim Lesen nicht am Fachchinesisch die Lust verlieren. Die Elektrofachleute mögen mir dies bitte nachsehen, wenn sie sich darüber möglicherweise die Haare raufen.

Es scheint mir auch notwendig, die Bedeutung der sogenannten Grenzwerte deutlich zu machen, d. h., wie die derzeit geltenden in ihrer Schutzwirkung für die Bevölkerung zu beurteilen sind. Viele Beispiele aus der Praxis vermitteln Ihnen dann einen Eindruck davon, wo Elektrosmog – meistens unerwartet – eine Rolle spielen kann.

Da es dabei immer wieder um die Frage geht, von welchen Meßwerten an Elektrosmog störend oder sogar krankmachend wirkt, stelle ich Ihnen im *zweiten* Teil ein Verfahren vor, das Sie schnell und leicht erlernen können. Damit können Sie einen Standort auch ohne technisches Meßgerät auf Elektrosmog-Einfluß untersuchen oder Ihre individuelle Belastung selbst feststellen und beurteilen, denn technische Meßgeräte gibt es dafür bis heute nicht. Dies ist ein wichtiger Beitrag für Ihren persönlichen Gesundheitsschutz und macht Sie unabhängig von offiziellen Grenzwerten. Wenn Sie sich zunächst aber nur allgemein informieren wollen, können Sie diesen Teil auch erst einmal überspringen und ihn mit den entsprechenden Übungen später durcharbeiten.

Daran schließe ich im *dritten* Teil Ratschläge an, wie Sie Elektrosmog vermeiden und möglichst ohne große Kosten reduzieren können und welche Abschirmmöglichkeiten Sie gegebenenfalls haben. Sie erfahren, worauf Sie beim Kauf von Elektrosmog-Meßgeräten achten sollten und wieviel Sie dafür etwa ausgeben müssen.

Wenn Sie mit Hochspannungsleitungen, Sendemasten oder Trafostationen vor Ihrer Haustür Probleme haben, wird Sie das Interview über die Elektrosmog-Rechtslage besonders interessieren. Eine Auflistung dessen, was für eine elektroverträgliche Zukunft – für uns und unsere Kinder – zu fordern ist, schließt dann den Kreis.

Im Anhang finden Sie dann noch nützliche Adressen, ein Stichwortverzeichnis, verschiedene Tabellen und ein Glossar zur Erläuterung spezieller Begriffe sowie Literaturhinweise, die ich bewußt auf die Werke beschränkt habe, auf die ich bei meinen Ausführungen Bezug nehme.

Alle Angaben habe ich nach bestem Wissen und mit gutem Gewissen gemacht, doch kann auch ich einen Irrtum trotz aller Sorgfalt nicht völlig ausschließen.

Hanspeter Kobbe,
Celle, Herbst 1997

Teil 1

Was ist Elektrosmog?

Wie wir durch Strom krank werden können

Welche Schutz bieten Grenzwerte?

Das könnte auch Ihnen passieren – Beispiele aus der Praxis

Elektrosmog heute – und morgen?

Was ist Elektrosmog?

Ob Sie zeitlebens kerngesund und vital oder kränkelnd und ausgepowert sind, hängt nicht zuletzt davon ab, welche Belastungsfaktoren an Ihrem Schlafplatz oder auch an Ihrem Arbeitsplatz vorhanden sind und wie stark diese auf Sie einwirken können. Elektrosmog ist zwar nicht die einzige Belastung, der wir täglich ausgesetzt sind, aber eine ganz wesentliche und oft völlig unterschätzte.

Unter *Elektrosmog* versteht man energietechnische Feldeinwirkungen, d. h. Einwirkungen von Feldern, die durch Strom verursacht werden. Es handelt sich um fünf verschiedene Arten von Feldern: elektrische Wechselfelder (EWF), elektromagnetische Felder (EMF) und Hochfrequenz-Strahlung (HF), das sind Mikrowellen, sowie elektrostatische Felder. (Die Abkürzungen in Klammern verwende ich später, um unnötige Wiederholungen zu vermeiden. Wenn alle zusammen gemeint sind, benenne ich sie zusammenfassend auch als E-Felder.)

Um zu verstehen, worum es beim Elektrosmog geht, ist es leider unvermeidbar, daß Sie sich – so kurz wie möglich – mit den Erklärungen der Begriffe befassen, aber keine Angst, Sie finden sich schneller zurecht, als Sie jetzt vielleicht meinen. Wer's dann bei Fachausdrücken genauer wissen will, möge im Glossar nachschlagen. Manchmal herrscht selbst unter Fachleuten einige Begriffsverwirrung, weshalb Sie in der Literatur auch z. T. unterschiedliche Bezeichnungen finden.[1*] Ich habe mich für die Verwendung des Begriffs »elektromagnetische Felder« entschieden, weil dieser auch in den aktuellen Gesetzes- und Verordnungstexten verwendet wird.[2]

* Die Anmerkungen finden Sie auf S. 237 ff.

Elektrische Wechselfelder sind immer dann auf einer stromführenden Leitung vorhanden, wenn diese unter Spannung steht, d. h., wenn die Sicherung eingeschaltet ist – und zwar ohne daß irgendein Stromverbraucher wie z. B. eine Lampe brennt oder ein elektrisches Gerät betrieben wird. Wechselfeld heißt es deswegen, weil die Spannung 50mal pro Sekunde wechselt, das wird als 50-Hertz (Hz) bezeichnet. Diesen 50-Hertz-Strom unserer Stromversorgung und die dadurch entstehenden Felder bezeichnet man als niederfrequent im Vergleich zur Hochfrequenz mit ein paar zigtausend oder Millionen Schwingungen pro Sekunde.

Wird nun ein Stromverbraucher eingeschaltet, kommt es zu einem Stromfluß in der Leitung. Dadurch entsteht nun das **elektromagnetische Feld** – und zwar zusätzlich zu dem elektrischen Wechselfeld. Hier überlagern sich nun also zwei Feldarten, also ein Doppelfeld aus elektrischem und magnetischem Feld (vgl. Abb. 1, S. 19).

Da ein elektromagnetisches Feld mit zunehmender Zahl von Schwingungen pro Sekunde auch seine Eigenschaften ändert, verwendet man bei über 30 000 Schwingungen pro Sekunde, das sind 30 Kilohertz (kHz), auch lieber den Begriff »elektromagnetische Strahlung« oder »elektromagnetische Welle«. Ich will es Ihnen aber etwas leichter machen beim Lesen und verwende den Begriff **Hochfrequenz** – Sie wissen dann auch gleich was gemeint ist.

Beim elektromagnetischen Feld im Hochfrequenzbereich »verschmelzen« elektrisches und magnetisches Wechselfeld so miteinander, daß sie nicht mehr getrennt voneinander betrachtet und gemessen werden können. Hochfrequenz-Felder werden von Sendeanlagen aller Art, also z. B. Rundfunk-, Fernseh- und Mobilfunksendern (Handy), sowie Radaranlagen ausgestrahlt, aber auch vom Mikrowellenherd.

Statische Felder lasse ich in diesem Buch unberücksichtigt, denn diese können Sie mit keinem der heute auf dem Markt befindlichen Elektrosmog-Geräten messen. Bei *elektrostatischen* Feldern handelt es sich um »Aufladungen«, die Sie sicher von synthetischen Materialien her kennen, bei deren Berührung Sie einen kleinen Schlag bekommen. Die Aufladungen können sehr hohe Werte erreichen, so daß sogar Funken bei der Entladung sichtbar werden. Diese statischen Auf-

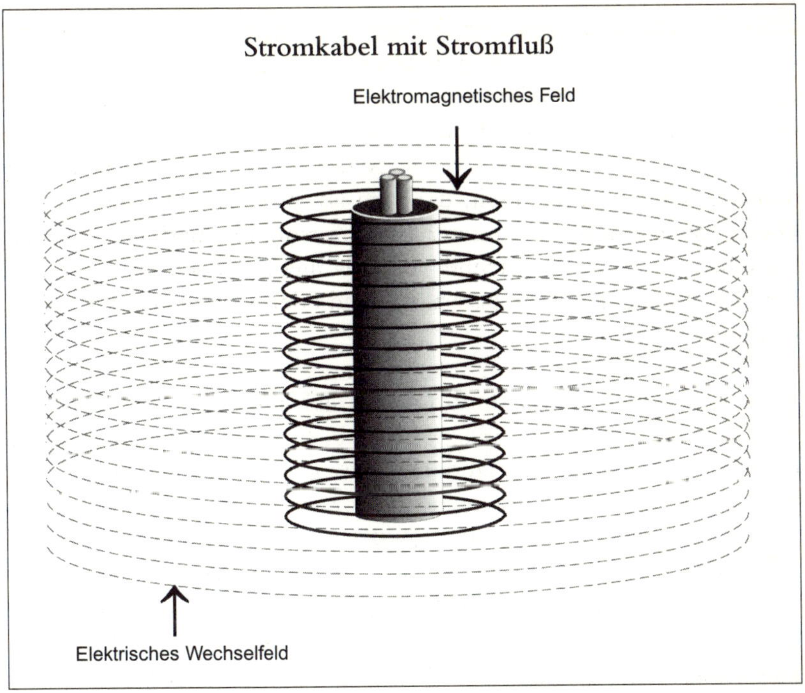

Abb. 1 Hier sind die beiden Felder optisch dargestellt. Die Ausdehnung der Felder um Leitungen und Geräte herum ist unterschiedlich groß. Sie ist abhängig von der Höhe der Spannung und von der Höhe der Stromstärke.
Hohe Spannungen, z.B. bei Hochspannungsleitungen, verursachen weitreichende elektrische Wechselfelder, hoher Stromfluß durch Stromverbrauch bewirkt große magnetische Felder, also umgekehrt wie hier dargestellt.

ladungen kommen auch an Bildschirmen vor – sie verursachen ein Knistern, wenn man die Scheibe abwischt. Zumindest die Blitzentladungen sollen nach Expertenmeinung keine gesundheitlichen Auswirkungen haben, wenngleich man sich dabei ganz schön erschrecken kann.

Anders zu beurteilen sind die magnetischen Gleichfelder, die von einigen Straßenbahnanlagen verursacht werden. Wissenschaftlich gesichert sind als Folge Befindlichkeitsstörungen und Beeinflussung der

EKG-Kurven, also vergleichbar mit den Wirkungen niederfrequenter Magnetfelder. Sollten Sie den Verdacht haben, daß Bahnanlagen bei gesundheitlichen Beeinträchtigungen im Spiel sind, sollten Sie sich ohnehin nicht auf eigene Messungen verlassen, sondern eine Messung von Experten durchführen lassen (Adressen im Anhang), denn die meisten »Elektrosmog«-Meßgeräte für den Hausgebrauch sind damit überfordert. (Näheres dazu im Kapitel *Lohnt sich der Kauf von Meßgeräten?)*

Mehr müssen Sie zunächst nicht wissen. Die Bedeutungen werden Ihnen beim Lesen schnell geläufig.

Der Standort als Risikofaktor

Zu den besonders starken Standortbelastungen können neben Elektrosmog auch *geopathogene* Störzonen gehören, die auch als Erdstrahlen bezeichnet werden. Gemeint sind dabei diejenigen Erdstrahlen, die eine pathogene, also krankmachende Wirkung auf den Menschen ausüben können. Darunter versteht man Wasseradern, Erdspalten, Erdverwerfungen und sogenannte Globalgitternetze, das sind etwa 20 cm breite Störzonenstreifen mit z. T. krankmachenden Wirkungen. Die Abstände von Streifen zu Streifen betragen beim kleinsten heute bekannten Gitter nur rund 2,5 bis 3,5 m. Unter *elektropathogenen* Störzonen hingegen versteht man die krankmachende Wirkung strombedingter Felder. Geopathogene Strahlung und elektropathogene Felder spielen z. B. eine entscheidende Rolle bei der Störung der Melatoninversorgung durch die Zirbeldrüse (Epiphyse), wodurch unser Schlaf und das Immunsystem nachhaltig beeinträchtigt werden.

Darüber hinaus sind aber auch bestimmte Medikamente in der Lage, die Zirbeldrüsenfunktion nachhaltig zu stören. Ich gehe später noch genauer darauf ein, wie die Störung der Zirbeldrüse zu einem Zusammenbruch des Immunsystems führen kann. Nun wäre es jedoch zu banal, krankmachenden Standorteinfluß und Medikamente als zwei voneinander unabhängige Faktoren zu betrachten – die komplexen Wechselwirkungen blieben dadurch unerkannt. Wenn wir den Belastungsgrad eines Standorts beurteilen wollen, müssen wir die Gesamtheit der Einflußfaktoren berücksichtigen. Diese können nicht nur von Standort zu Standort, sondern sogar innerhalb eines Standortes recht verschieden sein. Eine Standortbelastung mit beträchtlichen Gesundheits- und Schlafstörungen kann z. B. schon durch einen Radiowecker entstehen, der zu dicht am Bett steht und mit seinem elektromagnetischen Feld den Körper erreicht. Auch ein Kabel der Nachttischlampe kann dafür sorgen, daß der Schläfer nicht auf Rosen, sondern auf elektrische Felder gebettet liegt.

Schaut man einmal über den elektrifizierten Tellerrand hinaus, so fällt auf, daß unter dem Einfluß energietechnischer Felder wie auch geopathogener Störzonen frappierende Übereinstimmungen bei den gesundheitlichen Auswirkungen bestehen. Die Krebshäufigkeit auf diesen Zonen ist bei beiden gleichermaßen erhöht. Krankheiten und Befindlichkeitssymptome sind nahezu deckungsgleich. In beiden Fällen kommt es in der Regel zu dramatischen Störungen des Immunsystems. Standortuntersuchungen auf Elektrosmog-Belastungen können Sie nach der Anleitung in diesem Buch zu Hause selbst durchführen. Wenn Sie wollen, können Sie aber auch die Suche nach geopathogenen Störfeldern (Erdstrahlen) nach entsprechender kurzer Ausbildung selbst durchführen (Adresse siehe Anhang) oder einen geschulten Geopathologen zu Rate ziehen, der mit der Komplexität und den Wechselwirkungen von Strahlungsfeldern und Reflexstrahlungen vertraut ist. Im Adressenanhang finden Sie deshalb die Kontaktadresse des Berufsfachverbandes der Geopathologen e. V.

Wie wir durch Strom krank werden können

Wie man sich bettet, so gesund bleibt man

Wenn Sie einmal überlegen, wo Sie sich tagsüber in Elektrosmog-Feldern aufhalten könnten, dann denken Sie vielleicht zuerst an Ihren Arbeitsplatz oder an Ihren Weg zur Arbeit, soweit Sie die Straßenbahn benutzen oder mit dem Zug auf einer elektrifizierten Strecke fahren. Wenn Sie Hausfrau oder Hausmann sind, vermuten Sie den größten Elektrostreß wahrscheinlich in der Küche oder bei der Benutzung elektrischer Hausgeräte. Der Gedanke, beruflich am stärksten den elektrischen Feldeinwirkungen ausgesetzt zu sein, ist naheliegend, wenn Sie Elektroinstallateur sind oder in einem Beruf arbeiten, in dem Sie viel mit elektrischen Maschinen oder Computern umgehen. Dabei müssen Sie nicht einmal direkt an solchen Geräten arbeiten, denn elektromagnetische Felder lassen sich durch Wände nicht aufhalten und von den Kabeln, die zu den Geräten führen, breiten sich auch Felder unterschiedlicher Reichweite aus. Wenn z.B. Ihr Schreibtisch an einer Wand steht, an deren Rückseite eine größere elektrisch betriebene Maschine oder vielleicht ein Computerbildschirm steht, dann können Sie durchaus eine Portion Elektrosmog abbekommen – es fragt sich nur, wieviel. Nachdem Sie die später folgenden Übungen mit dem Biotensor ausprobiert haben, werden Sie die Belastung an Ihrem Arbeitsplatz künftig selbst einschätzen können.

Nehmen wir einmal an, Sie hätten einen Arbeitsplatz, an dem Sie mit elektrischen Geräten umgehen oder in dessen Nähe elektrisch betriebene Geräte oder Maschinen arbeiten, dann halten Sie sich dort aber nie so lange auf wie zu Hause in Ihrem Bett. Wenn Sie nun zum

Taschenrechner greifen, um dies nachzurechnen, denken Sie auch an die Überstunden und an den Urlaub!

Aber es gibt, außer der reinen Aufenthaltsdauer, noch einen ganz wichtigen Grund, gerade dem strahlungs- und stromfreien Schlafplatz besondere Aufmerksamkeit zu widmen: Melatoninforscher haben herausgefunden, daß Melatonin – unser wichtigstes Hormon für die Krankheitsabwehr – von der Zirbeldrüse fast ausschließlich in der Nacht produziert wird. Die Menge ist nachts 5- bis 10mal so hoch wie am Tage. Bei einem durch Elektrosmog oder Erdstrahlen gestörten Schlafplatz stellt die Zirbeldrüse jedoch die Melatoninproduktion ein, und die geringe Menge der Tagesproduktion reicht dann nicht mehr für unsere Immunabwehr aus.

Nun werden Sie vielleicht einwenden, daß in Ihrem Schlafzimmer doch gar keine Elektrogeräte oder -maschinen arbeiten, während Sie schlafen. Wo soll denn dann bitteschön eine Elektrosmog-Belastung am Schlafplatz herkommen? Haben Sie dabei auch an Ihren Radiowecker gedacht, der auf dem Nachttisch ziemlich dicht am Kopf steht? Haben Sie schon überprüft, ob Spannung auf den Kabeln der Bettbeleuchtung hinter der Blende am Kopfende ist und elektrische Wechselfelder auf Ihr Bett einwirken? Und was ist mit Ihrer Heizdecke, die das Bett doch erst so richtig kuschelig macht? Sind Sie sicher, daß die Isolierung der Kabel in der Wand, an der Ihr Bett steht, noch nicht brüchig geworden ist und sich nicht Kriechströme auf der Wand ausbreiten und deren Felder sich in den Raum hinein ausdehnen, vielleicht sogar bis zu fast einem Meter weit? Sie sagen, das könnte alles nicht sein, weil Sie ein gewissenhafter und vorsichtiger Mensch sind – gerade bei diesem gefährlichen Elektrokram. Dann gehen Sie doch mal in den Keller und schauen nach, ob Sie dort eine »Potentialausgleichsschiene« finden. Damit Sie wissen, wonach Sie suchen müssen, zeige ich Ihnen auf S. 24, Abb. 2, wie so ein Ding aussieht.

Wenn Sie mit der Suche Erfolg haben, besagt das noch nicht viel, denn vielleicht hat der Elektriker vor langer Zeit zwar eine solche Schiene angebracht, aber dann leider im Akkordstreß vergessen, sie auch zu erden. Es bleibt Ihnen also nicht erspart, sich davon zu überzeugen, ob die Schiene von damals auch wirklich geerdet ist. Alle

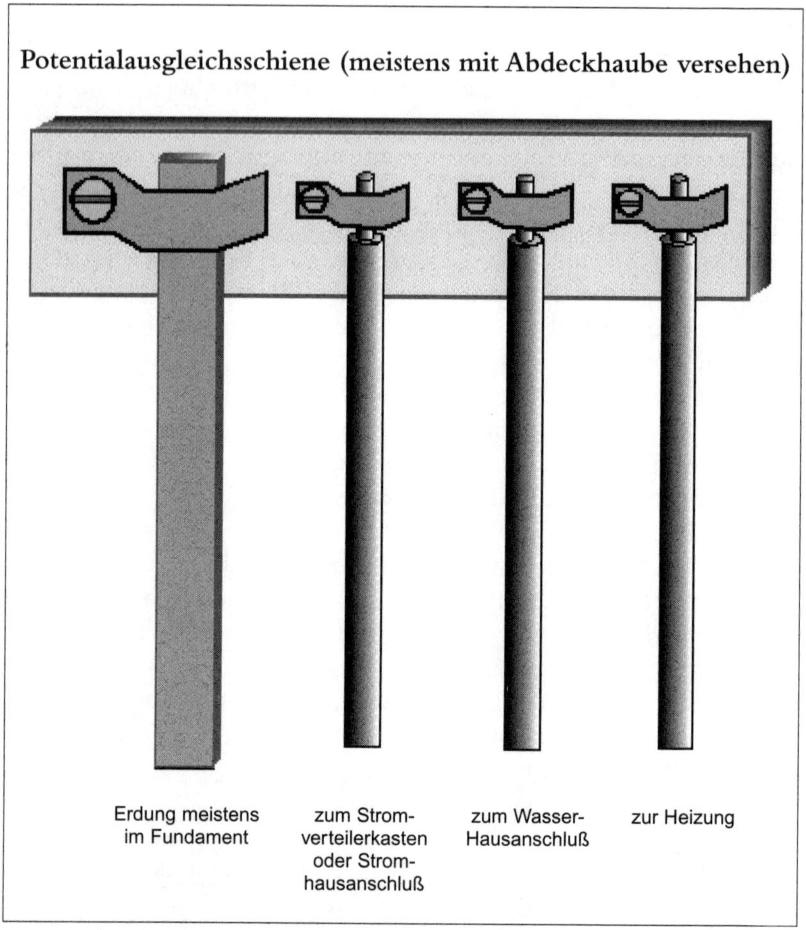

Abb. 2 Durch die Potentialausgleichsschiene werden unterschiedliche Spannungspotentiale von Strom-, Wasser- und Heizungsrohren ausgeglichen, damit bei Berührung keine unterschiedlichen Spannungen über den Körper abgeleitet und ausgeglichen werden, denn dann besteht **Lebensgefahr**!

im Haus tätigen Installateure schließen dort fleißig und vorschriftsmäßig ihre Leitungserdungskabel an, und jeder von ihnen glaubt, sie sei bei der Anbringung selbstverständlich von demjenigen geerdet worden, der die Schiene dort montiert hat. Doch wer kommt schon auf die Idee, das zu überprüfen? Und so wird es möglich, daß Heizungs- und Wasserleitungsrohre E-Felder im Haus verteilen und dorthin bringen, wo Sie sie überhaupt nicht vermuten, weil sich dort nämlich gar keine Kabel oder Steckdosen befinden, also z. B. zur Wand, an der Ihr Bett steht. Heutzutage wäre so etwas aber nicht mehr möglich, denn bei Fertigstellung einer Elektroanlage muß ein Prüfprotokoll mit den gemessenen Werten der Erdung angefertigt werden und spätestens dann würde eine solche vergessene Erdung bemerkt.

Aber auch ungeerdete Stahlträger, Armierungsgitter in der Stahlbetondecke und Wärmeisoliermatten aus Glaswolle, die mit einer Aluminiumfolie versehen sind, ermöglichen den elektrischen Strömen und Feldern ungehinderte Wanderungen durchs Haus.

»Genug jetzt mit diesem Horrorszenario!« sagen Sie jetzt. »Es reicht!« Dann haben Sie aber noch nicht bedacht, daß der clevere Matratzenverkäufer Sie doch erst kürzlich davon überzeugt hat, wie vorteilhaft eine Federkernmatratze für Sie ist. Damals wußten Sie von diesen Dingen ja auch noch nichts, und weil Sie es leid waren, nachts im Dunkeln nach dem Zwischenschalter Ihrer Nachttischlampe zu tappen, haben Sie als praktisch denkender Mensch das Kabel über den Bettpfosten gelegt, damit Sie den Schalter dort im Dunkeln leicht finden können. Daß dieses Kabel auch dann unter Spannung stehen kann, wenn die Nachttischlampe ausgeschaltet ist, konnten Sie auch nicht ahnen. Wer denkt denn an sowas! Und so haben Sie – natürlich ganz ungewollt – Ihr Bett gut elektrifiziert, denn das elektrische Wechselfeld des Lampenkabels kann sich nun in der Matratze von Federkern zu Federkern voranhangeln. So manche Matratze bringt es dann am Fußende noch auf ein elektrisches Wechselfeld von stolzen 120 Volt pro Meter (V/m). Da soll mal einer sagen, es gäbe keine Spannung mehr im Bett!

Einen besonderen Volltreffer beim »Elektrolotto« landen Sie auch mit einem Bett, das einen Metallrahmen hat. Hierüber finden nicht nur Elektrofelder aus der Wand einen Weg ins Bettchen, sondern auch von den Armierungsgittern der Betondecke, auf der Ihr Bett steht. Da hört der Spaß dann aber auf!

Nun wollen Sie aber noch ganz sichergehen, daß Sie Ihrer Krankenkasse nichts schenken und auch garantiert mehr Leistungen von Ihr rausbekommen, als Sie jemals eingezahlt haben? Dann legen Sie sich ein Wasserbett zu oder – wenn Ihnen das zu schwabbelig ist – vielleicht ein Bett mit elektrischer Höhenverstellung an Kopf- und Fußende. Nun können Sie sicher sein, über kurz oder lang zu dem Personenkreis zu gehören, dem die Segnungen der Krankenkassenleistungen wie aus einem unerschöpflichen Füllhorn zufließen werden, denn schon bald werden Ihnen Behandlungen, Untersuchungen und ärztliche Aufmerksamkeiten zuteil, von denen Sie vorher nie zu träumen gewagt hätten. Bei allem Aufwand, der nun um Ihre Gesunderhaltung getrieben wird, brauchen Sie sich aber keine Sorgen zu machen, daß dies eines Tages dadurch ein jähes Ende nehmen wird, weil irgend jemand Ihre elektrifizierte Ruhestätte als Ursache aller Leiden ausfindig macht. Wer interessiert sich in diesen Kreisen schon nach den Ursachen von standortbedingten Krankheiten und Leiden?[3] Schließlich sichern Sie doch unzählige Arbeitsplätze im Gesundheitswesen und in der Krankenkassenverwaltung. So eine wichtige Stütze des Sozialwesens darf man doch nicht durch Abschalten seines stromifizierten Schlafplatzes gesund werden lassen! Lassen Sie sich also ruhig durch die gepulsten Stromstöße von der Heizung Ihres Wasserbettes im Sekundentakt durchströmen, oder entspannen Sie sich genüßlich im elektromagnetischen Feld des Transformators unter dem höhenverstellbaren Bett. So richtig zu schätzen wissen Sie dieses Bett aber erst, wenn Sie daran denken, daß Sie noch nicht einmal direkt unter einer Hochspannungsleitung in den Genuß solch starker magnetischer Wechselfelder kämen.

Doch Spaß beiseite. Wenn wir Leitungsmasten, Transformatoren und Elektromaschinen sehen, wissen wir, daß damit auch strombedingte Felder verbunden sind, von denen wir uns fernhalten sollten. Doch viel häufiger sind wir an Orten Elektrosmog-Einfluß ausgesetzt, an denen wir es überhaupt nicht ahnen. Deshalb ist es für Sie wichtig zu erfahren, wo dies überall der Fall sein kann. Die später folgenden Praxisbeispiele werden Ihnen ein Licht aufgehen lassen – aber ganz ohne Strom. Gerade versteckte Stromeinflüsse, die wir auch nicht ohne weiteres bemerken, spielen eine wesentliche Rolle, weil sie uns dazu verleiten, den Einfluß von Elektrosmog völlig falsch einzuschätzen. Auf heimtückische Fallen will ich Sie besonders hinweisen, damit Sie diese bei Ihren Standorterkundungen nicht übersehen.

Wenn wir allerdings die Warnsignale unseres Körpers beachten, der uns mit anhaltenden Schlafstörungen, chronischen Kopfschmerzen usw. signalisiert, daß in unserem Umfeld etwas nicht in Ordnung ist, und wenn wir diese Alarmklingel nicht mit Tabletten zum Schweigen bringen, wenn wir also bewußt wahrnehmen, daß wir uns morgens nach dem Aufstehen völlig abgeschlagen und energielos fühlen, obwohl wir lange geschlafen haben und es keinen ersichtlichen Grund dafür gibt, dann will uns das darauf aufmerksam machen, daß unser Körper nachts offenbar Schwerstarbeit geleistet hat – bei der Abwehr gegen schädlichen Elektrosmog oder geopathogene Einwirkungen.

Viele Menschen kommen gar nicht oder erst viel zu spät auf die Idee, daß ihr sich ständig verschlechternder Gesundheitszustand mit einem elektro- oder geopathogenen Schlafplatz im Zusammenhang stehen könnte. Somit rückt eine Fortsetzung des Elektrodramas auf medizinischer Ebene unaufhaltsam näher. Da nützt auch der Einwand wenig, daß dies so mancher durch einen unbedachten Umgang mit Elektrizität selbst inszeniert hat. Zu bedauern sind dann auch noch diejenigen Menschen, die sich nach den allnächtlichen Odysseen im häuslichen Stromfeld in ein durchelektrifiziertes Berufsleben stürzen müssen, in dem das Elektrodrama für den Körper weitergeht – nur hinter anderen Kulissen.

In zwei eindrucksvollen Studien aus den Jahren 1990–1992 und 1997 wurde der Standorteinfluß bei der Entstehung von chronischen Krankheiten sowie Therapieresistenz nachgewiesen. In der ersten Studie von Dr. med. Rudolf Keßler und Heilpraktiker Andreas Kopschina wurden die Schlafplätze von 52 chronisch kranken und austherapierten Patienten untersucht. Bei allen wurden – und zwar ohne Ausnahme – standortbedingte Ursachen für die Erkrankungen ermittelt, und zwar

Krankheiten und Befindlichkeitsstörungen durch Elektrosmog-Einfluß	
Abgeschlagenheit	Kindstod, plötzlicher
Allergien	Kopfschmerzen
Alzheimer	Krebs
Bauchschmerzen	Kreislaufstörungen
Bluthochdruck	Kurzsichtigkeit, zunehmende
Brechreiz	Leukämie
Brustkrebs	Magenschleimhautentzündung
Depressionen	Morgenmüdigkeit
Entzündungen, des Zahnfleisches	Nervösität
Epilepsie	Reizbarkeit
Erkältungen, häufige	rheumatische Beschwerden
Fehlgeburten	Schlafstörungen
Gehirntumor	Schulprobleme
Haarausfall	Schwächezustand
Hautausschlag	Schwellung der Augenlider
Herzinfarkt	Schwellung der Lymphknoten
Herzrhythmusstörungen	Stoffwechselstörungen
Heuschnupfen, häufiger	Unterleibskrebs
Hormonstörungen	Verspannungen
Konzentrationsschwäche	Zahnprobleme
	Zittern der Hände

(Zusammengestellt aus der im Anhang aufgeführten Fachliteratur)

sowohl geopathogene Störzonen, wie Wasseradern und sogenannte pathogene, also krankmachende Globalgitternetze, als u. a. auch elektromagnetische Felder durch zu dicht am Kopf befindliche Radiowecker. Daraufhin wurden die pathogenen Standorteinflüsse beseitigt. Bei Abschluß der Studie im Jahre 1992 waren die meisten der Patienten, darunter auch einige Krebspatienten, völlig beschwerdefrei, bei einem kleinen Rest waren die Beschwerden inzwischen stark zurückgegangen.

In der zweiten Studie aus dem Jahre 1997 wurden 8 200 Patientenakten einer Naturheilkundepraxis ausgewertet. Diese ist seit Jahren für beachtliche Erfolge bei der Behandlung standortbedingter Erkrankungen (Geopathien) bekannt. Auch diese Studie vom Autorenteam U. Daun / W. Daun / A. Kopschina kommt bei der beeindruckenden

Fallzahl zu den gleichen Ergebnissen wie die erstgenannte. Beide Studien können Sie sich zuschicken lassen. (Adresse siehe Anhang)

Wenn der Körper warm wird ...

Nach der klassischen Lehrmeinung – die zwar noch den Gründergeist von Elektroenthusiasten widerspiegelt, aber heute keineswegs mehr vertretbar ist – spielen bei der Frage nach den gesundheitlichen Auswirkungen elektrischer Feldeinflüsse *ausschließlich* thermische Effekte eine Rolle. Was heißt das?

Von thermischen Effekten spricht man, wenn es durch die Einwirkungen elektrischer und elektromagnetischer Felder zu Erwärmungserscheinungen im Körper von Lebewesen kommt. So kann es z. B. durch Hochfrequenz-Felder zu lokalen Temperaturerhöhungen im Körper kommen. Diese Effekte sind inzwischen weitgehend erforscht und unbestritten.

In Tierversuchen mit Mäusen, bei denen man bei Muttertieren durch Hochfrequenz-Strahlung eine Erhöhung der Körpertemperatur von nur 1° C herbeigeführt hatte, kam es in der Folge zu einer sprunghaften Zunahme von Mißbildungen der Embryonen. Wurden die Tiere längere Zeit einer erhöhten Strahlung ausgesetzt, kam es auch zur spontanen Bildung von Tumoren. Hochfrequenz-Strahlung und Mikrowellen führten hier nachweislich zu einer Veränderung der Chromosomen und Zellkerne. Nun sind die Ergebnisse von Tierversuchen natürlich nicht ohne weiteres auf den Menschen übertragbar, was Tierversuche an sich schon so fragwürdig macht. Angesichts der Tatsache aber, daß es bereits eine Reihe von Untersuchungen gibt, die eindeutig auf einen Zusammenhang von Krebsbildung und elektromagnetischen Feldern bei Menschen hinweisen, könnte man auf Tierversuche dieser Art möglicherweise verzichten.

Der Mensch – soviel ist inzwischen bekannt – nimmt Hochfrequenz-Strahlung über die Temperatursensoren der Haut als Wärme wahr, und bei hohen Dosierungen, also etwa ab 3100 Milliwatt je Quadratzentimeter (mW/cm^2) sogar als Schmerz. In der wissenschaftlichen Literatur ist ebenso bekannt, daß durch Hochfrequenz-Strahlung eine Vielzahl von gesundheitlichen Folgen eintreten können: Stoffwechselstörungen, Störungen der Drüsenfunktionen, Veränderungen an den Zellmembranen, im Blut-, im Immun- und Nervensystem und im Verhalten u. v. m. Bei höherer Strahlungsintensität kann es zu Beeinträchtigungen des Zellwachstums, zu Mißbildungen bei Embryonen, Trübungen der Augenlinse, inneren Verbrennungen und Herzinfarkten mit Todesfolge kommen. Besonders gefährdet sind Augen und Hoden, weil sie keine starke Durchblutung haben und deshalb thermische Effekte schlecht kompensieren können. Bei sehr starken magnetischen Wechselfeldern können recht unspezifische Befindlichkeitsstörungen auftreten wie Kopfschmerzen, Müdigkeit, allgemeine Unlust, psychische Phänomene und innere Unruhe. Auch neigt das Blut unter solchen Feldeinflüssen dazu, stärker zu gerinnen, was das Herzinfarktrisiko wesentlich erhöht. Schwindel, Übelkeit und Erbrechen können als Folgeerscheinungen sehr starker Feldbelastungen eintreten.

An dieser Stelle muß ich darauf hinweisen, daß die Empfindlichkeit für solche Feldeinflüsse von Mensch zu Mensch sehr unterschiedlich sein kann. Empfindliche Personen, man spricht hier auch von »Elektrosensiblen«[4], können schon bei sehr viel schwächeren Leistungsflußdichten entsprechend reagieren.

Da es sich bei den hier geschilderten Symptomen um die Auswirkungen hochfrequenter Felder handelt, die von Sendern der verschiedensten Art ausgehen, will ich schon vorab auf das wesentliche Problem bei der Benutzung mobiler Handsprech-Funktelefone, also Handys, hinweisen. Bei diesen Geräten befindet sich die Antenne unvermeidbar dicht am Kopf und somit in unmittelbarer Nähe der für thermische Effekte besonders empfindlichen Augen. Gelegentlich werden diese Geräte auch am Gürtel befestigt, also bei männlichen Personen in direkter Nähe zu den empfindlich reagierenden Hoden. Zwar hält niemand sein Handy beim Telefonieren an den Unterleib, aber das Tragen von Handys am Gürtel kann dennoch erhebliche Auswirkungen haben, wie Sie später im Abschnitt über Handys erfahren werden.

Nicht-thermische Effekte

Hierbei geht es um die biologische Wirkung »schwacher« elektrischer und elektromagnetischer Felder auf den Menschen. (In der Fachliteratur auch gelegentlich als athermische Effekte bezeichnet.) »Schwaches Feld« bedeutet, daß ein solches Feld in der Intensität unterhalb der nationalen oder internationalen Grenzwerte liegt. Dieser Begriff täuscht gewaltig, denn diese Felder sind alles andere als schwach, wie wir noch sehen werden. Daß es bei elektrischen Feldeinflüssen außer thermischen Effekten, also der Erwärmung des Gewebes, auch andere biologische Wirkungen auf Stoffwechsel und Zellstrukturen gibt, ist schon seit längerer Zeit bekannt. Bei nicht-thermischen kommt es, im Gegensatz zu den thermischen Effekten, nicht primär auf die Leistungsflußdichte, also nicht auf die Stärke des Feldes oder der Strahlung an, sondern mehr auf die Eigenschaften des elektromagnetischen Feldes. So haben sich bestimmte Frequenzen als biologisch wirkungsvoller erwiesen als andere. Bildhaft kann man sich das etwa so vorstellen, daß es biologische Fenster gibt, durch die verschiedene E-Felder auf das Geschehen im Körper Einfluß nehmen können, wenn sie mit ihrer Frequenz genau durch ein solches Fenster hindurchpassen. Bestimmte Sendetechniken[5], die im D- und E-Netz des Mobilfunks verwendet werden, haben besonders gravierende biologische Wirkungen. Die Bezeichnung dieser Netze hat keine besondere Bedeutung, sie wurde in aufsteigender Reihenfolge ihrer Inbetriebnahme vorgenommen.

Die internationale wissenschaftliche Literatur belegt zahlreiche biologische Effekte, die bereits unterhalb der derzeitigen Grenzwerte feststellbar sind, z.B. eine reduzierte Immunantwort der menschlichen Zellen, veränderte Informationsübertragung der Nukleinsäuren und Veränderungen der Hirnströme, die im Elektroenzephalogramm (EEG) erkennbar sind. Untersuchungen von Dr. Lebrecht von Klitzing an der Universität Lübeck haben sehr eindeutig gezeigt, daß Personen deutlich veränderte EEG-Werte (veränderte Gehirnströme) zeigten, wenn sie schwachen niederfrequent gepulsten elektromagnetischen Feldern über einen Zeitraum von 15 Minuten ausgesetzt waren, und zwar überwiegend in einem bestimmten Frequenzbereich. Da die derzeitige Grenzwertgrundlage davon ausgeht, daß nur die Effekte von Bedeutung sind, die innerhalb eines Einwirkungszeitraums von 6 Minuten eintreten, finden solche Wirkungen im Moment überhaupt keine Berücksichtigung bei der Grenzziehung von Normwerten. Der 6-Minuten-Zeitraum spielt deshalb eine Rolle, weil nämlich innerhalb dieser Zeitspanne die stationäre Wärmeverteilung im Körper erfolgt.[6] Dies zeigt aber auch, daß biologische Wirkungen, die sich durch Langzeiteinwirkung ergeben oder mit zeitlichen Verschiebungen einstellen, keine Berücksichtigung finden. Besonders absurde Auswirkungen zeigt das 6-Minuten-Modell bei der Beurteilung von Hochfrequenz-Strahlung, auf die ich im Abschnitt über Handys näher eingehe.

Die Praxis zeigt also, daß es unterhalb aller offiziellen Grenzwertempfehlungen biologische Effekte gibt, die nicht allein aus dem Grund ignoriert werden dürfen, weil sie nicht von vornherein physikalisch-chemisch oder physiologisch erklärbar sind, zumal bis heute nicht eindeutig geklärt ist, ob bei elektromagnetischen Feldern die elektrische oder die magnetische Komponente die biologische Reaktion hervorruft; vielleicht sind es ja auch beide, aber auf unterschiedliche Weise.

Hochspannungsanlagen erzeugen Gifte

Leider beschränken sich die negativen gesundheitlichen Auswirkungen von Hochspannungsleitungen nicht nur auf elektrische Feldeffekte. Die Anlagen erzeugen außerdem giftiges Ozon und giftige Stickoxyde. Deswegen wurde im Auftrag von Energieversorgungsunternehmen die Konzentration dieser Gifte in der Nähe der Leitungen gemessen und untersucht, welche gesundheitlichen Gefahren davon ausgehen können. Dabei ging man davon aus, daß es in einem 10 km breiten und

50 m hohen Korridor entlang der Trasse zu einer gleichmäßigen Konzentrationsverteilung der Gifte kommt, die als ungefährlich eingeschätzt wurde.

Im Gegensatz dazu sieht Prof. Dr. Herbert L. König von der Technischen Universität München in der Entstehung dieser Giftstoffe ein ernst zu nehmendes Problem.[7] Wenn nämlich Hochspannungsleitungen in unmittelbarer Nähe von Hochhäusern errichtet sind, bei denen die Leitungen in Höhe der Fenster und Balkone hängen, kann es bei geöffneten Fenstern und sogenannten Koronaentladungen der Leitungen zusammen mit ungünstigen Windverhältnissen zu gefährlichen Ozon- und Stickoxydkonzentrationen in den Räumen kommen.

Diese Sachlage sollte ein weiterer Grund sein, nahe an Hochspannungsleitungen gelegene Wohnungen zu meiden.

Strom legt das Immunsystem lahm

Im Mittelpunkt der Diskussion über die gesundheitlichen Auswirkungen des Elektrosmogs steht u. a. die Frage, ob die derzeitigen Grenzwerte – das sind Obergrenzen für die verschiedenartigen Felder, wie eingangs beschrieben – Gesundheitsschäden tatsächlich ausschließen. Unterhalb dieser Grenzwerte – so die offizielle und amtliche Auffassung – sollen gesundheitliche Schäden ausgeschlossen sein.

Während die Auseinandersetzung über diese Frage des Elektrosmogs von zwei sich gegenüberstehenden Interessengruppen geführt wird – also einerseits den Elektrosmog-Erzeugern und andererseits den gesundheitlich Betroffenen oder Besorgten –, kommt – quasi durch die Hintertür – den Grenzwertskeptikern ein Zweig der wissenschaftlichen Forschung unbeabsichtigt zur Hilfe, der ursprünglich gar nicht mit dem Ziel angetreten war, die Gesundheitsrisiken der Elektrizität zu erforschen: die Endokrinologie, also die Wissenschaft von den Drüsen und Hormonen.

Zirbeldrüsenforscher erkannten nämlich, daß elektromagnetische Felder die Zirbeldrüse so beeinträchtigen können, daß diese das höchst wichtige Hormon Melatonin nicht mehr oder nur eingeschränkt produziert. Dieses Hormon hat eine Vielzahl verschiedener Aufgaben in unserem Körper, von denen die vielleicht wichtigste darin besteht, das Immunsystem zu steuern und zu optimieren, um z. B. die Resistenz gegen Krebs zu gewährleisten und unsere Zellen vor Strahlungsschäden zu schützen.

Im Verlauf der Melatoninforschung, die vor etwa 30 Jahren begann, wurde ein Zusammenhang erkannt zwischen Melatoninmangel im Körper einerseits und Schlafstörungen und schweren Erkrankungen, wie AIDS, Krebs, Multiple Sklerose, Diabetes, Herzerkrankungen, Parkinson, Alzheimer-Krankheit usw., andererseits. Die von solchen Krankheiten betroffenen Menschen hatten eines gemeinsam: Ihr Melatoninspiegel war auffallend niedrig. Aber nicht die Krankheiten waren die Ursache für den niedrigen Melatoningehalt, sondern der Melatoninmangel hatte die Krankheiten erst möglich gemacht. Es stellte sich heraus, daß ein niedriger Melatoninanteil im Blut das Immunsystem derart schwächt, daß es seine Aufgabe, den Körper vor Krankheitserregern und zellzerstörenden freien Radikalen (winzige Fragmente von Sauerstoffmolekülen) zu schützen, nicht mehr erfüllen kann. Wie hoch wirksam dieses Melatonin ist, zeigt sich daran, daß es in Größenordnungen von Nanogramm, also in milliardstel Gamm, im Körper vorkommt und von der Zirbeldrüse in Pikogramm, also in billionstel Gramm, produziert wird. Vielleicht entzog sich dieses Hormon durch diese unvorstellbar geringe Menge lange Zeit hindurch seiner Entdeckung?

Im Laufe der Zeit erkannten die Wissenschaftler die Bedeutung des Melatonins für die Vermeidung von Krankheiten. Nun richtete sich das besondere Augenmerk auf die Suche nach den Faktoren, die die Melatoninproduktion durch die Zirbeldrüse blockieren. Als Ursachen dieser Störung wurden chemische Stoffe identifiziert, die auch in verschiedenen Medikamenten enthalten sind, in praktisch allen Schmerzmitteln, Herzpräparaten, Betablockern und Blutdruck-, Schlaf- und Beruhigungsmitteln, aber auch Störungen des Hell-Dunkelrhythmus, z. B. bei Schichtarbeit, sowie Strahlungseinfluß und elektromagnetische Felder!

Daß es aber auch einen eindeutigen Zusammenhang zwischen elektromagnetischen Feldern, Strahlung aus Sendeanlagen (Mikrowellen) und bestimmten Krankheiten gab, erkannte man auch schon bei den ersten epidemiologischen Untersuchungen in den 70er Jahren, die statistisch bedeutsame Ergebnisse zeigten: Männer in »Elektroberufen«, Telefonmonteure, Elektroinstallateur und Kraftwerksarbeiter, bekamen 6mal häufiger Brustkrebs als andere; und bei Mitarbeiterinnen in Elektrizitätswerken lag die Brustkrebssterblichkeit um 40% höher. Entsprechende Forschungsstudien finden Sie in den Büchern, die im Literaturanhang verzeichnet sind.

Melatoninpräparate wurden in Europa weitgehend vom Markt genommen, während sie in den USA als Nahrungsergänzungsmittel in Supermärkten frei verkäuflich sind. Dies zeigt schon, wie unterschiedlich diese Präparate beurteilt werden.

Ohne Zweifel hat künstlich hergestelltes Melatonin im klinischen Bereich eine Vielzahl positiver Wirkungen gezeigt. Jedoch erscheint es wenig sinnvoll, die Ursachen für Melatoninstörungen, sprich Strom- und Erdstrahlenbelastungen, zu ignorieren und sich statt dessen mit Melatoninpräparaten vollzustopfen. Bei Beseitigung der Störungsursachen produziert die Zirbeldrüse sehr schnell wieder Melatonin in ausreichender Menge, so daß eine zusätzliche Einnahme in der Regel entbehrlich ist, zumal offenbar auch noch nicht abschließend geklärt ist, ob und welche Nebenwirkungen von manchen Melatoninpräparaten ausgehen. Hinzu kommt, daß durch elektromagnetische Felder nicht nur die Melatoninproduktion blockiert wird, sondern auch die Wirkung des Melatonins an sich. Forschungsergebnisse von Robert Liburdy an der Universität von Kalifornien belegen, daß elektromagnetische Felder nicht nur die Melatoninproduktion vermindern oder blockieren, sondern auch die Funktionsfähigkeit des Melatonin hemmen. Melatonin verliert also durch den Feldeinfluß seine krebshemmende Funktion. (Wenn hier von Melatonin die Rede ist, dann ist das Hormon gemeint, das von der Zirbeldrüse auf natürliche Weise produziert wird, nicht zu verwechseln mit Medikamenten, die ebenfalls diese Bezeichnung führen.) Unter diesem Gesichtspunkt macht es dann auch keinen Sinn, die Dosis zu erhöhen. Es würde ja auch niemand einen Wassereimer, der ein Loch hat, ständig auffüllen, sondern man würde zuerst das Loch schließen. Analog gilt das auch für den Melatoninpegel des Körpers. In der Praxis vollziehen sich nun bestimmte Abläufe bei den Betroffenen, die diesen wissenschaftlichen Erkenntnissen keinesfalls Rechnung tragen, was nicht zuletzt auch eine Folge unseres »Gesundheits-« und Krankenkassensystems ist, das sie zu einer schulmedizinischen Behandlung »nötigt«, weil andere Behandlungen in der Regel von den Krankenkassen nicht bezahlt werden, private Krankenversicherer weitgehend ausgenommen.

Ein Mensch, der längere Zeit geopathogenen Störzonen oder Elektrosmog ausgesetzt ist, zeigt erste Symptome, weil die Zirbeldrüse sehr empfindlich darauf reagiert. Sie kann nicht unterscheiden zwischen natürlicher (z.B. Ionenstrahlung über Wasseradern) und künstlich erzeugter Strahlung (z.B. elektromagnetische Felder). Die Folge ist in beiden Fällen gleich: Die Melatoninmenge im Körper sinkt durch die Irritation der Zirbeldrüse rapide ab, und der Mensch verliert sein funktionstüchtiges Immunsystem und u.a. damit auch seinen körpereigenen Schutz gegen Krebs. Im Verlauf dieser Entwicklung treten nun mit zunehmender Häufigkeit bestimmte Krankheiten und Störungen auf, häufig verbunden mit Schlafstörungen, weil Melatonin auch schlaffördernde Wirkungen hat. Die Medizin versucht nun unter Einsatz von Medikamenten gegenzusteuern und die Sache in den Griff zu bekommen, ohne die Ursachen, die zur Störung des Immunsystems geführt haben, zu ergründen. Zumindest bei Geopathologie- und Elektrosmog-Ursachen verfährt man leider zu oft getreu dem Motto: Symptome eliminieren – Ursachen ignorieren. Diagnose: Vegetative Dystonie, die wohlklingende Bezeichnung für eine Verlegenheitsdiagnose.

Geradezu paradox muß es anmuten, wenn beim Einsatz der chemischen Keulen nun gerade die Medikamente zum Einsatz kommen, deren Wirkstoffe nachweislich eine melatoninsenkende bzw. -hemmende Wirkung haben, was dann dem Immunsystem den Rest gibt. Die nachfolgende Liste nennt die allopathischen Melatoninblocker.

Symptom/Krankheit	Behandlung mit Medikamenten, die melatoninhemmende Substanz enthalten:
Schmerzen	**Schmerzmittel** Aspirin, Ibuprofen, Indometacin und alle bisher getesteten Schmerzmittel
Herzerkrankungen/ -störungen	**Kalziumantagonisten** Nisoldipin, Nifedipin (Adalat, Corinfar) Nitrendipin, Diltiazem (Corazet) Felodipin (Modip, Munobal) Isradipin (Lomir, Vascal) Nicardipin (Antagonil) Nimodipin (Nimotop) Verapamil (Falicard, Veramex, Isoptin) **Betablocker** Propanolol (Indobloc) Atenolol (Tenormin) Metoprolol (Lopresor, Beloc)
Blutdruck	**Alpharezeptorenblocker** Catapresan, Clonidin, Haemiton
Psychische Störungen	**Antidepressiva** Fluoxetin (Fluctin) andere Antidepressiva fördern Melatonin
Schlafstörungen/Unruhe	**Schlaf- und Beruhigungsmittel** Benzodiazepine, Diazepam, Alprazolam
Asthma, Lymphome, Schock- zustände, Lupus erythematodes, Schleimbeutelentzündung, Sehnenentzündung und Artritis	**Steroidhaltige Präparate** wie Dexamethason Diese Mittel verursachen bekanntermaßen schwere Schlafstörungen und Angstträume.

Zusammengestellt aus: *Melatonin – die neue Waffe gegen Alter und Krankheit,* München 1996

Es wird aber geradezu kurios, wenn man die Ursachen dieser Störungen und Krankheiten einmal hinterfragt. Die meisten der auf S. 28 aufgeführten Gesundheitsstörungen treten nämlich auffallend häufig gerade bei Menschen auf, die auf geopathogenen oder elektropathogenen Störzonen schlafen. Untersuchungen von Geopathologen und Baubiologen bestätigen dies immer wieder.

Werden nun diese Symptome mit Medikamenten behandelt, die den Melatoninspiegel senken, wird dadurch das Immunsystem zusätzlich geschwächt. Solche Medikamente stehen am (vorläufigen) Ende einer Kette, die da lautet:

Pathogener Standorteinfluß → Befindlichkeits-/Schlafstörungen → Medikament → Krankheit

Es ist nicht weiter verwunderlich, daß nach Standortsanierungen die Symptome oft nach kurzer Zeit abklingen und die Einnahme dieser Medikamente dann reduziert oder ganz abgesetzt werden kann. Ein Wechsel zu weniger melatoninhemmenden oder homöopathischen Medikamenten allein kann nur bedingt das Problem lösen – und ist auch gar nicht immer ohne weiteres möglich. Keinesfalls sollten Medikamente ohne Absprache mit dem behandelnden Therapeuten abgesetzt werden!

Eine Standortuntersuchung, in die geopathogene wie elektropathogene Felder einbezogen sind, ist daher der erste und richtige Schritt, um die krankmachenden Ursachen zu erkennen und zu beseitigen. Bei sorgfältiger Ursachenermittlung, gründlicher Standortsanierung und Behandlung durch einen geopathologisch geschulten Therapeuten tritt in der Regel eine schrittweise Verbesserung des Gesundheitszustands ein, das Immunsystem regeneriert sich durch einen Anstieg des Melatoninspiegels, und die bis dahin unerläßlichen Medikamente werden mit der Zeit überflüssig und können abgesetzt werden.

Meine Praxiserfahrungen haben gezeigt, daß sich nach Sanierung von gestörten Schlafplätzen der Melatoninspiegel auf natürliche Weise wieder erhöht hat, und zwar um etwa 8 bis 10% pro Woche. Bei stark belasteten Personen betrugen die Melatoninwerte vor der Sanierung zwischen 25 und 35% des Normalwertes. Nach etwa 6 Wochen waren dann wieder »Normalwerte« erreicht, die aufgrund der allgemeinen Umweltbelastungen auch bei Gesunden kaum Werte über 80% erreichen.

Wie sehr sich die Langzeiteinwirkung von Elektrosmog auf den Körper auswirkt, vermag man daran zu erkennen, daß betroffene Personen nach der Beseitigung elektropathogener Störzonen z. T. erhebliche »Entzugserscheinungen« aufwiesen. Es kam zu kurzfristigen Symptomverschlimmerungen, wie man sie bei der Verabreichung homöopathischer Medikamente kennt, diese halten aber meistens nur ein bis drei Tage an.

Den Melatoninanstieg kann jeder durch eine melatoninfördernde Lebensweise und die Einnahme bestimmter melatonin- und tryptophanhaltiger Nahrungsmittel beschleunigen. Es würde den Rahmen dieses Buches sprengen hier näher darauf einzugehen. Wer darüber mehr wissen möchte, dem empfehle ich die Lektüre eines der Bücher über Melatonin, soweit diese Angaben zur Ernährung machen. (Ein, wie ich meine, empfehlenswertes Buch des Autorenteams Reiter/Robinson ist in der Literaturliste aufgeführt. Eine Broschüre, die die wichtigsten Informationen über Melatonin in Kurzform zusammenfaßt, mit einer Liste der Melatoninblocker und der melatoninfördernden Nahrungsmittel, können Sie vom Institut für Radiästhesie und Geopathologie beziehen. Adresse siehe Anhang)

Welchen Schutz bieten Grenzwerte?

Wenn eine elektromagnetische Welle auf einen Menschen trifft, wird ihre Energie in einen anderen Zustand umgewandelt, nämlich überwiegend in Wärme. Der Grenzwertfestsetzung liegt diese Energieaufnahme als Bezugsgröße zugrunde, die in Watt pro Kilogramm (Körpergewicht) angegeben wird. Dabei wird davon ausgegangen, daß unterhalb der Grenzwerte eine Erwärmung des Körpergewebes ausgeschlossen ist. Diese physikalisch eindeutige Beschreibung der Energieumsetzung mit der daraus resultierenden Temperaturerhöhung im Körper ist die Basis der heutigen Grenzwerte nach DIN/VDE 0848. Hiergegen erheben Biologen und Wissenschaftler keine grundsätzlichen Einwände.

Die DIN-Norm geht aber auch davon aus, daß ausschließlich dieser »thermische Effekt« bei der Beurteilung der gesundheitlichen Auswirkungen zu beachten sei. Doch es zeigt sich, daß dieses Denkmodell völlig ungeeignet oder zumindest unzureichend ist, um die komplexen biologischen Zusammenhänge zu beschreiben, die bis heute wissenschaftlich nachgewiesen sind.

Daß z.B. die Beeinträchtigung der Zirbeldrüse und die Hemmung der Wirksamkeit des Melatoninhormons keinesfalls auf thermische Effekte zurückgeführt werden kann, ist wissenschaftlich zweifelsfrei nachgewiesen. Unverständlich bleibt – zumindest zunächst –, daß trotz dieser Erkenntnis nicht-thermische Effekte keine Berücksichtigung bei der Festsetzung von Grenzwerten finden.

Als ebenso unzureichend hat sich das bisherige Beurteilungsmodell für den Hochfrequenzbereich herausgestellt, bei dem die Energieeinwirkung über einen Zeitraum von 6 Minuten zugrunde gelegt wird. Die hierbei *gemittelte* Sendeleistung bei den gepulsten Energiefeldern des Mobilfunks hat keinen Aussagewert, weil markante Leistungsspitzen dadurch unberücksichtigt bleiben. Sie gehen im Durchschnittswert unter. So gibt es schnurlose Haustelefone, deren durchschnittliche Leistungsabgabe bei 10 Milliwatt (mW) liegt, während der Spitzenwert jedoch stolze 250 mW beträgt. Das ist ein himmelweiter Unterschied!

Natürlich gibt es für Mobilfunktelefone auch Grenzwerte für die abgestrahlte Sendeleistung. Bei Überschreitung dieser Strahlungsintensität muß also offenbar mit Schädigungen des Organismus gerechnet werden. Doch bei genauem Hinsehen muß man erstaunt feststellen, daß diese Sendeleistung bei gepulster Abstrahlung (D-Netz) um das 32fache überschritten werden darf![8] Das sollte doch nachdenklich machen. Dieses Beispiel zeigt, wie ungeeignet gemittelte Werte sind, um daraus biologische Auswirkungen zu beurteilen.

Auch die Auffassung, daß nur im Hochfrequenzbereich, also ab 30 Kilohertz (kHz), das sind 30 000 Schwingungen pro Sekunde, und bei entsprechend starker Sendeleistung biologische Wirkungen zu erwarten sind, hat sich inzwischen als falsch erwiesen. Forschungsergebnisse zeigen, daß niederfrequente Felder sehr wohl biologische Wirkungen hervorrufen, und zwar bereits bei Feldstärken, die so niedrig sind, daß thermische Auswirkungen absolut auszuschließen sind. Niederfrequente Felder (50 Hz) entstehen z. B. im Haushalt durch elektrische Leitungen und beim Betrieb von Elektrogeräten.

Warum in der BRD überhaupt solche, im internationalen Vergleich hohen Grenzwerte festgelegt wurden, wird dann verständlicher, wenn man sich die personelle Besetzung der *D*eutschen *E*lektrotechnischen *K*ommission (DKE) beim *V*erband *D*eutscher *E*lektrotechniker (VDE), einmal näher anschaut, die für die Normensetzung zuständig ist. Dort findet man die Interessenvertreter der Elektroindustrie, der Stromversorger und Anlagenbetreiber mehrheitlich versammelt. Mediziner und Biologen, die für die Frage nach den gesundheitlichen Auswirkungen kompetente Beurteilungen abgeben könnten, sind in diesem Kreis so gut wie nicht vertreten.[9]

Natürlich ist dieser Umstand auch auf der politischen Ebene nicht unbemerkt geblieben. 1993 sahen sich deshalb 94 Abgeordnete des Deutschen Bundestages zu einer kleinen Anfrage[10] veranlaßt, in der die

Bundesregierung gefragt wurde, ob sie es im Hinblick auf den vorsorgenden Gesundheitsschutz für sinnvoll hält, wenn die Mehrzahl der Mitglieder der DKE die Empfehlungen für Grenzwerte (DIN/VDE) für die Bevölkerung festlegt, Interessenvertreter aus der Elektroindustrie sind?

In der Antwort des Bundesministeriums für Umwelt, Naturschutz und Reaktorsicherheit heißt es: »DIN/VDE ist eine eigenständige Organisation, auf deren Zusammensetzung die Bundesregierung keinen Einfluß hat. Die Bundesregierung hat keinen Anlaß an der fachlichen Kompetenz einzelner Mitglieder zu zweifeln.«

Daß Grenzwerte den angeblichen Gesundheitsschutz vor elektrischen Feldeinflüssen als Märchen entlarven, zeigt sich deutlich bei der Lektüre des Bundesanzeigers Nr. 144 vom 6.8.1991. Dort führt der Bundesminister für Umwelt, Naturschutz und Reaktorsicherheit am 3.7.1991 u.a. aus:

»In elektrischen Feldern können unter Hochspannungsleitungen unter ungünstigen Umständen Elektrisierungen bereits bei Feldern unter 0,5 kV/m wahrgenommen werden. Die im Alltag durch indirekte Wirkungen hervorgerufenen Effekte werden als nicht gesundheitsgefährdend angesehen, *können aber als Belästigung oder Schmerz empfunden werden.*« (Hervorhebung durch den Autor)

Daß Schmerzen jeder Art ernstzunehmende Signale auf massive Störungen im körperlichen Geschehen sind, lernt jeder Arzt, Heilpraktiker und Biologe schon in seiner Ausbildung. Solche Verlautbarungen zeigen biologische und medizinische Wissensdefizite in erschreckendem Maße, was bei Entscheidungsträgern natürlich um so schwerwiegender zu bewerten ist.

Dr. Lebrecht von Klitzing von der Universität Lübeck bringt diese Mißstände auf den Punkt: »Bedenklich ist vor allem, daß das Bundesumweltministerium sich bei der Beratung zum Immissionsschutzgesetz ausgerechnet der Informationen bedient, die sich nicht im geringsten mit der Funktion des komplexen biologischen Systems auseinandergesetzt haben.« Wenn also Techniker und Ingenieure von der Bundesregierung als fachlich kompetent angesehen werden, biologische Vorgänge und medizinische Fragen zu beurteilen, dürfen wir uns auch nicht mehr wundern, wenn die Elektrosmog-Belastung in ständig zunehmendem Maße Opfer fordert.

Für den elektrosmogbelasteten Bürger hat dies zur Folge, daß er seine Ansprüche gegenüber Elektrosmog-Erzeugern, Behörden und Gerichten nur schwer durchsetzen kann, weil sich diese an den geltenden DIN-VDE-Grenzwerten orientieren. (Siehe dazu *Ein Interview zur Rechtslage*, S. 220)

Bedauerlicherweise ist sich aber unsere Schulmedizin dieser Problematik noch immer nicht so recht bewußt. Auf der Suche nach den Krankheitsverursachern blickt sie immer noch mit Scheuklappen auf Viren, Bakterien und Pilze, als gäbe es krankmachende Umwelteinflüsse überhaupt nicht. Daß diese sich aber erst dann nach Herzenslust im Körper entfalten können, wenn zuvor eine Störung des Immunsystems erfolgt ist, und daß diese Störung nachweislich durch technische oder natürliche Strahlungen und Felder herbeigeführt werden kann, ist kein medizinisches Jägerlatein, sondern Stand der wissenschaftlichen Forschung. In der täglichen Praxisdiagnose ist es aber meistens arg bestellt um die Beachtung dieser Krankheitsfaktoren. Das zeigt die Tatsache, daß bei kaum einem Patienten einer deutschen Arztpraxis getestet wird, ob er möglicherweise durch elektrische, elektromagnetische oder Hochfrequenz-Felder oder Strahlung von geopathogenen Zonen (Erdstrahlen) belastet ist. Oder war das bei Ihren bisherigen Arztbesuchen etwa anders? Daß es auch Ausnahmen gibt, möchte ich hier ausdrücklich lobend hervorheben – aber es sind leider extrem wenige. Im Kapitel *Das könnte auch Ihnen passieren – Beispiele aus der Praxis* erfahren Sie, wie ein Nervenarzt seiner Patientin helfen konnte, indem er den Krankheitsfaktor Elektrosmog berücksichtigte.

Über die Gründe dieses Dilemmas kann man nur spekulieren. Liegt es vielleicht daran, daß manche Praxen, Kliniken und Krankenhäuser selbst zu den Elektrosmog-Verursachern gehören? – Oder daß es im Abrechnungskatalog mit den Krankenkassen keine Abrechnungsziffer für solche Untersuchungen gibt? Auf jeden Fall können sich Elektrosmog-Verursacher sicher fühlen, in absehbarer Zeit nicht als Gesundheitskiller entlarvt zu werden. Daß die Gesundheit breiter Bevölkerungskreise und die Glaubwürdigkeit der Medizin selbst dabei auf der

Strecke bleibt, scheint in keiner Weise zu beunruhigen. Hippokrates gut' Nacht! Ist der Patient in dieser Situation hoffnungslos allein gelassen?

Glücklicherweise gibt es einige Ärzte und Heilpraktiker, die ihre Patienten nicht auf Krankenschein dahinkränkeln lassen. Sie sind in der Lage, Umweltbelastungen konkret zu diagnostizieren, und zwar so, daß Belastungen durch Kabelinstallationen klar unterschieden werden können von Hochfrequenz-Belastungen und Ionenstrahlung von Wasseradern oder geopathischen Globalgitternetzen.[11] Da die Erkrankten jedoch kaum eine Chance haben, die wenigen Fachtherapeuten auf diesem Gebiet zu finden, ist im Anhang eine Kontaktadresse des Berufsfachverbandes aufgeführt, bei dem Adressen von geopathologisch geschulten Ärzten und Heilpraktikern erfragt werden können.

Zusammenfassend kann man sagen, daß die gesetzlichen Grenzwerte diese Bezeichnung insofern verdienen, weil sie zeigen, daß bei Erreichung dieser Werte die Grenze der Zumutbarkeit schon meilenweit überschritten ist. Der Schutz der Gesundheit, der durch Grenzwerte bewirkt werden soll, ist, zumindest in der Bundesrepublik, ein trügerischer Schutz. Wer sich allein darauf verläßt, geht ein nicht abzuschätzendes Gesundheitsrisiko ein, denn über das genaue Ausmaß der Wirkungen solcher Einflüsse kann bis heute kein Wissenschaftler exakte und gesicherte Aussagen machen. Bisher durchgeführte Untersuchungen zeigen eindeutige Ergebnisse, die zu größter Vorsicht im Umgang mit dieser Technologie mahnen. Vor dem Hintergrund der unterschiedlichen wissenschaftlichen Bewertung der Grenzwerte bleibt dem verunsicherten Bürger als Leitlinie der Rat des Biophysikers Fritz Albert Popp: »Lieber unwissenschaftlich gesund werden, als wissenschaftlich krank bleiben.«[12]

Grenzwerte im Vergleich

1974 wurde die Internationale Strahlenschutz Gesellschaft (IRPA) gegründet. In Zusammenarbeit mit der Weltgesundheitsorganisation (WHO) wurden Empfehlungen für Expositionsgrenzwerte[13] sowohl für Haushalte als auch für Arbeitsplätze mit hohen Elektrobelastungen erarbeitet. Auch hier werden nur thermische Effekte berücksichtigt und nicht-thermische ignoriert. Neuere Erkenntnisse finden erst mit beträchtlichen Zeitverzögerungen Eingang. Der Grund dafür mag sein, daß in den hochindustrialisierten Ländern mit entsprechend dichten Leitungsnetzen und hohem Energieverbrauch eine restriktive Grenzwertbestimmung unliebsame Veränderungen für deren Elektroindustrie, Senderbetreiber und Stromversorgungsunternehmen mit sich brächte. Es ist daher verständlich, wenn man bei den Grenzwertempfehlungen dieser Gesellschaft nicht ernsthaft von einem vorsorgenden Gesundheitsschutz sprechen kann. Die Bundesrepublik ist in der IRPA wieder durch Mitglieder der DKE vertreten. Erstaunlicherweise sind jedoch die Grenzwerte von IRPA und DIN/VDE nicht identisch, wie der Vergleich zeigt:

Die Wissenschaftler Tenforde und Kaune stellten 1987 fest, daß ein elektrisches Wechselfeld von 10 kV/m ein elektromagnetisches Feld von ca. 200-µT-Magnetfeld erzeugt. Die IRPA-Umrechnung deckt sich mit diesem Ansatz und leitet daraus die Grenzwerte 5 kV/m und 100 µT ab. Demgegenüber nimmt die 92er DIN/VDE-Vornorm mit Grenzwerten von 7 kV/m und 400 µT eine sehr eigenwillige Verknüpfung vor.

Das KATALYSE-Institut meint dazu: »Offenbar liegt hier die Vorgehensweise zugrunde, international anerkannten Modellen nicht zu widersprechen und diese vordergründig in die Norm einzubauen, sich aber, wenn es um die konkrete Festsetzung von Maximalfeldstärken geht, von ganz anderen Gedanken leiten zu lassen.«[14] Glauben die DKE-Vertreter, daß die bundesdeutsche Bevölkerung gesundheitlich resistenter ist gegen die Wirkungen elektrischer und magnetischer Felder als Menschen in anderen Ländern? So hält es die DKE für unbedenklich, wenn der Mensch beruflich 7 Stunden täglich einem elektrischen Feld von 20 000 Volt (!) pro Meter ausgesetzt ist. Die IRPA zieht hier den Grenzstrich schon bei 10 000 V/m, also bei 50% des deutschen Wertes.

Wenn Sie glauben, dies sei ein Skandal, bekommen Sie noch einen Bonbon obendrauf: Die DKE hatte 1989 auch keine Bedenken, wenn ein Mensch 24 Stunden täglich einem Feld von 20 000 V/m ausgesetzt ist, während selbst die nicht gerade restriktiv eingestellte IRPA hier 5 000 V/m als Grenze der Belastbarkeit festgelegt hat. Die Differenz: nur »lächerliche« 400%! Beide Organisationen nehmen jedoch für sich in Anspruch, ihre Grenzwerte auf rein wissenschaftlicher Basis festzulegen. Man muß mit Wissenschaft eben nur flexibel genug umzugehen wissen.

Außer der DKE und der IRPA geben aber auch noch andere Organisationen Grenzwertempfehlungen, so z. B. die bundesdeutsche Strahlenschutzkommission (SSK), das unabhängige KATALYSE-Institut für angewandte Umweltforschung in Köln, die Wissenschaftler Herbert L. König vom Lehrstuhl für Technische Elektrophysik an der Technischen Universität München und Enno Folkerts von der Bundesfachlehranstalt für Elektrotechnik in Oldenburg (König/Folkerts), sowie der Baubiologe Wulf-Dietrich Rose und andere. Diese Empfehlungen weichen eklatant von den offiziellen Grenzwerten ab. Und wen wundert's? Nach unten.

Um dieses Buch nicht mit der Grenzwertthematik zu füllen, beschränke ich mich auszugsweise auf einige Beispiele. (Eine ausführlichere Übersicht, die auch die Grenzwertempfehlungen für den beruflichen Bereich enthält, finden Sie im Anhang, Tabelle 1.)

Als Grenzwerte für die Dauereinwirkung von *elektrischen Feldern* auf die Bevölkerung (öffentliche Exposition) werden folgende Empfehlungen gegeben:

DIN/VDE Norm 0848 von 1990	5 000 V/m
IRPA 1989	5 000 V/m
König/Folkerts	50 V/m
Empfehlung Baubiologie	1 bis 10 V/m
Empfehlung KATALYSE e. V.	tagsüber 20 V/m, nachts 10 V/m

Quelle: KATALYSE-Institut für angewandte Umweltforschung

Wie diese Werte einzuschätzen sind, vermögen Sie besser zu beurteilen, wenn Sie bei den später geschilderten Praxisfällen nachlesen, bei welchen Feldstärken gesundheitliche Symptome aufgetreten sind. In Wohnräumen liegen die Werte allgemein zwischen 5 und 40 V/m, im Vergleich zu einem offiziellen Grenzwert von 5 000 V/m.

Werfen wir nun einen Blick auf die Grenzwertempfehlungen für die Dauereinwirkung von *elektromagnetischen Feldern* auf die Bevölkerung – die Flußdichte, also die »Stärke« dieser Felder wird in Mikrotesla (µT) gemessen. (Die ausführliche Tabelle, einschließlich der Werte für den beruflichen Bereich, finden Sie im Anhang, Tabelle 2.)

DIN/VDE 0848 von 1990	100 µT
Empfehlung IRPA 1989	100 µT
König/Folkerts	1 µT
Empfehlung Baubiologie	0,02 bis 0,1 µT
Empfehlung KATALYSE e. V.	tagsüber 0,4 µT nachts 0,2 µT

Quelle: KATALYSE-Institut für angewandte Umweltforschung

Der derzeit aktuelle Grenzwert beträgt also *100* µT. Diesen Wert sollten Sie sich besonders gut einprägen, weil er später immer wieder eine wichtige Rolle spielt. Zum Vergleich: Von KATALYSE e. V. ermittelte Durchschnittswerte für Wohnungen liegen bei 0,01 bis 0,3 µT.

Die Unterschiede bei den Grenzwertempfehlungen erklären sich jedoch nicht ausschließlich durch die unterschiedliche Berücksichtigung nicht-thermischer Effekte.

Die Wissenschaftler König und Folkerts gehen offenbar auch von nicht-thermischen Effekten aus und folgen den Anforderungen eines vorsorgenden Schutzes, solange auf diesem Gebiet noch eine wissenschaftliche Unsicherheit besteht.

Das KATALYSE-Institut berücksichtigt bei seinen Grenzwertempfehlungen, daß sie nicht nur auf kerngesunde unbelastete Menschen, sondern auch auf alte und kranke Menschen sowie auf Kinder

Rücksicht nehmen müssen. Außerdem werden auch die aktuellen Forschungsergebnisse beachtet, die starke Hinweise auf Risiken geben, auch wenn noch kein biologisches Wirkmodell vorliegt, wodurch das Zustandekommen der festgestellten Symptome erklärt werden kann. Die weit strengeren Grenzwerte, die in den USA und Schweden gelten, sind übrigens denen des KATALYSE-Instituts sehr nah.

Die Baubiologie orientiert sich im wesentlichen an Erkenntnissen aus der praktischen Erfahrung vieler Baubiologen über einen Zeitraum von Jahrzehnten und berücksichtigt deshalb auch stärker die unterschiedliche Sensibilität der Menschen. Dies scheint auch unbedingt notwendig zu sein, da Grenzwerte Gesundheitsrisiken für alle Menschen ausschließen sollen und nicht nur für junge, völlig gesunde und möglichst unsensible Menschen.

Ein Kapitel besonderer Brisanz sind die gesetzlich verankerten Grenzwerte für den Bahnstrom des Eisenbahn- und Straßenbahnverkehrs. Hier hat der Gesetzgeber sehr großzügige Sonderkonditionen eingeräumt, deren Unbedenklichkeit unbedingt näher zu hinterfragen wäre: Obwohl die gesetzliche Grenze zur Vermeidung von Gesundheitsschäden auf 5 000 V/m festgesetzt ist, liegt der Grenzwert für die Bahn bei 10 000 V/m und für das elektrische Magnetfeld darf's dann noch etwas mehr sein: Statt 100 000 Nanotesla (nT) = 100 µT sind da nämlich 300 000 nT = 300 µT zugelassen. Wen packt da nicht das Grausen?

Werfen wir nun noch einen Blick auf die unterschiedlichen Grenzwerte für die allgemeine Bevölkerung im Hochfrequenz-Bereich, also oberhalb von 30 kHz. Die Werte sind in den verschiedenen Frequenzbereichen z. T. unterschiedlich festgelegt. (Maßeinheit ist hier Milliwatt pro cm^2, mW/cm^2.) Sie liegen zwischen zwischen 0,2 und 1,0 mW/cm^2, während die Grenzwerte in Frankreich die Hälfte bis ein Zehntel betragen, nämlich 0,1 mW/cm^2 für alle Frequenzbereiche. Noch weit darunter lag die ehemalige UdSSR, die bereits 1984 einen Grenzwert von 0,01 mW/cm^2 festlegte, das ist ein Hundertstel des deutschen Grenzwertes im Bereich 2–300 Gigahertz (GHz). Die Grenzwertempfehlung des KATALYSE-Instituts liegt bei 0,1 mW/cm^2; man weist aber mit Recht darauf hin, daß dabei bestimmte Frequenzen mit sehr hoher biologischer Wirksamkeit völlig gesperrt werden müßten und daß für gepulste Strahlung (z. B. beim D- und E-Netz-Handy und bei Radarsystemen) deutlich reduzierte Normwerte zu fordern sind. Zur Information: Die natürliche Leistungsflußdichte der Erdoberfläche beträgt nur 0,00007 mW/cm^2. (Die ausführliche Tabelle, einschließlich der Werte für berufliche Bereiche, finden Sie im Anhang, Tabelle 3.)

Während Kanada und die USA in einigen Frequenzbereichen höhere Grenzwerte haben, befindet sich die Bundesrepublik im internationalen Vergleich im Mittelfeld. Auffallend niedrig sind die Grenzwerte der ehemaligen UdSSR und anderer Länder des früheren Ostblocks. Dies hat seinen Grund darin, daß man dort schon sehr früh damit begonnen hat, die biologischen Auswirkungen der verschiedenen elektrischen Felder, u. a. auch im therapeutischen Bereich, zu erforschen und daß auch nicht-thermische Effekte Berücksichtigung finden. Schon 1970 setzten die Länder der früheren CSSR niedrigere Grenzwerte für gepulste Strahlung fest, während die IRPA jetzt erst langsam beginnt über Änderungen nachzudenken. Sicherlich spielen hier auch wirtschaftliche Überlegungen eine größere Rolle als im früheren Ostblock.

Wissenschaftliche Untersuchungen bestätigen Skeptiker

Schon lange erforschen Wissenschaftler mit verschiedenen Methoden die Auswirkungen des Elektrosmogs auf die Gesundheit des Menschen. Das Material, das in mehreren hundert ernst zu nehmenden Untersuchungen darüber zusammengetragen wurde, füllt Bände. Ich möchte mich deshalb hier auf die Kernpunkte der wissenschaftlichen Arbeiten beschränken. Da es in der Bundesrepublik erst seit 1994 ein Krebsregister gibt, müssen wir bei Studien, die sich auf die Häufigkeit von Krebskrankheiten im Einwirkungsbereich elektromagnetischer Felder beziehen, auf ausländische Untersuchungen zurückgreifen.

Eine kleine Übersicht wissenschaftlicher Studien[15] soll hier genügen, da sie in wesentlichen Punkten übereinstimmen: Der Risikofaktor liegt bei fast allen Studien über 1; der Faktor 1,5 bedeutet z. B. schon ein um 50% erhöhtes Risiko.

Die wohl älteste Studie der Forscher Wertheimer/Leeper (USA) von 1979 untersuchte die Häufigkeit von Krebs, Hirntumoren und Leukämie bei Kindern, die in der Nähe von Hochspannungsleitungen lebten. Der Risikofaktor lag zwischen 2,2 und 3,0. Drei Jahre später untersuchten sie die Häufigkeit von Krebserkrankungen von Erwachsenen unter dem Dauereinfluß elektromagnetischer Felder und ermittelten den Risikofaktor 1,4 im Einflußbereich von Hochspannungsleitungen für Krebs, Hirntumoren und Leukämie bei Jugendlichen. Bei einer Untersuchung von Tamenius (1986) ergab sich der höchste Risikowert für Hirntumoren von 3,7, obwohl die elektromagnetischen Felder dabei nur eine Stärke von 0,3 µT aufwiesen!

Zu etwa den gleichen Ergebnissen kommt die jüngste Studie des schwedischen Karolinska-Instituts von 1992. Das Forscherteam Feychting-Ahlborn untersuchte das Leukämierisiko für Kinder, die in der Nähe von Hochspannungsleitungen leben. Dabei ermittelten sie bei einer Felddichte von 0,2 µT einen Risikofaktor von 2,7 und bei 0,3 µT einen Risikofaktor von 3,8. Noch einmal zum Vergleich: Der derzeitige Grenzwert in der BRD beträgt 100,0 µT. (Weitere Untersuchungen finden Sie im Anhang, Tabelle 5.)

Es ist nun aber keinesfalls so, daß biologische Effekte ausschließlich bei starken elektromagnetischen Feldern zu beobachten sind. Auch Einwirkungen sehr schwacher Felder haben tiefgreifende Wirkungen auf unseren Körper. Das zeigt z. B. ein Laborversuch, bei dem menschliche Tumorzellen einem niedrig dosierten Magnetfeld von 12 Milligauß ausgesetzt waren. Das entspricht etwa einer Stromflußdichte direkt vor einem Elektroherd, bei dem die vordere Platte hoch eingestellt ist. Ein Teil der Tumorzellen war mit Melatonin präpariert worden, das die Tumorzellen normalerweise am Wachstum hindert, der andere Teil nicht. Nach sieben Tagen stellte man fest, daß die mit Melatonin kultivierten Tumorzellen eine ebenso hohe Wachstumsrate aufwiesen wie die unpräparierten. Das relativ schwache elektromagnetische Feld hatte also ausgereicht, um die Schutzwirkung des Melatoninhormons zu blockieren.

Untersuchungen der Medizinischen Klinik der Universität Heidelberg, die in den Jahren 1992 bis 1994 vorgenommen wurden, erbrachten den Nachweis, daß schon sehr niedrige elektrische Ströme zwischen 0,003 und 30 Milliampere (mA) tiefgreifende biologische Wirkungen ausüben können.[16] Diese Ergebnisse lassen die Schlußfolgerung zu, daß selbst sehr schwache elektrische Ströme bzw. Felder künstliche elektro-chemische Prozesse an der Zellmembran auslösen. Die Folgen sind mögliche Fehler bei der Informationsübertragung der Zellen untereinander, was wiederum zu Störungen im Zellzyklus führen kann. Es zeigte sich, daß die Veränderung im Zellzyklus bei schwachen Stromstärken zwischen 0,1 bis 0,3 mA sogar deutlich ausgeprägter ist als bei starken Feldern. Besondere Bedeutung kommt dabei der Frequenz des Stromfeldes zu, denn bei den Versuchen konnten gezielt hemmende wie anregende Effekte erzielt werden, was dementsprechend sowohl positive als auch negative Auswirkungen haben kann. Bei der bisher noch offenen Frage, ob bei der klinischen Anwendung elektromagnetischer Felder der gezielte Zelltod (z. B. bei der Tumorbehandlung) herbeigeführt werden kann, ist nach Einschätzung von Dr. Maria Noszvai-Nagy eine positive Antwort durchaus vorstellbar.

Die deutschen Nobelpreisträger Bert Sakmann und Erwin Neber wiesen in langjähriger Forschung nach, daß extrem niedrige elektrische Ströme von nur Millionstel Ampere alle Funktionen des Organismus steuern. So führen Störungen durch elektromagnetische Felder dabei vor allen Dingen zu Beeinträchtigungen der Gehirnfunktionen.[17]

Diese Forschungsergebnisse zeigen eindeutig, daß es keiner starken Stromfelder bedarf, um biologische Wirkungen hervorzurufen. Sie sind aber auch ein Beweis dafür, daß Grenzwerte, die sich ausschließlich an thermischen Wirkungen orientieren – die erst bei ganz außerordentlich starken Feldern eintreten –, nicht geeignet sind, gesundheitliche Risiken auszuschließen. Elektromagnetische Felder mit sehr niedrigen, aber biologisch offenbar sehr wirksamen Frequenzen, stellen dagegen eine potentielle Gefahrenquelle dar. Solche Felder entstehen immer dann, wenn irgendwo eine Lampe brennt, ein Gerät Strom verbraucht oder wenn ein Transformator bzw. ein Netzgerät eingeschaltet ist – und das ist oft in unserer unmittelbaren Nähe zuhause oder am Arbeitsplatz der Fall.

Nancy Wertheimer, eine Forscherin aus Denver, fand bereits vor 20 Jahren in einer Studie über Leukämiefälle heraus, daß die Sterblichkeitsrate von Kindern, die in der Nähe von Transformatorstationen lebten, um das Doppelte bzw. sogar um das Dreifache höher war. Inzwischen bringen Krebsforscher auch Melanome (Hautkrebs), Lymphome (Lymphdrüsenkrebs), Gehirntumore, Prostata- und Brustkrebs mit elektromagnetischen Feldern in Zusammenhang. Neuere Untersuchungen weisen auf Zusammenhänge mit Depressionen, Alzheimer-Krankheit und spontanen Fehlgeburten sowie plötzlichem Kindstod hin.[18]

Fazit der wissenschaftlichen Studien:
Nichts spricht bisher dafür, daß künstlich erzeugte Magnetfelder keine gesundheitlichen Auswirkungen haben.

Daß auch natürliche Magnetfelder (Erdmagnetismus) in direktem Zusammenhang mit dem Anstieg von Herzinfarkten stehen, ist hinreichend untersucht und dokumentiert.

Dr. Sam Koslov von der John-Hopkins-Universität (USA) berichtete in einer Konferenz der amerikanischen Umweltbehörde EPA über mögliche Zusammenhänge zwischen Mikrowellen (von Sendern und Radar) und der Entstehung der Alzheimer-Krankheit.[19] Diese führt zu langsam fortschreitenden Gehirnveränderungen, nachlassender Konzentrationsfähigkeit und Gedächtnisstörungen. Beobachtungen zeigen, daß die Langzeiteinwirkung von Leuchtstoffröhren ebenfalls negative Auswirkungen haben wie z. B. Haarausfall, vegetative Reizerscheinungen, Müdigkeit, Reizbarkeit, Nervosität und Augenbrennen. Ursächlich dafür scheint eine Art Flimmereffekt zu sein, der durch Ein- und Ausschaltvorgänge von 100 mal pro Sekunde (100 Hz) entsteht, den wir optisch nicht wahrnehmen können.

Der bundesdeutsche Grenzwertskandal

Bei Betrachtung dieser wissenschaftlichen Studien wird der eigentliche Skandal der deutschen Grenzwerte deutlich, der sich aber nur wenig von dem anderer westeuropäischer Länder unterscheidet. Ich beschreibe ihn hier beispielhaft, denn in Österreich und der Schweiz sind die Probleme praktisch die gleichen. Die Grenzwerte in Österreich für EMF und EWF entsprechen den deutschen Werten, die Grenzwerte für den Hochfrequenz-Bereich sind nach Frequenz-Gruppen unterschiedlich geregelt. Österreich, die Schweiz, Italien und praktisch alle Staaten der Europäischen Union werden ihre Grenzwerte für E-Felder in absehbarer Zeit an eine von der EU herausgegebene Empfehlung anpassen. Diese wird sich im wesentlichen wieder an den Empfehlungen der Internationalen Strahlenschutzgesellschaft (IRPA) orientieren, so daß von Land zu Land bestehende Unterschiede dadurch angeglichen werden.[20] Aus diesen Gründen kann es in den folgenden Monaten in den einzelnen Ländern zu Änderungen bei den Grenzwerten kommen. Auskünfte über die jeweils geltenden Werte erteilen in der Regel die Umweltministerien und Stromversorgungsunternehmen in den jeweiligen Ländern.

Wenn wir uns einen Eindruck davon machen wollen, welches Gesundheitsrisiko bei 100 µT zu erwarten ist, müssen wir etwas rechnen. Wir gehen davon aus, daß die internationalen Studien recht übereinstimmend erhöhte Gesundheitsrisiken bei Werten zwischen 200 und 300 nT (0,2 bis 0,3 µT) ausweisen. Rechnet man nun bei einem linearen Anstieg des Risikos die Werte einmal hoch, so ist bei 1 µT (1 000 nT) das Risiko schon zwischen 300 bis 500% größer. Bei 10 µT steigt es dann auf 3 000 bis 5 000% und bei 100 µT dürfen wir noch eine Null anhängen und kommen auf ein Gesundheitsrisiko von 30 000 bis 50 000%. Die Zahlen sind zwar unglaublich, aber leicht nachzurechnen.

Ungeachtet dessen hält die Grenzwertkommission der Bundesrepublik 100,0 µT als Dauerbelastung der Bevölkerung für unbedenklich, und im beruflichen Bereich (7 Stunden) dürfen es demnach sogar

5000 µT sein. Daß selbst die IRPA lediglich ein Zehntel, also nur 500 µT im beruflichen Bereich als Grenze der Unbedenklichkeit ansieht, scheint die deutsche Kommission nicht im geringsten zu beunruhigen. Doch selbst die fünfhunderter Marke der IRPA ist nach den vorliegenden Studien noch geradezu astronomisch hoch.

Vor diesem Hintergrund bekommen wissenschaftliche Untersuchungen über Krebs- und Leukämiehäufigkeit bestimmter Personen- und Berufsgruppen ein besonderes Gewicht. Hier sollen ein paar Kernaussagen aus den vom KATALYSE-Institut veröffentlichten Untersuchungen genügen (siehe auch Literaturverzeichnis):

Eine Untersuchung von Savitz (1990) im Raum Denver (USA) bei Kindern bis zu 15 Jahren, die regelmäßig Heizdecken benutzten, zeigte folgendes Ergebnis:

Gehintumore:	**Risikofaktor 4,4**
Leukämie:	**Risikofaktor 2,3**
andere Krebsarten:	**Risikofaktor 1,6**

Mit steigender Benutzungsdauer der Heizdecke während der Nacht stiegen die Risikofaktoren entsprechend an, **das Leukämierisiko erreichte annähernd den Faktor 11!**[21]

Andere Studien zeigen ein stark erhöhtes Risiko bei Menschen, die beruflich mit Elektrizität zu tun haben. Bei einer Auswertung von 1982 wurden die Todesursachen von 438000 Personen unter die Lupe genommen. Bei Elektronikern lag Leukämie als Todesursache um 50% über dem Allgemeinwert. Eine andere Studie von 1985 stellt fest, daß Elektro- und Elektronikingenieure eindeutig häufiger an Hirntumoren erkranken. (Risikofaktor 3,95) Eine Untersuchung über die Krebssterblichkeit von Elektrizitätsarbeitern in Frankreich ergab deutlich höhere Risikofaktoren bei Darm-, Rektum-, Mund- und Rachenkrebs.

Eine schwedische Studie von 1992, bei der 250 Fälle von Leukämie und 261 von Hirntumor ausgewertet wurden, ergab für Personen, die beruflich mit Hochspannung umgehen, ein etwa 3fach höheres Krebsrisiko. Das Risiko für Hirntumore war besonders bei jüngeren Menschen deutlich erhöht. Als besonders gefährdete Berufsgruppen stellten sich Elektroschweißer, E-Lokomotivführer und Angestellte in Kernkraftwerken heraus.

Das Krebsforschungszentrum in Heidelberg führte eine Untersuchung mit 600 Personen durch, die ergab, daß Frauen in Elektroberufen ein 5fach höheres Hirntumorrisiko haben.

Nur wenige Untersuchungen weisen darauf hin, daß Elektrosmog als *direkter* Krebsauslöser fungiert. In der Mehrzahl der Untersuchungen konnte ein Zusammenhang nicht festgestellt werden, so daß diese Frage zunächst umstritten bleibt. Ganz anders sieht es jedoch beim Krebsausbruch in Verbindung mit der Vermehrung von Krebszellen aus. Eine Reihe von Zellexperimenten sprechen eindeutig dafür, daß der Einfluß elektrischer Magnetfelder die Tumorausbreitung begünstigen.

Bei entsprechenden Tierversuchen im Jahre 1993 konnte man sogar bei schwachen Wechselfeldern von 0,3 µT eine krebsfördernde Wirkung nachweisen, allerdings war die Zahl der untersuchten Fälle bei diesen Experimenten niedrig.

Weitere Untersuchungen beschäftigten sich mit den Auswirkungen elektrischer Felder auf Psyche, Verhalten und Nervensystem sowie Atmung, Pulsfrequenz, Reaktionszeit und Leistungsfähigkeit. Dabei zeigte sich u.a., daß im psychischen Bereich zwar sowohl positive als auch negative Effekte zu beobachten waren, jedoch die meisten Studien auf negative Auswirkungen hinwiesen. Seelische Störungen und erhöhte Selbstmordraten von Personen, die schwachen Niederfrequenzfeldern ausgesetzt waren, wie sie bei Normalbürgern im Alltag vorkommen können, zeigten Untersuchungen von 1979 und 1981. Offenbar haben aber auch natürliche Veränderungen des Erdmagnetfeldes entsprechende Wirkungen, wie eine Untersuchung von 1993 belegt.

Aufsehenerregend ist auch eine Untersuchung der Universität München, nach der elektromagnetische Felder als Risikofaktor für den plötzlichen Kindstod ermittelt wurde. Soweit die Auszüge von KATALYSE e.V.

Die Autoren Reiter und Robinson[22] verweisen auf einen weiteren Zusammenhang: Noch 1940 lag die statistische Wahrscheinlichkeit für eine Amerikanerin bis zu ihrem 85. Lebensjahr an Brustkrebs zu erkranken bei 1:20. Dieser Wert ist bis heute auf 1:8 angestiegen. Wenn dieser Risikoanstieg etwas mit der zunehmenden Elektrifizierung in Wohnhäusern, an Arbeitsstätten und bei Verkehrsmitteln zu tun hat, wovon die Forscher ausgehen, dann könnte man auch für die BRD eine ähnliche Entwicklung vorhersagen. Tatsächlich verdoppelte sich hier die Zahl der Brustkrebsfälle von 1968 bis 1991 auf 16000 pro Jahr und ab Mitte der 90er Jahre muß mit jährlich 20000 Todesfällen gerechnet werden.[23] Die von den Amerikanern vertretene Theorie besagt, daß elektromagnetische Felder indirekt zu einer Erhöhung des Brustkrebsrisikos führen. was durch folgende Untersuchung gestützt wird:

Forscher in Seattle ermittelten bei Menschen, die in »Elektroberufen« arbeiteten, eine um das 4fache höhere Brustkrebsrate, und bei Mitarbeiterinnen in Elektrizitätswerken lag die Brustkrebssterblichkeit um 40% höher.

Alles Theorie, könnte man nun einwenden, wenn diese Theorie nicht durch Untersuchungen belegt wären. Tatsächlich zeigt sich nämlich, daß Melatonin das Wachstum von Brustkrebszellen verlangsamt. Es dürfte deshalb mehr als ein Zufall sein, daß gerade solche Patienten, die an Brustkrebs erkrankt waren, so besonders niedrige Melatoninspiegel aufwiesen. Gesunde Frauen hatten etwa 700 Pikogramm Melatonin pro Milliliter im Urin, während Frauen mit Brustkrebs Werte unter 100 hatten. Diese Theorie vom Zusammenhang zwischen Brustkrebshäufigkeit und elektromagnetischen Feldern wird übrigens auch durch verschiedene Tierversuche gestützt. Mit letzter Sicherheit ist zwar nichts bewiesen, und es können noch Jahre vergehen, bis dieser Zusammenhang wissenschaftlich weltweit anerkannt ist. Doch nachdenklich machen und zur Vorsicht mahnen dürfen uns diese Forschungsergebnisse auf jeden Fall schon heute. Solange der Weg durch die wissenschaftlichen Instanzen noch andauert, erscheint es ganz ratsam, mit erhöhtem Risikobewußtsein Gefahrenvermeidung zu praktizieren.

**»Keine noch so geringe Strahlendosis,
der man ausgesetzt ist, kann als absolut sicher gelten.«**
Russel J. Reiter, Professor für Endokrinologie an der Universität von Texas

4 häufig anzutreffende Irrtümer beim Thema Elektrosmog		
	Falsch	*Richtig*
1.	In der Nähe von Hochspannungsleitungen werden Grenzwerte überschritten.	Die Grenzwerte sind so hoch angesetzt, daß sie selbst in unmittelbarer Nähe zu Hochspannungsleitungen und Trafos gar nicht überschritten werden können.
2.	Solange die Grenzwerte nicht überschritten werden, besteht auch keine Gefahr für die Gesundheit.	Aktuelle Wissenschaftsforschung weist biologische Wirkungen schon bei sehr schwachen Elektrofeldern nach, weit unterhalb der Grenzwerte.
3.	In einem »normalen« Haus gibt es keinen Elektrosmog, der mit der Stromfeldintensität, z. B. von Hochspannungsleitungen, vergleichbar ist.	Bei manchen Elektrogeräten liegen die Meßwerte um das 100 bis 1000fache höher als unter einer Starkstromleitung, z. B. bei Rasierapparaten und Heizdecken.
4.	Handys sind gesundheitlich unbedenklich, weil Grenzwerte eingehalten werden.	Wissenschaftliche Untersuchungen zeigen, daß Grenzwerte bis zum 15fachen überschritten werden und daß diese Spitzenwerte der Sendeleistung beim Meßverfahren unberücksichtigt bleiben.

Das könnte auch bei Ihnen passieren – Beispiele aus der Praxis

Baubiologen und Geopathologen haben in den vergangenen Jahren anhand einer Vielzahl von Praxisfällen Gelegenheit gehabt, die gesundheitlichen Auswirkungen von Elektrofeldern zu studieren. Die beobachteten biologischen Reaktionen der betroffenen Menschen ist vielfach mit den heutigen Modellvorstellungen der Wissenschaft über die gesundheitliche Wirkung des Elektrosmogs noch nicht restlos zu erklären. Vermutlich dauert es noch einige Zeit, bis wir die wirklichen biologischen Auswirkungen in ihrem komplexen Zusammenhang von Ursachen und Wirkungen wissenschaftlich belegen können. Diese Praxisfälle zeigen, daß wir weit vorsichtiger mit Elektrizität umgehen müssen als bisher angenommen und daß die Formel Strom gleich Fortschritt, viel Strom gleich viel Fortschritt schlichtweg falsch ist. Ohne Zweifel erleichtert uns Elektrizität vieles im Leben, aber zuviel des Guten kann eben auch negative Auswirkungen haben.

Viele Probleme treten gerade da auf, wo man es überhaupt nicht vermutet. Die folgenden Praxisfälle sollen der Ahnungslosigkeit entgegenwirken, mit der wir wohl alle, mehr oder weniger, in der Vergangenheit dem Thema Strom begegnet sind. Sie sind keineswegs eine vollständige Dokumentation aller möglichen Effekte, sondern wir müssen eher damit rechnen, daß die Liste solcher Beispiele im Laufe der Zeit durch die zunehmende Erfahrung noch länger werden wird. Die nachfolgenden Fälle sind alphabetisch geordnet, damit Sie zu bestimmten Themen schnell nachschlagen können.

Alufolie unter dem Dach und in Zwischendecken

Seit vielen Jahren werden Dachstühle und Zwischendecken mit Glaswolle wärmeisoliert. Die meisten Glaswollbahnen und -matten werden auf einer Seite mit Aluminiumfolie versehen. Seitdem klagen Menschen zunehmend über nervöse Störungen, Kopfschmerzen und Schlafstörungen, vor allem dann, wenn sie sich in Dachgeschoßwohnungen aufhalten, aber auch in Räumen, bei denen Zwischendecken oder Fußböden mit alukaschierten Glaswollmatten isoliert wurden. Der Grund für diese Beschwerden ist in dreierlei Hinsicht zu erklären:

1. Solche Alufolien können unter bestimmten Umständen wie Antennen wirken. Das hat zur Folge, daß sie hochfrequente Strahlung aufnehmen, über die gesamte Fläche der Matten verteilen und in die darunterliegenden Räume abstrahlen. Auch Antennenverstärker und -kabel, die im Dachstuhl unmittelbar an dieser Folie im Dachstuhl montiert bzw. verlegt sind, können solche Effekte verursachen.
2. Über diese Folien können sich, zusätzlich zu den Mikrowellen der Hochfrequenz, auch elektrische Wechselfelder ausbreiten, die von Stromkabeln verursacht werden. Da die Bahnen der Isoliermatten dicht aneinanderstoßend verlegt sind, können die elektrischen Felder von Bahn zu Bahn ankoppeln, so daß nicht selten ganze Dachstühle elektrische Felder aufweisen. Bildhaft vorgestellt, wird dem Haus eine elektrische Käseglocke übergestülpt. Bei Alufolien in Zwischendecken reichen die elektrischen Felder u. U. bis zu 30 cm über den Fußboden hinaus. Das bedeutet, daß die Felder über die Füße ständig an Menschen ankoppeln, die sich in diesen Räumen aufhalten. Ganz kritisch wirkt sich das dann aus, wenn auf Matratzen geschlafen wird, die direkt auf dem Fußboden liegen. Wenn Isolierbahnen der Dachisolierung bis zur Seitenwand des Dachgeschosses heruntergezogen sind, hat das oft zur Folge, daß Dachschrägen und auch Wände im Dachgeschoß elektrische Felder abstrahlen.
3. Diese Aluminiumfolien wirken als Reflexionsflächen für Erdstrahlen (im folgenden Anschauungsbild eine Wasserader), die, von unten

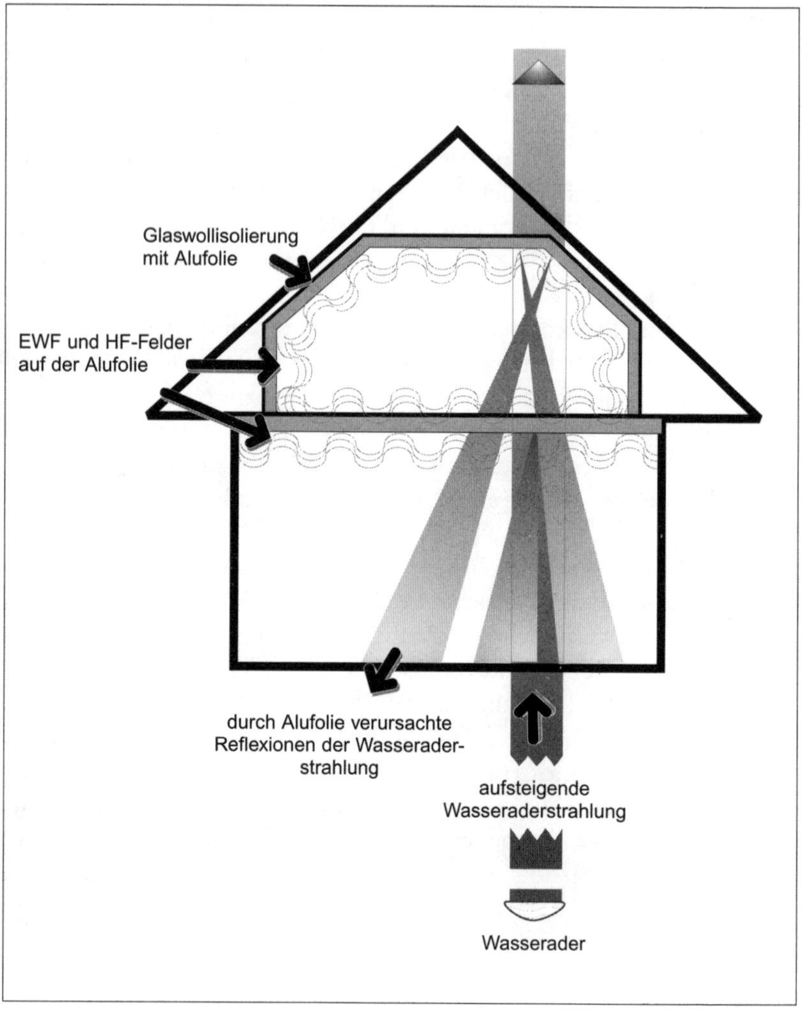
Glaswollisolierung
mit Alufolie
EWF und HF-Felder
auf der Alufolie
durch Alufolie verursachte
Reflexionen der Wasserader-
strahlung
aufsteigende
Wasseraderstrahlung
Wasserader

Abb. 3

kommend, das Gebäude durchdringen. Dort werden sie an der Metallfolie, wie durch einen Spiegel reflektiert und in die darunterliegenden Räume zurückgestrahlt. Es kommt so zu großflächigen Strahlungsfeldern durch Erdstrahlen, kurioserweise gerade in den Dachgeschoßräumen.

Die meisten Baubiologen raten wegen der Vielzahl negativer Effekte von der Verwendung dieser alufolienkaschierten Glaswollisolierungen ab und beraten bei der Suche nach Alternativen.

Amateurfunk

Amateurfunk kann nicht nur in der Nachbarschaft für erheblichen Zündstoff sorgen, wenn die Fernsehbilder anfangen zu wackeln oder wenn man den funkenden Nachbarn plötzlich unfreiwillig bei seinem gemütlichen Plausch über die Ätherwellen aus den eigenen Lautsprecherboxen vernimmt, während man sich doch gerade genüßlich der »Kleinen Nachtmusik« von Mozart hingeben wollte.

Es können aber nicht nur Ärger, sondern recht massive Gesundheitsstörungen auf den Funker zukommen. So hatte ein Rentner in einer rheinischen Kleinstadt sich nach seiner Pensionierung dem Amateurfunk gewidmet und seine Anlage im Laufe der Zeit umfangreich ausgebaut. Zunächst stellten sich bei ihm Herzrhythmusstörungen ein, 2 Jahre später folgten 2 Herzinfarkte und sein Blutdruck war deutlich erhöht. Auf Empfehlung des Hausarztes wurde eine Hausuntersuchung durchgeführt, die im Haus selbst völlig normale Werte ergab. Jedoch im Dachgeschoß, wo die leistungsstarke Funkanlage installiert war, zeigten die Meßgeräte extrem hohe Werte von elektrischen, elektromagnetischen und Hochfrequenz-Feldern. Hier verbrachte der Frührentner den größten Teil seiner Zeit.

Seit mehr als 20 Jahren werden die Auswirkungen von Mikrowellen (bei Hochfrequenz handelt es sich um Mikrowellen) auf Herz und Kreislauf wissenschaftlich untersucht, und gesundheitliche Schäden wurden nachgewiesen. Tatsächlich sind im Amateurfunkbereich sehr hohe Sendeleistungen erlaubt. Deshalb muß aber trotzdem nicht jede Amateurfunkanlage Panik hervorrufen. Oft betreffen ja die erzeugten Mikrowellen den Betreiber selbst am meisten, doch wenn Menschen in der Nachbarschaft von Amateurfunkern mit Herz-Kreislauf-Problemen zu tun haben, kann es möglicherweise einen Zusammenhang geben.

Anrufbeantworter

Eine Bekannte (die in einem schönen alten Bauernhaus in der Nähe von Hannover wohnt) erzählte mir, daß sich ihr Anrufbeantworter oft selbständig macht und auf Phantomgespräche antwortet, ohne daß jemand anruft. Ein Defekt der Elektronik war auszuschließen, da das Gerät schon mehrfach überprüft worden war.

Bei meiner Untersuchung stellte sich heraus, daß fast im ganzen Haus beträchtliche elektrische Wechselfelder vorhanden waren, die am Standort des Anrufbeantworters Spitzenwerte erreichten. Nachdem die Erdung der Strom- und Rohrleitungen erneuert worden war, blieben die Extravaganzen des Anrufbeantworters aus, aber nicht nur das: Der Gesundheitszustand meiner Bekannten, der damals einen bedenklichen Zustand erreicht hatte, besserte sich zusehends. Heute sagt sie, daß durch diesen Umstand ihre Gesundheit gerettet wurde.

Fazit: Wenn elektrische oder elektronische Geräte anfangen zu »spinnen«, denken Sie daran, daß dies ein Hinweis auf Erdungsmängel oder andere Fehler der Elektroinstallation oder sogar Hochfrequenz-Einfluß sein kann. Lassen Sie ihre Wohnung vorsichtshalber untersuchen! (Hilfsadressen im Anhang)

Antennenverstärker

Antennenverstärker können Ankoppelungseffekte hervorrufen, wenn sie dicht an Aluminiumkaschierungen von Glaswollisolierungsmatten montiert sind, z. B. im Dachstuhl. Aber auch in unmittelbarer Nähe von Rohrleitungen der Wasserversorgung oder der Heizung kann es zu Ankoppelungen kommen, die sich über die Rohrleitungssysteme des ganzen Hauses ausbreiten können, wenn diese nicht ausreichend geerdet sind. Da das magnetische Wechselfeld solcher Verstärker auch Wände durchdringt, kann ein solcher Verstärker – wenn er auf der Rückseite der Wand montiert ist, an der Ihr Bett steht – erhebliche gesundheitliche Störungen an Ihrem Schlafplatz verursachen.

Arbeitsplätze (für Frisör, Fußpflege, Kosmetik, Zahnbehandlung und andere)
Personen, die in den oben genannten Berufsbereichen arbeiten, sind um ihre Arbeit nicht zu beneiden, zumindest dann nicht, wenn das Umfeld des Arbeitsplatzes durch Elektrosmog belastet ist.

In einem Fall stellte ich erhebliche Elektrobelastungen fest, für die zunächst der Behandlungsstuhl mit elektrischer Höhenverstellung ausfindig gemacht wurde. Auch dann, wenn der Stuhl nicht gerade herauf- oder herabgefahren wurde, war ein elektromagnetisches Feld vorhanden, weil der Transformator auch bei Stillstand der Höhenverstellung ständig in Betrieb war. Auch das elektrische Wechselfeld zeigte erhöhte Werte. Da die Kosmetikerin unmittelbar am Stuhl arbeitete, war die Belastung entsprechend hoch. Zusätzlich befand sich an diesem Arbeitsplatz eine große Lupe für Hautbehandlungen, die von einer runden Leuchtstofflampe umgeben war, um das Arbeitsfeld gut auszuleuchten. Das Vorschaltgerät und die Drossel befanden sich nicht etwa irgendwo am Fuß der Lampe, sondern sie waren dort angebracht, wo man den Kopf hinhält, wenn man durch die Lupe sehen will. Direkt neben dem Arbeitsplatzhocker stand ein kleines Metallregal, das ein starkes elektrisches Wechselfeld aufwies, weil ein Frimatorgerät, das auf diesem Regal stand, nur mit zweipoligem Kabel angeschlossen und somit nicht geerdet war (vgl. Abb. 4, S. 64).

Bei ihrer Arbeit saß die Kosmetikerin auf einem Arbeitshocker unter einer Dachschräge des Behandlungsraums. Die Untersuchung ergab, daß sie bei dem Aufenthalt unter dieser Dachschräge einer ständigen Hochfrequenz-Belastung ausgesetzt war. Dieser HF-Einfluß des Feldes reichte etwa 50 cm in den Raum hinein, so daß sich die Kosmetikerin fast ständig in diesem Feld aufhielt, vor allem betroffen war der Kopf. Zunächst bestand der Verdacht, daß eine Aluminiumfolie der Wärmeisolierung dafür verantwortlich war, über die sich das Feld hätte ausbreiten können. Die Nachforschung ergab jedoch, daß für die Dachisolierung keine Glaswollmatten mit Alukaschierung verwendet worden waren. Als Verursacher dieses Hochfrequenz-Feldes entpuppte sich schließlich ein Antennenkabel, das im Dachboden mit einer Kunststoffolienbahn Kontakt hatte. Dieses Feld breitete sich über das in die Folie eingearbeitete textile Gittergewebe aus und erreichte so den darunterliegenden Behandlungsraum. Die Elektrogeräte wurden durch zweipolige Schalter vom Netz getrennt. An der Lupe waren keine Sanierungen möglich. Hier kann nur ein Austausch mit einem günstiger konstruierten Gerät Abhilfe schaffen. Die Antennenleitung konnte vom Antennenverstärker getrennt werden, weil die Antennensteckdose, die über dieses Kabel versorgt wurde, nicht benutzt wurde. Ähnliche Arbeitsplatzverhältnisse können überall dort vorkommen, wo elektrisch verstellbare Behandlungsstühle benutzt werden (auch beim

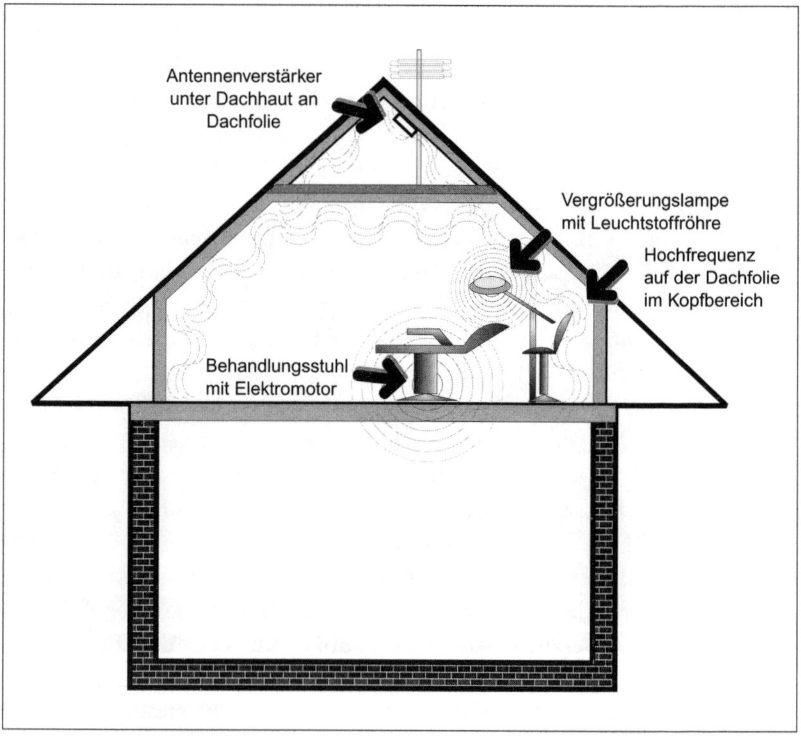

Abb. 4 Arbeitsplatz einer Kosmetikerin im Obergeschoß eines Hauses mit »elektrischem Stuhl«. Lupe mit Leuchtstofflampe und Hochfrequenz im Kopfbereich verursacht durch Ankoppelung von Antennenkabel an Dachfolie.

Frisör) und/oder elektrische Handschleif- und Bohrmaschinen, z. B. in Zahnarzt- und Fußpflegepraxen.

Atemkontrollgeräte (für Kinder)
Siehe: *Babyphone*

Babyphone (plötzlicher Kindstod durch Babyphone?)
Der Baubiologe W.-D. Rose berichtet von einem Fall, bei dem durch ein Babyphon im Kopfbereich eines Babybettes eine magnetische Flußdichte von 7000 (!) nT erreicht wurde. Das Kind verstarb ohne Anzeichen einer Erkrankung völlig überraschend während des Mittagsschlafs.

Der schlüssige Beweis, daß der Tod auf das Gerät zurückzuführen ist, wird kaum zu erbringen sein, aber die Tatsache, daß Babys bei einem Abstand zu diesen Geräten unter 30 cm nachts kaum schlafen, viel schreien und dauernd krank sind, lassen diesen Verdacht zu, der durch die Untersuchung der Universität München untermauert wird.[24] Bei Tests wurden bei 10 cm Abstand bis zu 10000 nT gemessen, das entspricht einer Belastung, die höher ist als die unter einer Hochspannungsleitung! Halten Sie also einen Sicherheitsabstand von 1 m, besser 2 bis 3 m ein. Gerade die belastungsfreie Schlafzeit hat hier wegen der Melatoninproduktion der Zirbeldrüse besondere Bedeutung. Sinngemäß gelten diese Ausführungen auch für andere Überwachungsgeräte, wie Atemüberwachungsgeräte usw., die statt zu schützen ein gesundheitliches Risiko für Kinder bedeuten können.

Kinder allgemein:
Die Erfahrung zeigt, daß ungewöhnliches Schlafverhalten häufig mit Störzonen am Schlafplatz zu tun haben. Zusammengekauertes Liegen, quer im Bett liegen, an einem Bettende liegen und Bettflucht sind typische Merkmale dafür. Kinder markieren solche Störzonen mit Kritzeleien an der Tapete oder reißen bestimmte Tapetenstellen ab. Solche Besonderheiten sollten aufmerksam machen und Anlaß zu einer Standortuntersuchung sein, zumal sich als Folge neben Erkrankungen auch Schulversagen einstellen kann.

Betten, elektrisch höhenverstellbar
Eine junge Frau ließ aufgrund ihrer gesundheitlichen Beschwerden, für die medizinisch keine Ursache zu ermitteln war, ihren Schlafplatz auf eine geopathogene Belastung (Erdstrahlen) untersuchen. Aufgrund starker chronischer Rückenschmerzen war sie nur noch zeitweise arbeitsfähig. Im Rahmen dieser Standortuntersuchung wurden obligatorisch auch die strombedingten Felder gemessen, die zunächst keine Besonderheiten aufwiesen. Als ich jedoch das Meßgerät aus der Hand auf die Matratze legte, schnellten die Meßwerte auf über 2000 nT in die Höhe. In einem anderen Fall zeigte das Meßgerät sogar 3300 nT an. Als Ursache fand sich in beiden Fällen der Transformator für den Elektromotor zur Höhenverstellung von Kopf- und Fußteil heraus. Er war unter dem Bett angebracht. Obwohl der Motor nicht in Betrieb gesetzt war, bestand ein dauerndes elektromagnetisches Wechselfeld. Das hätte bei einer anderen Schaltung der Handsteuerung sicher vermieden werden können. Auch dies ist wieder ein Beispiel dafür, daß Geräte, die nicht in Betrieb, aber an der Steckdose angeschlossen sind, durchaus starke Felder verursachen können. Rose berichtet, daß bei ähnlichen Fällen im abgeschalteten Zustand elektromagnetische Felder gemessen wurden, die 2- bis 3mal stärker waren als die unter einer 380 kV-Hochspannungsleitung. Kürzlich entdeckte ich erstmals ein Bett dieser Art, bei dem im Ruhezustand kein elektromagnetisches Feld meßbar war: eine erfreuliche Ausnahme.

Sinngemäß gelten diese Aussagen auch für elektrisch verstellbare Polstermöbel, elektrische Massagesessel und was es auf diesem Gebiet noch für abenteuerliche Möbel gibt. Oft läßt sich durch eine kleine technische Änderung in der Stromführung Abhilfe schaffen. (Siehe Kapitel *Weitere Tips zur Reduzierung der Elektrosmogbelastung.)* Man muß also nicht völlig auf diese Sessel und Betten verzichten.

Bildschirme von Computern
Computerbildschirme weisen eine hohe Frequenzbandbreite bei den abgestrahlten elektrischen Feldern auf, obwohl sie nur mit 50 Hz-Wechselstrom betrieben werden. Sie sind, verglichen mit Fernsehbildschirmen, in ihrer krankmachenden Wirkung deutlich höher ein-

zustufen, da der Abstand zum Benutzer wesentlich geringer ist als bei einem Fernsehgerät. Die nach einer Erhebung des KATALYSE-Instituts bekannt gewordenen Auswirkungen von Bildschirmarbeit (die aber nicht überwiegend aus der Elektrofeldbelastung resultieren) sind Verspannungen, Rücken-, Schulter- und Muskelschmerzen sowie regelmäßige Kopfschmerzen; ferner auch Schwellungen, Gelenksteife, Beeinträchtigung des Sehvermögens, Augenbrennen, veränderte Farbwahrnehmung, Doppelsichtigkeit, Rötungen, Augentränen, psychischer Streß, frühzeitige Ermüdung, Kraft- und Energielosigkeit, erhöhte Reizbarkeit, Depressionen, Schlafprobleme, Menstruationsstörungen, hoher Zigaretten- und Alkoholkonsum und charakteristische EEG-Veränderungen. KATALYSE berichtet, daß in jüngster Zeit beschleunigte chemische Reaktionen zwischen Bildschirmfeldern und Amalgamfüllungen in Zähnen entdeckt wurden, die zu erhöhten Quecksilberfreisetzungen führen.

Moderne Bildschirme entsprechen heute weitgehend den strengen Maßstäben der schwedischen MPR-2-Empfehlung und weisen nur noch Werte von 25 V/m bzw. 0,25 µT auf. Allerdings bestehen trotzdem elektrostatische Aufladungen, und die Geräte strahlen höherfrequente und gepulste Felder ab. Ob Bildschirmarbeit eine Schwangerschaft negativ beeinflußt, ist wissenschaftlich noch nicht eindeutig geklärt.

Ohne Computer geht es aber heute schon in vielen Bereichen des täglichen Lebens kaum noch, und auch Text und Grafik dieses Buches sind mit Hilfe eines Computers geschaffen und bearbeitet worden. Wenn Sie Computerarbeit also schon nicht vermeiden können, dann beherzigen Sie bitte die folgenden Regeln:

1. Kaufen Sie möglichst nur Bildschirme, die der schwedischen MPR-2-Norm entsprechen.
2. Achten Sie darauf, daß Sie nicht hinter oder neben einem Computer arbeiten, denn strahlungsarm sind die Bildschirme nur zur Bedienerseite hin (vgl. Abb. 5, S. 68). Was nach vorne abgeschirmt wird, tritt oft auf der Seite oder der Rückseite verstärkt auf. Bildschirmarbeitsplätze, die sich gegenüberliegen oder seitlich zueinander angeordnet sind, sollten vermieden werden. Ist keine

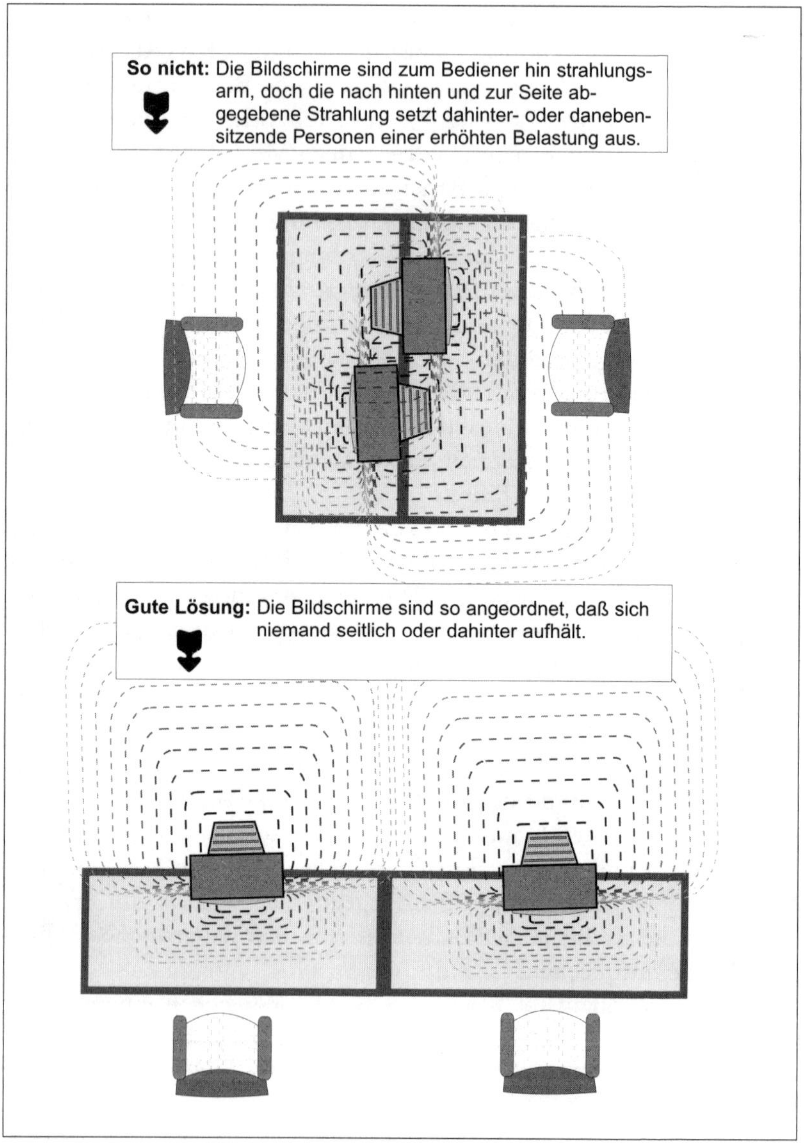
So nicht: Die Bildschirme sind zum Bediener hin strahlungsarm, doch die nach hinten und zur Seite abgegebene Strahlung setzt dahinter- oder danebensitzende Personen einer erhöhten Belastung aus.
Gute Lösung: Die Bildschirme sind so angeordnet, daß sich niemand seitlich oder dahinter aufhält.

Abb. 5

andere Anordnung möglich, halten Sie zur Seite oder Rückseite eines Computerbildschirms einen Sicherheitsmindestabstand von 2 m ein.

Daß aber auch andere Gegenstände der Büroausstattung erhebliche Feldbelastungen verursachen können, die die eines Bildschirms noch übertreffen können, sei hier noch am Rande erwähnt, so beispielsweise die Rechenmaschine auf dem Schreibtisch oder der Drucker. Große elektrische Wechselfelder können auch von Lampen mit großen Metallflächen verursacht werden. Auch die Firmen selbst sollten ein Interesse daran haben, die Arbeitsplätze ihrer Beschäftigten so belastungsarm wie möglich zu halten. Die Kosten einer technischen Messung und die Beratung für eine belastungsarme Gestaltung und Anordnung der Bildschirmarbeitsplätze machen sich durch eine bessere Gesundheit der Beschäftigten und den daraus resultierenden geringeren krankheitsbedingten Fehlzeiten schnell bezahlt.

Was Sie noch über den Stand-by-Betrieb von Bildschirmen, auch bei Fernsehgeräten, wissen sollten, finden Sie unter dem Stichwort *Stand-by*, S. 191. Daß Bildschirmstrahlung mit bestimmten Edelsteinen zumindest teilweise zu neutralisieren ist, lesen Sie im Kapitel *So neutralisieren Sie kostenlos Elektrosmog-Belastungen*.

Bohrmaschinen

Bohrmaschinen erzeugen durch den Elektromotor starke elektromagnetische Felder von bis zu 800 µT an der Gehäuseoberfläche. Jeder Heimwerker weiß Maschinen mit elektronischer Geschwindigkeitsregelung zu schätzen, nur verursachen gerade diese elektronischen Geschwindigkeitsregler erhebliche Störimpulse im Stromnetz und erzeugen Oberwellen, die z.B. bis in den Kilohertzbereich hinein reichen. Gerade die Störimpulse verursachen biologisch relevante Reaktionen, die ohne elektronische Geschwindigkeitsregelung nicht auftreten. (Näheres dazu im Glossar unter *Thyristor-Steuerung*)

Boiler für Warmwasser

Ein Warmwasserboiler wird zwar kaum im Schlafzimmer selbst installiert sein, aber wenn ein Bett an einer Badezimmerwand steht, an deren Rückseite ein elektrisch betriebener Boiler montiert ist, kann es zu erheblichen Belastungen des Schlafplatzes durch elektromagnetische Felder kommen, vor allem, wenn er vorwiegend während der Schlafenszeit mit Nachtstrom aufgeheizt wird. Rose berichtet von einem Fall, in dem ein Schlafplatz von einem solchen Boiler mit 2600 nT belastet wurde. Die Ursache wurde erst erkannt, nachdem der Betroffene mehrere Ärzte ohne Erfolg aufgesucht hatte. Schließlich wurde er vom Hausarzt zum Nervenarzt überwiesen, der mit Medikamenten den chronischen Kopfschmerzen Herr zu werden versuchte, was auch nur minimalen Erfolg hatte. Erst ein Rutengänger entdeckte statt geopathischer Störzonen die Belastung durch elektromagnetische Felder. Bis zum Aufspüren des Boilers als Übeltäter war es dann nur noch ein kleiner Schritt. Dies ist nur ein Beispiel für Störungen, die von Elektrogeräten verursacht werden können, die Wand an Wand mit Schlafplätzen montiert und gerade nachts in Betrieb sind. Dieser Fall zeigt beispielhaft die Folgen der derzeitigen Diagnosemisere, welche verkennt, daß Befindlichkeitsstörungen und Krankheiten standortbedingte Ursachen haben können. Ich erlebe in vielen Fällen, daß Patienten jahrelang leiden müssen und z. T. schwere gesundheitliche Schäden davontragen, daß sie bis an die Haarspitzen mit Medikamenten abgefüllt und ihnen vermeidbare Operationen angeraten werden, die meistens auch durchgeführt werden, ohne daß eine mögliche standortbedingte Ursache der Beschwerden beachtet wird. Dabei ist es kein Problem mehr, solche Belastungen in jeder Praxis ohne kostspieligen Geräteaufwand zu diagnostizieren. Geradezu unglaubliche Erfolge können erzielt werden, wenn Geopathologen, Heilpraktiker und Ärzte gemeinsam um die Gesundheit des Patienten ringen. Selbst seit vielen Jahren chronisch kranke und eigentlich austherapierte Patienten werden nach Standortuntersuchungen nicht selten innerhalb von wenigen Wochen oder Monaten beschwerdefrei[26] – was für die Therapeuten echte Durchbruchserfolge sind. Muß es denn erst soweit kommen, daß vielleicht jemand in einem Musterprozeß führt, um feststellen zu lassen, daß die unterlassene Untersuchung einer möglichen krankmachenden Standortbelastung juristisch als ärztlicher Kunstfehler oder unterlassene Hilfeleistung zu bewerten ist?

Computer
Siehe: *Bildschirme*

Dachständerleitung
Solche Leitungen werden von Haus zu Haus über die Dächer geführt und dienen der Stromversorgung dieser Häuser. Daß hierdurch zumindest im Dachgeschoß ungewöhnlich starke elektromagnetische Felder erzeugt werden, bekamen Hotelgäste zu spüren, die wegen Belegung der anderen Hotelzimmer in einem ausgebauten Dachgeschoßraum untergebracht wurden. Schon nach wenigen Minuten Aufenthalt in diesem Raum spürten sie starke Reaktionen des Herzens: Der Puls stieg an, die Herzschläge wurden heftig und an erholsamen Schlaf war nicht zu denken. Da es schon spät war, bestand keinerlei Ausweichmöglichkeit, so daß man wohl oder übel eine Nacht lang durchhalten mußte. Erschöpfungszustände und Abgeschlagenheit am nächsten Tag waren die Folge, und spontan stellten sich Hautreaktionen ein, die jedoch nach einigen Tagen wieder verschwanden. Eine Elektrosmog-Messung am nächsten Morgen ergab phantastische Werte: Im Raum stand ein elektrisches Wechselfeld, das an Metallteile im Raum ankoppelte. Dort waren über 1 250 V/m meßbar. Der Metallfederrahmen des Bettes brachte es auf über 300 V/m und die Metallfederkerne der Matratze wiesen kaum geringere Werte auf. Es ist keine Frage, daß sich gesundheitliche Auswirkungen einstellen, wenn Menschen dauernd in Dachräumen unter Dachständerleitungen schlafen oder sich dort aufhalten – wissenschaftliche Studien dazu sprechen Bände.

Diktiergerät
Ein Architekt litt jahrelang an starken Schmerzen in der rechten Hüfte. Medizinische Untersuchungen brachten keinen Befund. Als Ursache stellte sich dann ein kleines, stark magnetisiertes Elektrogerät heraus, das er immer in der rechten Hosentasche trug. Das Gerät wurde in die Aktentasche verbannt, und die Schmerzen traten nicht mehr auf.

Dimmer
Dimmer können für ein angenehmes Licht sorgen, aber sie können

sich auch störend auf unser Biosystem auswirken, ohne daß wir es bemerken. Ursache ist die elektronische Thyristor- bzw. Triac-Steuerung (siehe auch Glossar: *Thyristor-Steuerung*), die bei Dimmern, Haushalts- und Heimwerkergeräten eingesetzt wird. (Siehe auch *Bohrmaschinen*). Hierdurch werden starke, steile Stromimpulse in das Netz gejagt, und zwar etwa 100mal je Sekunde. Neben solchen »Stromstacheln« werden von diesen elektronischen Steuerungen auch Oberwellen im Netz erzeugt. Besonders vorsichtig sollten deshalb Schwangere und Elektrosensible damit umgehen.

Elektroherd

Bei Elektroherden treten, bedingt durch den relativ hohen Stromverbrauch, starke elektrische und magnetische Wechselfelder auf, und zwar besonders im Unterleibsbereich. KATALYSE nennt direkt am Gerät einen Meßwert von 1000 µT und im Abstand von 30 cm noch 20 µT = 20 000 nT. Dies zeigt, daß ein paar Zentimeter mehr Abstand die Belastung deutlich reduzieren. Im Haushalt ist die Aufenthaltsdauer am Herd relativ kurz und deshalb zu tolerieren, soweit bei Zubereitungsarbeiten bei eingeschaltetem Herd auf mehr Abstand geachtet wird. Bei Dauerbelastung sind dies jedoch schon als kritisch zu bewertende Feldstärken, da biologische Reaktionen weit unterhalb dieser Werte als krebsrelevant bekannt sind. Viel schlimmer aber sieht es hingegen bei Menschen aus, die beruflich in einer Küche arbeiten und entsprechend lange Zeit vor diesem Gerät verbringen müssen. Detaillierte Untersuchungen, ob Angestellte in Küchen häufiger an Unterleibskrebs erkranken, liegen derzeit jedoch noch nicht vor.

Energiesparlampen

Energiesparlampen funktionieren ähnlich wie Leuchtstofflampen. Häufig klagen Menschen, die sich längere Zeit in der Nähe von Energiesparlampen aufhalten, über Kopfschmerzen. Das ist dann der Fall, wenn diese Birnen in tiefergehängten Lampen eingesetzt sind, z.B. über Tischen oder Theken in Gaststätten usw. Hier spielt die Nähe der Birne zum Kopf eine ganz besondere Rolle, denn diese Birnen erzeugen aufgrund der eingebauten elektronischen Bauteile ein hochfrequentes Feld, das Auswirkungen auf das Gehirn und das Nervensystem haben kann. Auf keinen Fall sollten solche Birnen deshalb in Schreibtischlampen verwendet werden. Energiesparlampen sollten also nur dort eingesetzt werden, wo sich in 2 m Abstand niemand länger aufhält und wo sich der deutlich höhere Kaufpreis durch eine besonders lange Brenndauer bezahlt macht, also z. B. bei Außenbeleuchtungen, die während der ganzen Nacht in Betrieb sind.

Erdstrahlenabschirmmatten

Gelegentlich findet man bei Schlafplatzuntersuchungen Matten in den Betten, die aus zwei Kunststoffolien bestehen, zwischen denen eine Aluminiumfolie eingeschweißt ist. Solche Matten sollen gegen Erdstrahlen abschirmen. Es kommt vor, daß solche Matten gelegentlich auch von Heilpraktikern und Ärzten empfohlen werden – sicher mit bester Absicht, aber in Unkenntnis der Risiken.[27] Dazu muß man nämlich wissen, daß alle Metallmaterialien durch geopathogene Strahlung aufladen und somit selbst strahlend werden. Manche Matten, die aus Betten entfernt wurden, waren derart aufgeladen, daß sie selbst nach 6 Wochen noch Strahlung abgaben. Diese Aufladung läßt sich auch nicht von der Aluminiumfolie abwischen, weil sie zwischen den Plastikbahnen eingeschweißt ist. Aber selbst wenn sie abzuwischen wäre, muß man sich fragen, wer denn tatsächlich tagtäglich die schweren Matratzen aus den Betten wuchten würde, um dies zu tun.

Die Krönung des Erfindergeistes ist jedoch ein an der Metallfolie befestigtes Kabel mit Stecker, das an den Schutzleiter der Steckdose angeschlossen werden soll. Damit sollen die Erdstrahlen zur Erde zurückgeleitet werden. Zwar ist der Stecker nicht an den stromführenden Kabeln angeschlossen, sondern nur am Schutzleiter der Steckdose, aber diese Kabelverbindung ermöglicht die Ankoppelung der elektrischen Wechselfelder an die Alufolie in der Matte, so daß diese voll unter Spannung steht. Dabei sind Werte von 120 V/m auf der Folie keine Seltenheit, sondern eher die Regel. Wer nun eine solche Abschirmmatte unter einer Federkernmatratze liegen hat, muß damit rechnen, daß sich das elektrische Wechselfeld von der Matte über die Metallspiralen und die inneren Verdrahtungen der Matratze ausbreitet, so daß diese beachtliche Feldstärken aufweisen. (Siehe Stichwort *Federkernmatratzen*)

Es kommt in der Praxis immer wieder vor, daß bei alten Kabelinstallationen mit zweipoligen Leitungen oder bei manchen Do-it-yourself-Installationen elektrische Spannung direkt auf dem Schutzleiter liegt, was dann regelrecht lebensgefährlich werden kann. Kaum auszudenken, was passieren kann, wenn eine Matte an solch eine fehlerhaft installierte Steckdose angeschlossen wird. Nicht genug damit, daß manche Menschen am Schlafplatz geopathogener Störzonenstrahlung ausgesetzt sind: Zum vollendeten Schlafgenuß fehlt eben noch die elektrische Feldbelastung. Abschirmmatten aus Metallfolien, vielleicht sogar auf Kaffeefahrten erworben, machen's möglich. Gute Nacht!

Federkernmatratzen

Federkernmatratzen gehören aufgrund unserer elektrifizierten Umwelt meiner Meinung nach zu den gesundheitsgefährdenden Gegenständen schlechthin. Bei diesen Matratzen besteht immer die Gefahr, daß strombedingte Felder auf die metallischen Federkerne überspringen (Ankoppelung). Die Person im Bett liegt dann die ganze Nacht über in einem Feld von meistens über 100 V/m. Am Schlafplatz kann das durch die stromführenden Anschlußkabel von Nachttischlampen und Radioweckern kommen und natürlich auch von den beliebten Heizdecken – auch im abgeschalteten Zustand. Aber auch von Wänden können Kriechströme der Kabelinstallation, die sich nicht selten bis zu 50 cm von der Wand ausdehnen, an die Metallteile der Federkernmatratzen ankoppeln.

Da nun alle Federkerne in der Matratze durch Metalldrähte elektrisch leitend miteinander verbunden sind, sind der Feldausbreitung die Wege bereitet.

Aber auch die Federkerne selbst können biologisch belastend wirken, wenn sie links herum gedreht sind. Im ungünstigen Fall liegt dann die Matratze so im Bett, daß die Federkerne linksdrehend gewendelt sind, zumal auch in der Regel keine Kennzeichnung der Ober- und Unterseiten vom Hersteller vorgenommen wird, oder zumindest keine, die unter diesem Gesichtspunkt erfolgt. Außerdem verändern manche dieser Matratzen durch ihre Metallspiralen das natürliche Magnetfeld derart, daß bei einem Kompaß die Nadel bis zu 90° abgelenkt wird, wenn man ihn über die Matratze schiebt. Das hat sicher auch biologische Auswirkungen – doch hat das mit Elektrosmog nichts zu tun.

Geopathologisch betrachtet sind generell alle Matratzen abzulehnen, die überhaupt Metallelemente enthalten, denn Metallteile werden durch geopathogene Störzonen mit Strahlung aufgeladen, die am Metall anhaftet. Es wird dadurch selbst zum Strahlungskörper. Diese Aufladung ist auch nicht durch Abwischen mit angefeuchteten Tüchern zu entfernen, weil die Metallteile im Innern der Matratze nicht zugänglich sind.

Geräte, mit elektronischer Regelung
Siehe: *Bohrmaschinen*

Halogenlampen
Halogenlampen werden mit niedrigen Spannungen, meistens 12 V, betrieben und benötigen deshalb einen Transformator, der die 230 V der häuslichen Stromversorgung in 12 V umwandelt. Dabei entstehen natürlich um den Transformator herum elektromagnetische Felder, die, je nach dem, wieviel Strom durch die Birnen verbraucht wird, entsprechend größer oder kleiner, stärker oder schwächer sind. Kann man entsprechenden Abstand zum Transformator einhalten, gibt es auch keine Probleme. Achten Sie aber immer darauf, daß die Stromzufuhr zum Transformator abschaltbar ist, damit dieser nicht auch dann in Betrieb ist, wenn die Birnen nicht brennen.

Bei jungen Leuten erfreuen sich Lichtanlagen großer Beliebtheit, bei denen 2 Stahldrähte unter die Decke gespannt und diverse Birnen angeschlossen sind. Hierbei sollte man bedenken, daß die elektromagnetischen Felder, die sich zwischen Plus- und Minuspol aufbauen, um so größer sind, je größer der Abstand zwischen beiden gespannten Drähten ist.

Bei diesen Beleuchtungsanlagen werden praktisch kleine Überlandleitungen aufgebaut. Das elektromagnetische Feld ist bei diesen Niedervoltanlagen erheblich größer, weil der Stromfluß bei niedriger Spannung (meistens 12 V) entsprechend höher sein muß, um die gleiche Leistung zu erzielen.

Ein Beispiel: Eine normale Glühbirne mit 60 W erzeugt bei 230 V Spannung eine Stromstärke von 0,26 A. Eine Halogenlampe mit ebenfalls 60 W erzeugt bei 12 V Spannung dagegen eine Stromstärke von 5 A. **Das elektromagnetische Feld ist damit bei gleichem Stromverbrauch im Niedervoltbereich 20mal stärker!** Das bedeutet in der Praxis, daß die Decke bei einer solchen Kabelbeleuchtung hoch genug sein muß und keinesfalls irgendwo in Körpernähe (ca. 1 m) kommen sollte.

Handys

Sie kennen das sicher auch: Sie müssen dringend telefonieren, aber die einzige Telefonzelle in der Nähe ist besetzt, oder Sie haben kein Kleingeld, oder die Telefonkarte ist leer, oder ein Geldstück klemmt im Geldschacht, oder der Hörer ist abgerissen, oder das Telefonbuch ist geklaut – und Sie denken: ein Königreich für ein Handy! – Doch soviel müssen Sie dafür gar nicht investieren.

Mit dem Komfort der unbegrenzten Telefonfreiheit handeln Sie sich auch ein paar Nebenwirkungen ein, die vermutlich nicht auf dem Beipackzettel stehen.

Zunächst müssen wir unterscheiden zwischen richtigen Handys (Handgeräte), mit denen man praktisch überall telefonieren kann, und drahtlosen Telefonen mit geringer Sendeleistung für Zuhause, die wir aber nicht als »Handys« bezeichnen. Diese haben nur Sendeleistungen um 0,01 W. Problematisch ist bei den richtigen Handys, daß sich deren Antenne beim Telefonieren direkt in Kopfnähe befindet. Die Sendeleistung dieser Geräte liegt zwischen 1 W und 4 W. Sogenannte Portables, das sind leistungsstarke Mobiltelefone, arbeiten mit Leistungen zwischen 7 und 15 W. Hierbei befindet sich die Antenne meistens am Gerät selbst, und der Benutzer ist mit einem Telefonhörer per Kabel am Sendegerät angeschlossen. Dies ermöglicht es, einen größeren Abstand zur Antenne einzuhalten. Autotelefone senden dann schon mit 25 W in den Äther, und beim Amateurfunk ist es erlaubt, mit 750 W drahtlos zu kommunizieren, Feststationen dürfen mit immerhin 50 bis 350 W powern. (Angaben: KATALYSE e.V.)

Mobiltelefone, die im D- und E-Netz arbeiten, geben die Hochfrequenz-Strahlung nicht gleichmäßig, sondern gepulst ab. Dabei ist die Pause zwischen den Sendeimpulsen 8- bzw. 16mal so lang wie der Sendeimpuls. Das C-Netz dagegen arbeitet mit einer kontinuierlichen Sendeleistung

Die gesundheitlichen Auswirkungen sind, was die thermischen Effekte, also die Erwärmungsprozesse im Körper angeht, weitgehend unstrittig. Man geht davon aus, daß durch den Gerätebetrieb eine Temperaturerhöhung von 0,5° C im Körper nicht überschritten werden darf. Werden jedoch 0,5° C überschritten, kann es zu Stoffwechselstörungen, Schädigungen des Nervensystems und Trübungen der Augenlinse (grauer Star) kommen. Menschen mit Fieber, Diabetiker und ältere Menschen sind besonders gefährdet.

Um Gesundheitsrisiken zumindest unter Berücksichtigung thermischer Effekte auszuschließen, wurden vom Bundesamt für Strahlenschutz Grenzwerte festgelegt. Danach sollen 10 W/kg beruflich und 2 W/kg öffentlich nicht überschritten werden.

Nun ist es aber keine Frage, daß Mobiltelefone mit 7 W Leistung diese Grenzwerte um das 7- bis 18fache überschreiten können. Auch möchte ich nochmal in Erinnerung rufen, daß die Sendeleistung bei gepulster Sendeleistung (D-Netz) um das 32fache höher sein darf als bei nicht gepulster Strahlung – das ist eine nicht zu unterschätzende Einwirkung im Kopfbereich.

Auch gibt es Empfehlungen (keine Vorschrift) darüber, welcher Sicherheitsabstand zwischen Antenne und Kopf eingehalten werden soll. Bei einem Gerät mit einer Leistung von bis zu 8 W im D-Netz werden z.B. 5 cm Abstand empfohlen, beim 5 W-Gerät im C-Netz 20 cm Abstand und bei einem Gerät bis 20 W Leistung sogar 40 cm Nun weiß aber jedes Kind, daß man bei solchen Abständen zum Gerät nicht mehr hören kann, was der andere Teilnehmer einem zu sagen hat, und umgekehrt funktioniert das Ganze erst recht nicht Kurzum, die

Einhaltung dieser Abstandsempfehlungen ist schlichtweg nicht möglich. Haben sie deshalb vielleicht nur eine Alibifunktion? ... und außerdem hat man hat ja in der Gebrauchsanweisung darauf hingewiesen, daß Mindestabstände einzuhalten sind, und wenn der Telefonierende sich nicht daran hält und einen Hirntumor bekommt, ist er schließlich selbst Schuld – so einfach ist das. Und weil das so einfach ist, muß jeder selbst entscheiden, welches Risiko er eingehen will. Wenn's schiefgeht, ist späterer Schadenersatz jedenfalls nicht zu erwarten – oder wie soll jemand, der mit einem Handy telefoniert, nachweisen, daß er den Mindestabstand immer eingehalten hat?

Bis jetzt ging es nur um die wissenschaftlich unbestrittenen Erwärmungsprozesse im Körper durch HF-Strahlung – aber wie steht es mit den nicht-thermischen Effekten? In der Diskussion sind Störungen des Immunsystems und damit verbunden eine verminderte Krebsresistenz, sowie Veränderungen bei den Gehirnwellen, aber auch Symptome wie Kopfschmerzen, Übererregung, Erschöpfungszustände, Allergien und neben Krebs auch Erbschäden. Forscher sind sich darüber einig, daß noch weitere Untersuchungen notwendig sind. Das trifft jedoch auf wenig Zustimmung derer, die anders gelagerte Interessen verfolgen, wie folgende Aussage von Professor Hosemann (Lehrstuhl für Elektrotechnik), Erlangen, zeigt: »Risikoforschung wird im Zusammenhang mit der D- bzw. E-Netz-Diskussion so lange nicht finanziert werden, bis ein Nachweis der Gesundheitsschädigung erbracht ist.[28]« Widersinniger geht's kaum noch.

Versicherungsgesellschaften rechnen für den Fall, daß Schäden durch elektromagnetische Felder – allen Widerständen zum Trotz – endgültig nachgewiesen werden »mit einem Schadenspotential, das nicht einmal ungefähr abzuschätzen ist«[29]. Hat man dabei bedacht, daß sich das mögliche »Schadenspotential« laufend vergrößert, wenn man warnende Forschungsergebnisse weiter ignoriert? Erste Klagen von Mobiltelefongeschädigten in den USA lassen ahnen, was uns vielleicht in einigen Jahren auf diesem Gebiet bevorsteht.

Heizdecken

Heizdecken sind aus mehreren Gründen gesundheitlich besonders bedenklich. Zunächst sind die Heizdrähte, die das elektromagnetische Feld erzeugen, extrem dicht am Körper. Das KATALYSE-Institut gibt dafür einen Wert von sage und schreibe 30000 nT an. Einem solchen Feld ist noch nicht einmal ein Mensch ausgesetzt, der direkt unter einer Hochspannungsleitung steht. Zwar ist man auch bei anderen elektrischen Geräten solchen oder noch höheren Stromflußdichten ausgesetzt, aber nur für kurze Zeit. Bei der Heizdecke aber liegt die Benutzungsdauer deutlich höher, meistens sogar bei mehreren Stunden. Gerade diese lange Benutzungsdauer ist besonders kritisch zu bewerten.

Aber nicht allein das elektromagnetische Feld in direkter Körpernähe, sondern auch das elektrische Wechselfeld spielt hier eine bedeutende Rolle. KATALYSE nennt an der Deckenoberfläche einen Wert von 4500 V/m(!). Da der menschliche Körper wegen seines hohen Wasseranteils eine gute elektrische Leitfähigkeit besitzt, breitet sich das Feld über den ganzen Körper aus. Die Ankoppelungseffekte der elektrischen Felder, z.B. an Federkernmatratzen, Metallrahmen von Betten usw., und zwar auch im abgeschalteten Zustand, sind schon eingehend erläutert.

Unverständlich ist, daß seitens des Gesetzgebers kein Warnhinweis auf solchen Geräten gefordert wird, daß die Benutzung dieser Geräte die Gesundheit gefährden, ähnlich wie bei Zigaretten. Bei Personen, die Heizdecken benutzten, traten u.a. starke Herzbeschwerden, Herzflattern, Herzrhythmusstörungen und häufigere Frühgeburten auf.

Ich erinnere an die Studie auf Seite 54, die, je nach Benutzungsdauer, einen Risikofaktor 11 für Tumore nachweist.

Bei einer 54jährigen Frau kam es eines morgens nach dem Aufwachen plötzlich zu unerklärlichem Herzflimmern, obwohl sie nie zuvor irgendwelche Herzbeschwerden hatte. Nachdem sie nach mehreren Selbstversuchen erkannte, daß das Herzflimmern nur dann auftrat, wenn sie auf der neu erworbenen Heizdecke lag, war der Verursacher der Beschwerden entlarvt.

In einer Untersuchung der Gesellschaft für internationale Elektrosmog-Forschung wurden 846 Praxisfälle ausgewertet, bei denen die Benutzung von Heizdecken eine Rolle spielte. Es zeigte sich, daß das

Risiko, an Herzfunktionsstörungen und Herzinfarkten zu erkranken, bei Heizdeckenbenutzern deutlich höher ist. Die Stärke der elektrischen Ströme, die von Heizdecken am Körper verursacht werden, liegen nämlich tausendfach höher als natürliche Herzströme.

Heizungen, elektrische Fußbodenheizung
Siehe Kapitel *Weitere Tips zur Vermeidung von Elektrosmog*, Stichwort *Fußbodenheizung*

Hörgerät (auch Kopfhörer)
Beim Direktanschluß von Hörgeräten an Fernsehgeräte oder andere elektrische Geräte kann es vorkommen, daß über das Anschlußkabel des Hörgeräts oder Kopfhörers elektrische Wechselfelder an den menschlichen Körper gelangen. Dieser Ankoppelungeffekt kann dann eintreten, wenn diese Spannungsfelder z. B. von Stromkabeln, aber auch von elektrischen Feldern an Wänden, auf ein Metallregal übergreifen (ankoppeln) können, auf dem das Fernseh- oder Hi-Fi-Gerät steht.

In einem von Wulf-Dietrich Rose dokumentierten Fall verursachte eine solche Konstellation beim Anschluß an ein nicht geerdetes Hi-Fi-Gerät eine elektrische Spannung von 20 V(!) am Körper. Die Folge waren ständige Kopfschmerzen, Zittern und nervöse Beschwerden, die nach der Sanierung abklangen.

Kalkschutzgerät
In einem Fall verursachte ein Kalkschutzgerät nicht nur Störungen des Rundfunkempfangs, sondern durch seine kurzen und heftigen Mikrowellenimpulse gesundheitliche Störungen, die sich in Taumeln und Sehstörungen äußerten. Das Gerät wirkte wie ein starker Herzschrittmacher mit 60 Impulsen pro Minute. Besserung trat erst ein, als es gegen ein Gerät mit anderer Technologie ausgetauscht wurde. Ohne Untersuchung hätte der Verursacher kaum ermittelt werden können.

Lampen, für Nacht- und Schreibtisch
Schreibtischlampen sollte man erhöhte Aufmerksamkeit widmen, weil

sie zweckdienlicherweise in direkter Nähe zum Menschen plaziert werden. Sie können auch im abgeschalteten Zustand unter Spannung stehen und große elektrische Wechselfelder verbreiten. Der längere Aufenthalt in diesen Feldern sollte vermieden werden, deshalb gilt das Nachfolgende für Nachttischlampen im besonderen.

Wenn solche Lampen Metallgehäuse oder Metallschirme haben oder wenn es sich um Niedervoltlampen mit Transformatoren handelt, sind bestimmte Punkte zu beachten:

Lampen mit hohen Metallanteilen verbreiten weitreichende elektrische Wechselfelder, wenn das Metall *nicht* über das Kabel geerdet ist, also wenn die Zuleitung nicht dreipolig ausgeführt ist, was leider eher die Regel ist. Die Ausbreitung beträgt teilweise über 1 m. Das ist aber nur dann der Fall, wenn das Kabel unter Spannung steht. Dabei kommt es nun wesentlich darauf an, mit welcher Art Schalter die Lampe ausgerüstet ist. Hat sie einen Zwischenschalter im Kabel, kann das elektrische Wechselfeld erheblich reduziert werden, wenn der Stecker in der richtigen Position in der Steckdose steckt. Wie Sie dies überprüfen, lesen Sie im Kapitel *Die richtige Steckerposition ist Glücksache.*

Befindet sich der Schalter für die Lampe am Gehäuse selbst, läßt sich eine Ankoppelung des Feldes vom Kabel auf das Metallgehäuse kaum vermeiden. Hier kann man jedoch vor den Schalter am Lampengehäuse einen zusätzlichen doppelpoligen Zwischenschalter im Kabel einsetzen (lassen), um die Stromzufuhr 1 m vor dem Gehäuse zu unterbrechen und damit Feldausbreitungen auszuschließen.

Bei Lampen mit Transformatoren besteht kein Problem wegen der weiten Ausbreitung elektrischer Wechselfelder, weil sie im Niedervoltbereich arbeiten und die EWF sich deswegen nicht weit ausdehnen. Das Problem liegt hier bei dem EMF der Transformatoren, zu denen ein Abstand von mindestens 1 m einzuhalten ist. Bei Nachttischlampen darf der Trafo deshalb nie unter dem Bett angebracht sein. Beachten Sie, daß Trafos, die direkt in die Steckdose gesteckt werden, in der Regel immer in Betrieb sind, es besteht also immer ein elektrisches *und* ein elektromagnetisches Feld – auch wenn die Lampe selbst ausgeschaltet ist!

Laptop
Gehirnfunktionsstörungen sind zwar nicht die Regel, wenn Sie mit einem Laptop, also einem Computer im Aktentaschenformat arbeiten, aber in einem Fall, der von Rose berichtet wird, bekam ein Journalist in Würzburg durch die Arbeit am Laptop zunehmend Schmerzen in der rechten Hand, klagte über nervöse Störungen und beobachtete bei sich regelrechte Denkstörungen und ein Absinken seiner Kreativität. Sein Bedarf an Kopfschmerztabletten stieg deutlich an. Angeblich sollte es sich um ein strahlungsarmes Gerät handeln, aber eine Untersuchung brachte zutage, daß das elektromagnetische Feld des Gerätes zwar vergleichsweise eher schwach war, aber im Bereich der rechten Hand trat ein relativ starkes Hochfrequenz-Feld aus. Auch der Bildschirm war keinesfalls strahlungsarm, sein Hochfrequenz-Feld strahlte auf der Bedienerseite 80 cm weit aus. Da Bildschirme von Laptops deutlich kleiner sind als die herkömmlicher Computer, kann der Abstand zum Bediener nicht wesentlich vergrößert werden. Eine Reduzierung der Arbeitszeit am Gerät oder regelmäßige Pausen verringern die Probleme. Gegebenenfalls kann eine Kompensationsmaßnahme helfen, die im Kapitel *So neutralisieren sie kostenlos Belastungen durch Elektrosmog* beschrieben wird.

Leuchtstoffröhren
Leuchtstoffröhren haben eine Reihe von Eigenschaften, die sich sehr ungünstig auf unser biologisches System auszuwirken scheinen. Schon vor einigen Jahren war Wissenschaftlern aufgefallen, daß die Zunahme von Alzheimer-Erkrankungen mit der von Leuchtstoffröhren einhergehen kann. Die fensterlosen Räume unserer »modernen« Architektur brauchen helle, aber auch wenig Strom verbrauchende Beleuchtungskörper.

Der ehemalige Direktor der Universitätsklinik in Münster, F. Hollwich, sagt: »Ich bin überzeugt, daß das 100mal Aus- und Angehen der Leuchtstofflampe auf die Dauer einen krankmachenden Effekt auslöst.« Früher glaubte man auch, daß von dieser Krankheit nur alte Menschen betroffen würden, heute erkennt man jedoch, daß jährlich 100 000 Amerikaner an der Alzheimer-Krankheit sterben und 60 000 der Opfer sich erst im vierten und fünften Lebensjahrzehnt befinden. Während man diesen Umständen hierzulande noch wenig Aufmerksamkeit schenkt, nehmen sie in den USA bereits Ausmaße einer Epidemie an, denn die Krankheit ist dort inzwischen die vierthäufigste Todesursache.

Bei Leuchtstoffröhren wirken mehrerer Faktoren gleichzeitg. Die Röhren werden 100mal pro Sekunde ein- und ausgeschaltet. Der dadurch eintretende stroboskopartige Flimmereffekt kann manchmal sogar mit dem Auge wahrgenommen werden, aber auch wenn man kein Flimmern sieht, nimmt das Nervensystem dieses trotzdem wahr und zeigt im Laufe der Zeit Reaktionen. Dazu kommt, daß durch Drosseln starke elektromagnetische Felder hervorgerufen werden und eine Mischstrahlung abgegeben wird, die auch hochfrequente Anteile enthält.

Daß Menschen ihre Arbeit unter Leuchtstofflampen verrichten müssen, ist in machen Fällen wohl kaum zu ändern, es sei denn, der Arbeitgeber macht sich Sorgen um die Ursache der krankheitsbedingten Ausfallzeiten seiner Beschäftigten. Aber auch Ladenbau- und Elektroinstallationsfirmen sollten bei ihrer Kundenberatung nicht nur auf richtige Helligkeit und farbgetreue Beleuchtung achten, sondern auch gesundheitliche Aspekte dieser Art berücksichtigen. Welcher Firma nützen denn ein paar Hunderter weniger auf der Stromrechnung, wenn ein hoher Krankenstand jährlich ein Mehrfaches an Kosten verursacht.

Daß aber auch im privaten Bereich Probleme durch Leuchtstoff auftauchen können – und das selbst dann, wenn in der ganzen Wohnung keine einzige Leuchtstoffröhre zu finden ist –, zeigt ein anderer Fall: In einer neu bezogenen Wohnung erwachte die Bewohnerin morgens regelmäßig mit Kopfschmerzen. Ein Netzfreischalter, der (vermutlich ohne vorherigen Wirkungstest) eingebaut wurde, brachte keine Verbesserung. Auch wenn die Wohnung stromlos geschaltet war, wurde unter dem Bett der Frau ein starkes elektromagnetisches Feld gemessen. Daraufhin wurde der Raum unter dem Schlafzimmer inspiziert. In der darunterliegenden Tiefgarage war an der Decke eine Leuchtstofflampe installiert, die Tag und Nacht brannte. Die Drossel dieser Lampe verursachte das elektromagnetische Feld in dem darüberliegenden Schlafzimmer. Zusätzlich zeigte sich an der Wand des Schlafraums, daß Armierungsgitter der Fertigbauwand stark magnetisiert waren. Dadurch blieb ein Umstellen des Bettes unumgänglich, obgleich für den Einfluß der Leuchtstoffröhre allein eine andere Lösung hätte gefunden werden können.

Mehrfachsteckdosen

Während ich dieses Buch am Computer schrieb, wäre ich fast selbst Opfer des Elektrosmogs geworden. Eines Tages bemerkte ich, daß ich zunehmend diffuse Schmerzen am linken Ellenbogen bekam. Eine kleine Stelle zeigte hohe Berührungsempfindlichkeit. Nachdem ich ein paar Tage nichts geschrieben hatte, ließen auch die Beschwerden nach. Doch kurz nachdem ich die Arbeit wieder aufnahm, stellten sich die Symptome wieder ein. Da sich links von mir der Drucker des Computers befand, hatte ich diesen in Verdacht, für diese Misere verantwortlich zu sein.

Als ich schon kurz davor war, die ganze Anlage umzustellen, untersuchte ich den Arbeitsplatz mit dem Meßgerät und war überrascht, daß nicht nur am Drucker, sondern praktisch rund um den Arbeitsplatz die elektrischen Wechselfelder recht hoch waren. Zwischen Bildschirm und Computer zeigte das Meßgerät stolze 450 V/m an. Bei früheren Messungen waren die Werte weitaus niedriger ausgefallen.

Alle Geräte waren an einer Mehrfachsteckdose angeschlossen. Ich zog nun Stecker für Stecker heraus und beobachtete dabei das Meßgerät. Als alle Stecker abgezogen waren, summte es friedlich vor sich hin. Sobald ich jedoch den Bildschirm, den Computer oder den Drucker anschloß, setzte das aufdringliche Sirren des Meßgerätes wieder ein. Plötzlich kam ich auf die Idee, einen der Stecker direkt in die Wandsteckdose zu stecken. Zu meiner Überraschung blieb das alarmierende Sirren aus. Die Skala des Meßgerätes zeigte keine erhöhten Werte. Dann versuchte ich es mit den anderen Geräten, doch nichts vermochte das Meßgerät in Unruhe zu versetzen. Nun holte ich mir eine andere Mehrfachsteckdose und dann noch eine, doch alles blieb völlig ruhig. Damit war der Verursacher der hohen elektrischen Wechselfelder entlarvt: Es war die Mehrfachsteckdose, an der alle Geräte angeschlossen waren. Natürlich nahm ich sie auseinander, aber weder die optische Kontrolle noch das Durchmessen ließen einen Fehler erkennen. Es bleibt zunächst nur die Erklärung, daß durch die sich gegenüberliegenden Steckkontakte ein ungewöhnlich starkes Feld aufgebaut wurde, das sich bis zu dem angeschlossenen Gerät hin auswirkte. Vielleicht bringt mich irgendwer oder irgend etwas eines Tages auf die erleuchtende Erklärung.

Metallbetten

Vielleicht fragen Sie sich, warum ein Metallbett auf dieser Liste auftaucht, da es doch gar kein elektrisches Gerät ist. Und was soll so ein Bett denn mit Elektrosmog zu tun haben? Metall ist ja ein wunderbarer Leiter für elektrischen Strom und davon ausgehende Felder. Sie können von Kabeln zum Bettgestell überspringen, wenn sie an den Füßen des Bettes liegen oder zwischen Bett und Nachttisch hängen. Nicht selten lassen sich an Metallbetten Felder von 120 V/m messen. Auch Heizkörper und Rohrleitungen können solche Effekte hervorrufen, wenn sie E-Felder aufweisen.

So ein Metallbett kann Ihnen u. U. aber auch eine Hochfrequenz-Belastung bescheren, wenn Sie sich zur Ruhe begeben. Das basiert auf dem Antennenprinzip, wonach immer dann optimal die Strahlung eingefangen wird, wenn der Abstand der Empfangsstäbe zur Wellenlänge des Senders paßt und gut darauf ausgerichtet ist. Genau das kann bei einem Metallbett passieren, wenn Sie in der Nähe einer Sendeanlage wohnen. Als nah gelten dabei Entfernungen von wenigen Kilometern. Kopf- und Fußende des Bettes bilden dann einen wunderbaren Dipol und sorgen für eine gute Hochfrequenz-Versorgung des Bettes und der darin schlafenden Person, die nun aber alles andere als angenehm davon berührt wird. Schlaflose Nächte, Störungen des Immun- und Nervensystems sind die Regel. In einem aktuellen Fall in der Nähe eines Flughafens besteht der Verdacht, daß eine Leukämieerkrankung mit solchen Effekten im Zusammenhang steht.

Ein Tip vorab: Bei Verdacht auf Hochfrequenz-Einstrahlung das Bett alle 3 Tage versuchsweise um etwa 20 bis 30° drehen, bis der Schlaf spürbar besser wird. Gründlichste Abhilfe ist natürlich die Abschaffung des Metallbettes. Kabel sollten möglichst weit vom Bett entfernt werden. Zwischen Bett und Heizkörpern (auch Heizungsrohren) 1 m Abstand halten bzw. die Erdung von Rohrleitungen überprüfen lassen.

Metallregal

Nachdem ein 14jähriges Mädchen sein Zimmer neu eingerichtet hatte, bemerkten die Eltern bei ihr zunehmende schlechte Laune und Aggressivität. Die schulischen Leistungen verschlechterten sich rapide, und auch der Lehrerin fiel die Verhaltensänderung auf. Sie war nach 14 Tagen kaum noch wiederzuerkennen, redete nur noch das Notwendigste und zeigte an nichts mehr Interesse.

Der Hausarzt stellte eine schwere Depression fest, deren Ursache weder medizinisch noch durch Befragung herauszufinden war. Ein Nervenarzt versuchte mit Psychopharmaka Abhilfe zu schaffen. Eine Einlieferung in eine Nervenklinik wurde erwogen. In diesem Fall erinnerte sich der Nervenarzt daran, daß wohnungsbedingte Störfelder für solche Phänomene verantwortlich sein können, und so wurde eine Untersuchung des neu eingerichteten Zimmers veranlaßt. Die Vermutung bestätigte sich folgendermaßen:

Die Stereoanlage stand nur 40 cm vom Kopfende entfernt. Auch im abgeschalteten Zustand stand sie unter Spannung. Die Lautsprecher standen nur 30 bzw. 50 cm vom Kopf entfernt. Im Regal aus Edelstahl lagen zahlreiche schwach isolierte und nicht geerdete Kabel und Steckdosen, ebenfalls in Kopfnähe. Das Metallregal stand durch diese Anlage quasi ständig »unter Strom«. Als die Mutter sich zu einem Test auf das Bett legte, wurde am Körper eine elektrische Spannung von 13 V gemessen, ein normaler Phasenprüfer leuchtet bei Körperkontakt rot auf. Die elektromagnetischen Felder im Kopfbereich erreichten 3 000 nT, das sind 20mal höhere Werte als an einem Bildschirmarbeitsplatz und mehr, als unter einer 380 000 Volt starken Hochspannungsleitung zu messen sind. Nach einer gründlichen Sanierung verschwanden die Symptome innerhalb kurzer Zeit.

Mikrowellen
Bei diesem Wort denken die meisten Menschen zunächst einmal an den Mikrowellenherd in der Küche. Daß es sich aber bei unseren Sendeanlagen und ebenfalls beim Amateurfunk um Mikrowellen handelt, wissen viele nicht. Aber ist es nicht interessant und läßt aufhorchen, daß man mit Mikrowellen sowohl senden, als auch Speisen erwärmen kann? Natürlich ist alles nur eine Frage der Dosierung, aber sind die Warnungen der Biologen vor bereits nachgewiesenen Erwärmungseffekten im Körperinnern beim Telefonieren mit dem Handy ebenfalls nur Panikmache? – Vermutlich nicht. Den Abschirmungsmöglichkeiten werden wir uns im Kapitel *Welche Abschirmungsmöglichkeiten gegen Elektrosmog gibt es?* zuwenden.

Mikrowellenherd
Das Bundesgesundheitsamt hat vor einiger Zeit eine Untersuchung durchführen lassen, in der handelsübliche Mikrowellen-Kochgeräte darauf untersucht wurden, ob Strahlung austreten kann. Von den 101 getesteten Geräten kamen nur 10% auf den Bestwert von 0,05 Milliwatt pro Quadratzentimeter (mW/cm^2). Will man dieses Ergebnis bewerten, muß man sich vergegenwärtigen, daß dieser Wert immer noch 5mal so hoch ist wie der in der Sowjetunion zulässige Höchstwert. Das Bundesamt kommentierte zwar, daß keine Gesundheitsgefährdung davon ausginge, gab aber gleichzeitig zu bedenken, daß bei bestimmten Betriebsarten, z.B. beim Auftauen, die Werte noch 2- bis 5mal höher sein könnten. Die Beurteilung basiert auf den in der BRD geltenden Grenzwerten, die im Vergleich zu anderen Ländern allerdings alles andere als niedrig sind. Von den getesteten Geräten hätte, wegen der hohen »Leckstrahlungswerte«, kein einziges eine Chance, in den Staaten der früheren Sowjetunion auf den Markt zu kommen. Diese Leckstrahlung tritt besonders im Bereich der Türen auf und kann sich durch Verschleißerscheinungen und Beschädigungen der Türdichtungen mit der Zeit wesentlich erhöhen.

Mit kleinen Leckstrahlungstestgeräten, die zur Überprüfung angeboten werden, wird eine trügerische Sicherheit vorgetäuscht, denn sie sprechen erst an, wenn die bei uns zulässigen Grenzwerte überschritten werden, wobei Strahlenschäden durch Mikrowellen nachweislich aber bereits unterhalb dieser Werte möglich sind.

Dr. Andras Varga vom Hygiene-Institut der Universität Heidelberg bestrahlte in Labortests Hühnerembryonen mit Mikrowellen, die unter dem zulässigen Grenzwert von 2,5 mW/cm^2 lagen.[30] Alle Embryonen starben innerhalb weniger Stunden. Bei noch weiter reduzierter Intensität der Mikrowellen entwickelten sich starke Mißbildungen.

Bei einer Untersuchung des Münchener Gesundheitsamtes wurden in Hotels und Gaststätten 62 Mikrowellengeräte überprüft.[31] An 7 Geräten wurden erhebliche Mängel festgestellt. Bei 5 Geräten lag die Leckstrahlung höher als 5 mW/cm^2. Es gab Geräte, bei denen sich die Türen einen Spalt weit öffnen ließen, ohne daß die Geräte abschalteten. Hier wurden in 5 cm Abstand 50 bzw. 75 mW/cm^2 gemessen.

Weitaus schlimmer waren die Zustände in der Stationsküche eines Münchener Krankenhauses. Von 28 überprüften Geräten lagen bei 14,3% die Leckstrahlungen über den ohnehin schon bedenklichen hohen Grenzwerten.

In einem Krankenhaus am Niederrhein sorgte ein Mikrowellenherd dafür, daß die durch Bewegungsmelder gesteuerten automatischen Schiebetüren sich wie von Geisterhand bewegt öffneten und schlossen, ohne daß sich jemand in der Nähe der Bewegungsmelder aufhielt. War das Mikrowellengerät außer Betrieb, traten diese Störungen der Türsteuerung nicht auf. Trotz mehrfacher Überprüfung war das Gerät offenbar nicht so abzudichten, daß die Störungen ausblieben. Zur Beruhigung des Küchenpersonals wurde dann am schwarzen Brett ein 6 Jahre altes Schreiben des Zentralverbandes der Elektrotechnik- und Elektroindustrie e. V. ausgehängt, in dem auf Äußerungen des EG-Kommissars, Karel van Miert, und des Vorsitzenden des Umwelt- und Verbraucherausschusses des Europäischen Parlaments, Ken Collins, eingegangen wurde. Beide hatten vor Gesundheitsgefährdungen durch Mikrowellenherde gewarnt. Diese Warnungen wurden als völlig unbegründet heruntergespielt, die Leckstrahlung der Geräte dürfe zwar 5 mW/cm^2 betragen, aber die tatsächlichen Leckstrahlungen lägen weit darunter. Hingegen wird darauf hingewiesen, daß eine Mikrowellenstrahlung von 5 mW/cm^2 bei Männern aber schon zu vorübergehender Sterilität führen kann. Stellt man dem die amtlich gemessenen Leckstrahlungen von in Einzelfällen 50 bzw. 75 mW/cm^2 gegenüber, so spricht das für sich.

Eine Untersuchung der Internationalen Gesellschaft für Elektrosmog-Forschung (IGEF) von 1 420 Mikrowellengeräten verschiedenen Alters und von unterschiedlichen Herstellern ergab, daß jedes dritte Gerät im Abstand von 2 bis 3 m Mikrowellenstrahlung verursachte, die Störungen der Gehirnfunktionen und Verhaltensstörungen bewirken kann. Bei vielen Geräten ist die Leckstrahlung so intensiv, daß dadurch Erbgutveränderungen eintreten können.

Eine generelle Beurteilung von Mikrowellengeräten ist jedoch deshalb nicht möglich, weil die Ausstrahlungsintensität auch bei baugleichen Geräten eines Herstellers sehr verschieden sein kann. Um so mehr ist Vorsicht beim Betrieb der Geräte angesagt. (Siehe dazu auch: *Weitere Tips zur Reduzierung von Elektrosmog-Belastungen.)*

Nähmaschinen

Eine Bekleidungsfirma gab täglich zwischen 200 und 300 Kopfschmerztabletten an die Näherinnen aus, die in diesem Betrieb arbeiteten, denn alle litten unter erheblichen Kopfschmerzen. Wie eine Untersuchung ergab, lag die Ursache dafür bei den elektrischen Nähmaschinen, die elektromagnetische Felder von 12 000 nT verursachten. Dieser von Rose dokumentierte Fall wird noch übertroffen von einem anderen, den Dipl.-Ing. Holger Oetzel vom Institut für Umweltkrankheiten in Bad Emstal zu untersuchen hatte. Dort waren 2 Frauen an Brustkrebs erkrankt, für den sich erst bei Untersuchung des Arbeitsplatzes eine Erklärung fand. Beide, Mutter und Tochter, arbeiteten im gleichen Betrieb an elektrischen Industrienähmaschinen, die Mutter bereits seit 30 Jahren. Die Messung der elektromagnetischen Felder, die die Maschinen verursachten, ergab Werte von 50 000 nT. Dagegen sind die Meßwerte unter einer Hochspannungsleitung geradezu lächerlich gering, und dennoch schon inakzeptabel hoch.

Abschirmmaßnahmen konnten im ersteren Fall durch ein Metall mit einer Speziallegierung erreicht werden, im zweiten Fall wurden die Maschinen ausgetauscht.

Overheadprojektor

Ein Verkaufstrainer, der laufend Seminare durchführte und dabei ständig einen Overheadprojektor benutzte, litt unter erheblichen Kopfschmerzen, die er zunächst auf die große Anspannung bei seiner Arbeit zurückführte. Als er davon erfuhr, daß auch elektromagnetische Felder solche Schmerzzustände verursachen können, ließ er das Gerät überprüfen und siehe da: Im Kopfbereich wurden 3000 nT gemessen. Abschirmung und Vergrößerung des Abstands zum Gerät sorgten dann für ein kopfschmerzfreies Arbeiten.

Rasierapparate

Als ich zum ersten Mal mit einem Teslameter die elektromagnetischen Felder meines Rasierapparates prüfte, traute ich meinen Augen kaum: Das Meßgerät zeigte an der Gehäuseoberfläche 800000 nT an. Bei Vorführungsmessungen in meinen Elektrosmog-Seminaren fand sich dann sogar eine Stelle mit 1200000 nT (=1200 µT). Solche irrwitzig hohen Werte treten natürlich nur an der Gehäuseoberfläche auf, aber beim Rasierer kann man einfach keinen größeren Abstand zum Gerät halten. Auch wenn die Benutzungsdauer nur wenige Minuten täglich beträgt, sind biologische Wirkungen nicht auszuschließen, zumal die Belastung im besonders empfindlichen Kopfbereich liegt. Was dadurch bewirkt werden kann, ist jedoch ungewiß. Deutlich weniger hohe Werte zeigte dagegen ein Bartschneider, der über einen aufladbaren Akku mit Strom versorgt wurde und im Niedervoltbereich arbeitete. Hier lag der gemessene Höchstwert bei 2000 nT. Da ein größerer Abstand bei solchen Geräten ausscheidet, bleiben wenig Alternativen. Wer dem Haarwuchs im Gesicht keinen freien Lauf lassen will, muß wohl oder übel auf die Naßrasur oder einen Rasierer mit Akku- oder Batteriebetrieb umsteigen.

Rundfunksender

Rundfunksender verursachen manchmal eigenartige Phänomene. Eine Bewohnerin von Holzkirchen in Bayern konnte nach Abnehmen des Telefonhörers Rundfunksendungen in osteuropäischer Sprache hören, die auch der Anrufbeantworter aufzeichnete, während der Gesprächspartner am anderen Ende der Leitung von diesem Spuk nichts hörte. Die Störungsstelle der Telekom diagnostizierte, daß der von ihr »postzugelassene« Anrufbeantworter nicht einstrahlungssicher sei.

Auch andere Einwohner von Holzkirchen erlebten merkwürdige Phänomene mit Elektrogeräten. Waschmaschinen arbeiteten nach einem wundersamen Programm, das mit dem vorgegebenen nichts mehr zu tun hatte, Computer stürzten reihenweise ab oder verrichteten Arbeiten wie von Geisterhand gesteuert, beim Einschalten von Kaffeemaschinen konnte man Nachrichten in russischer Sprache hören und sowohl Strom- als auch Telefonrechnungen wiesen astronomische und völlig unglaubwürdige Beträge aus.

Die IGEF aus dem nahegelegenen Rosenheim, die bereits häufig in den Raum Holzkirchen zu Untersuchungen gerufen wurde, stellte recht unterschiedlich hohe Belastungen einzelner Gebäude durch eine vor Ort installierte Sendeanlage fest. Die Höhe der Belastung hing vorwiegend von der Gebäudestruktur und den verwendeten Baustoffen ab. Der Grund für die Untersuchungen waren gesundheitliche Beschwerden der Anwohner, die erstaunlicherweise schlagartig abklangen, wenn diese sich vorübergehend an anderen Orten aufhielten. Zu den Symptomen gehörten Herzrhythmusstörungen, Kopfschmerzen, unerklärliche Streßerscheinungen, Konzentrationsschwierigkeiten, erhöhter Blutdruck, Schwindelgefühle, nervöse Beschwerden, schlechtes Kurzzeitgedächtnis und Vitalitätsverlust.

Ob eine Vielzahl unerklärlicher Verkehrsunfälle in diesem Gebiet eventuell auch mit den elektromagnetischen Feldeinflüssen zusammenhängt, ist bis heute nicht geklärt und wird wohl auch in Zukunft im Bereich der Spekulation bleiben.

Sicher ist aufgrund wissenschaftlicher Untersuchungen jedoch, daß Hochfrequenz-Strahlung auch weit unterhalb der durch die heutigen Grenzwerte der Norm DIN/VDE 0848 biologische Reaktionen hervorrufen können.

Schreibmaschinen

Soweit es sich um elektrische Maschinen handelt, haben sie im Innenleben einen Transformator, der unter Umständen auch dann in Betrieb sein kann, wenn die Maschine abgeschaltet ist. (Erklärung dazu unter *Abschalten heißt noch lange nicht, daß kein Strom mehr verbraucht wird.*) Das bewirkt, daß hier beträchtliche elektromagnetische Felder bestehen, sobald der Stecker in der Steckdose steckt. Konzentrationsstörungen, Kopfschmerzen und allgemeine Abgeschlagenheit können die Auswirkung sein.

Wie Abhilfe geschaffen werden kann, finden Sie im Kapitel *Weitere Tips zur Reduzierung von Elektrosmog-Belastungen.*

Schweißgeräte

Schweißgeräte gehören sicher zu den Geräten mit den absolut höchsten Belastungen für den Menschen. Nicht umsonst gehören Elektroschweißer nach internationalen Forschungsstudien zu dem Personenkreis, der berufsbedingt ein wesentlich erhöhtes Krebsrisiko eingeht, auch wenn die Expositionsdauer nur einige Stunden am Tage beträgt. Besonders problematisch ist dabei, daß eine Vergrößerung des Abstands zum Magnetfeld nicht möglich ist. Hier scheint der Einsatz von Schweißrobotern zur Ausführung dieser Arbeiten wirklich vorrangig zu sein, um hohe Gesundheitsrisiken für den Menschen zu vermeiden.

Stecker gegen Elektrosmog

Überall wo es Dinge gibt, die den Menschen Angst machen, finden sich Tüftler, Erfinder und Geschäftemacher ein, um echte oder vermeintliche Hilfe anzubieten.

Bei einer Standortuntersuchung in Hildesheim waren – nachdem geopathische Störzonen und elektrische Störfelder beseitigt worden waren – noch immer Belastungen des Schlafplatzes im Hochfrequenz-Bereich feststellbar. Auf der Suche nach der Störquelle entpuppte sich schließlich ein Stecker gegen Elektrosmog als Verursacher. Egal, wie herum der Stecker in der Steckdose steckte, die Meßwerte der elektrischen und der elektromagnetischen Felder blieben unverändert. Nun muß ja solch ein Stecker nicht unbedingt das physikalische Feld beeinflussen, seine Wirkung kann auch direkt auf den Menschen bezogen sein, also energetischer Natur sein. Also wurde auch dies ausprobiert. Beim ersten Versuch zeigte sich an der Testperson keine verminderte Belastung durch die Stromfelder, doch als der Stecker umgekehrt in die Steckdose gesteckt wurde, zeigte sich wieder die Hochfrequenz-Belastung. Daß der Stecker nirgends zu öffnen war, um das Geheimnis seines Innenlebens zu verbergen, versteht sich fast von selbst.

Transformatoren

Transformatoren (Trafos) gibt es in sehr unterschiedlichen Variationen. Gemeinsam ist allen, daß sie hohe Spannungen in niedrigere umsetzen. Im häuslichen Bereich sind das z. B. Netzgeräte für Radios und andere Geräte, Transformatoren für Niedervoltbeleuchtung sowie für Ladegeräte von Akkus. Hierbei entstehen, je nach Art des Trafos, neben niederfrequenten elektromagnetischen auch höherfrequente Felder durch elektronische Bauelemente des Trafos. Diese Geräte sollten daher weder in Nähe von Schlafplätzen betrieben werden, noch auf Teppichböden mit einer Gitterstruktur im textilen Grundgewebe liegen, da sich die HF-Felder sonst auf dieser textilen Gitternetzstruktur ausdehnen und sich so praktisch über den ganzen Boden verbreiten. Bei Beachtung dieser Regeln lassen sich Probleme leicht vermeiden.

Anders sind die Auswirkungen von Trafo-Stationen der allgemeinen Stromversorgungen. Hier kommt es zu starkem Stromfluß bei hohen Spannungen. Dementsprechend stark dehnen sich vor allem magnetische Wechselfelder aus, die im Umkreis von 10 m, aber meistens weiter, zu solchen gesundheitlichen Beeinträchtigungen führen können, wie sie von Hochspannungsleitungen bekannt sind. Besonders problematisch sind Trafo-Stationen in Kellern von Häusern, zumal dann, wenn sich darüber Wohn- und Schlafräume oder Arbeitsplätze befinden. Die Räume, in denen die Trafos stehen, sind durch entsprechende Hinweise wie z. B. *Vorsicht Hochspannung – Lebensgefahr!* gekennzeichnet und verschlossen.

Verstärker

Verstärker erzeugen durch ihre eingebauten Transformatoren zunächst elektromagnetische Felder, aber noch zusätzlich ein breitbandiges Frequenzspektrum, um bestimmte Funktionsabläufe zu ermöglichen. Dieses Gemisch mit höherfrequenten Anteilen wird jedoch nur bei Inbetriebnahme erzeugt, während die Trafos, je nach Ausführung der Abschaltvorrichtung, u. U. auch bei ausgeschaltetem Gerät ein elektromagnetisches Feld erzeugen können. Es versteht sich von selbst, daß Verstärker und Hi-Fi-Anlagen, aber auch Fernsehgeräte, aus Schlafräumen verbannt werden sollten, denn nicht nur aus Gründen möglicher elektrisch verursachter Felder, sondern auch aus geopathologischer Sicht bestehen hier Bedenken, weil die Metallteile in diesen Geräten, aber auch in Lautsprecherboxen, Erdstrahlen aus Wasseradern und pathogenen Globalgitternetzen auf die Schlafplätze reflektieren können. Und die stehen den Auswirkungen krankmachender Felder des Elektrosmogs in nichts nach.

Wasserbetten

Diese Betten versorgen den auf dem Bett liegenden Menschen im Sekundentakt mit Stößen elektrischer Wechselfelder, die 120 V/m an der Matratzenoberfläche erreichen können. Untersuchungen ergaben, daß 85% der Wasserbetten elektrische Körperspannungen von 5 V erzeugten, wobei erholsamer Schlaf bei Werten über 2 V unmöglich ist. In Einzelfällen wurden sogar Werte bis 50 V gemessen. Verursacher ist die Heizung des Bettes, die das Wasser in der Matratze ständig auf eine angenehme Temperatur aufheizt. Aus Gründen der Stromersparnis erfolgen die Heizimpulse im Sekundentakt. Daß dies den körpereigenen Rhythmus erheblich stören und den Melatoninhaushalt durcheinanderbringen kann, ist nicht weiter verwunderlich. Herzbeschwerden und nervöse Störungen sind die Regel. Nach entsprechender Benutzungsdauer befinden sich viele der stolzen Wasserbettbesitzer dann in medizinischer Behandlung. Bei neueren Modellen wurde das Heizungssystem so umgestellt, daß die Belastungen deutlich verringert werden konnten.

Beim Kauf weiß man allerdings zur Zeit nicht, mit welchem Heizungstyp das Bett ausgestattet ist. Bei dem stolzen Preis eines solchen Bettes sollte vielleicht auch der Kauf eines Meßgerätes für elektrische Wechselfelder von knapp 100 DM zusätzlich drin sein, um nicht die

Katze im Sack zu kaufen und sich anschließend mit gesundheitlichem Katzenjammer herumquälen zu müssen.

Zahnbürste, elektrische

Denken Sie, daß ich maßlos übertreibe, wenn ich Ihnen eine elektrische Zahnbürste als Elektrosmog-Verursacher präsentiere? – Doch der folgende Fall kann für manchen aufschlußreich sein.

Bei einer Standortuntersuchung aufgrund von unerklärlichen Schlafstörungen, Kopfschmerzen und nervösen Beschwerden einer Lehrerin wurde festgestellt, daß am Bett ihres Ehemanns völlig normale Werte zu messen waren, während die Werte der elektromagnetischen Felder zum Bett der Lehrerin hin stark anstiegen. Da sich aber in Bettnähe keinerlei Geräte oder Leitungen befanden, die dafür verantwortlich sein konnten, wurde der Untersucher im Badezimmer, das sich auf der anderen Seite der Wand befand, fündig. Hier war das Ladegerät einer elektrischen Zahnbürste an der Wand montiert. Dies verursachte durch die Wand hindurch am Kopfende des Bettes ein elektromagnetisches Feld von 850 nT, ein Meßwert, der in einem Haus vorkommt, das unter einer 110 kV-Hochspannungsleitung steht. So können kleine Bürsten zu großen Kopfschmerzen führen.

Zwischendecken

In einem großen Wohnhaus stellten sich bei den Bewohnern einige Zeit lang nach umfangreichen Ausbauarbeiten nicht nur gesundheitliche Probleme, sondern auch Depressionen ein. Die Kinder spielten auffällig wenig im Hause, obwohl sie schöne, große Kinderzimmer hatten, und es entwickelte sich im Laufe der Zeit zunehmend Gereiztheit, Lust- und Energielosigkeit.

Als die Mutter sehr schwer erkrankte, wurde eine Hausuntersuchung veranlaßt, die zu erstaunlichen Ergebnissen führte: Neben einem Kreuzungspunkt geopathischer Störzonen mit sehr hoher Belastung am früheren Schlafplatz der Mutter, der wohl für die schwere Erkrankung ausschlaggebend war, stellte sich heraus, daß elektrische Wechselfelder im gesamten Fußbodenbereich des ersten Obergeschosses gut 20 cm hoch über dem Boden standen, die auch auf Federkern matratzen übersprangen. Als Ursache für die flächendeckende Ausbreitung der Felder entpuppten sich Glaswollmatten mit Aluminiumfolienkaschierung. Von Stromleitungen in der Zwischendecke sprangen die Felder auf die Alufolie über. Diese Isolierungsmatten waren erst beim Ausbau des Obergeschosses in die Zwischendecken eingebaut worden.

Durch Netzfreischalter für zwei Stromkreise des Erdgeschosses (!) ließen sich dann wenigstens für die Nachtzeit und einige Stunden am Tage die Felder am Fußboden der ersten Etage beseitigen. Seit dieser Zeit hat sich der Gesundheitszustand der Frau stabilisiert, die Ärzte sind mit den Kontrollwerten sehr zufrieden und den Eltern fiel auf, daß die Kinder viel öfter und länger in ihren Zimmern spielen als früher. (Die Frau verstarb dann jedoch nach einigen Monaten an den Folgen einer Gewebezerstörung durch Krebsbestrahlung.)

Diese Liste von Fällen könnte noch endlos fortgesetzt werden, denn jeder Untersuchungsfall hat spezifische oder auch typische Merkmale. Um die Vielseitigkeit von Elektrosmog-Problemen aufzuzeigen, habe ich meine eigenen Beispiele durch Praxisfälle von Kollegen ergänzt, die mir besonders markant oder interessant erschienen. (Für diese Unterstützung danke ich Wulf-Dietrich Rose und Dipl. Ing. Holger Oetzel.)

Elektrosmog heute – und morgen?

Perspektiven für eine elektrifizierte Zukunft

Allen wissenschaftlichen Erkenntnissen zum Trotz werden elektrische Heizdecken und anderer Elektrounrat munter weiterproduziert. Dabei scheinen manche Hersteller davon auszugehen, daß es gelingen wird, die Bevölkerung auch in der nächsten Zeit mit Informationen über fragwürdige Forschungsergebnisse arglos zu halten, die den Eindruck erwecken sollen, es gäbe keine gesundheitlichen Auswirkungen elektrischer Geräte. Dazu gehören auch immer wieder die »beruhigenden« Hinweise darauf, daß Grenzwerte eingehalten werden. Dabei vertraut man auf die Unkenntnis der Bevölkerung, daß diese Grenzwerte schwindelerregend hoch sind. Natürlich tragen die Hersteller keine Schuld an der Höhe der Grenzwerte, aber in Alibifunktion werden sie gern zitiert.

So werden auch heute noch Elektroartikel produziert und verkauft, die zur massenhaften Gesundheitsgefährdung der Bevölkerung beitragen können. Neben der offenbar noch immer unentbehrlichen Heizdecke findet man dort auch ein neu entwickeltes elektrisches Rückenheizkissen. Wasserbetten, Polstermöbel und Betten mit elektrischer Höhenverstellung stehen in Möbelhäusern Spalier. Für eine flächendeckende Elektrifizierung des Körpers ist somit auch weiterhin gesorgt. Wenn Sie einmal mit geschärftem Blick die Prospekte und Kataloge durchstöbern, werden Sie selbst auf eine Vielzahl von immer neuen Elektromonstern stoßen, die in unmittelbarer Nähe des Körpers, häufig sogar auch noch im Kopf-, Nacken- und Schulterbereich, ihren Dienst verrichten sollen – allen wissenschaftlich belegten Gesundheitsgefährdungen zum Trotz. Besonders bedenklich sind elektrische Apparaturen, wenn sie mit einer längeren Benutzungsdauer, ähnlich wie beim Heizkissen, verbunden sind. Daß man diesen Geräten in der Werbung und der Produktbeschreibung auch noch gesundheitsfördernde Wirkungen unterstellt, ist der reinste Hohn.

Daß auch das Bundesgesundheitsamt diesem Treiben tatenlos zusieht, spricht auch nicht gerade für dessen Streben, umsichtig zu handeln.

Wie steht es um die Information der Bevölkerung?

Die Diskussion über die nicht-thermischen biologischen Effekte, die durch elektromagnetische Felder verursacht werden, dauert mittlerweile schon rund 15 Jahre an. Daß diese nicht-thermischen Effekte bis heute nicht hinreichend erforscht sind, ist ein unentschuldbares Versäumnis, das den Menschen, die von Elektrosmog betroffen sind, gesundheitliche Schäden und unübersehbares Leid gebracht hat – und auch heute immer noch bringt. Diese Tatsache nützt jedoch denen, die aus wirtschaftlichen Gründen ein Interesse daran haben, daß die nicht-thermischen Wirkungen von Elektrosmog auch weiterhin unerforscht oder zumindest anzweifelbar bleiben. Sie versuchen, wo immer es möglich ist, Einfluß auf die Forschung zu nehmen und die Publikation der für sie unliebsamen Forschungsergebnisse zu unterdrücken, wie folgendes Beispiel zeigt:

Dr. Lebrecht von Klitzing von der medizinischen Universität Lübeck berichtete anläßlich des Kongresses des Internationalen Arbeitskreises für Geobiologie (IAG) im Herbst 1996, *daß zwei deutsche Wissenschaftler aus Hannover bewiesen haben, daß die Wirkung kanzerogener, also krebserregender Substanzen, in E-Feldern verstärkt ist. Die Untersuchung wurde von den entsprechenden Interessenverbänden sofort sehr attackiert. Als die Wissenschaftler das Ergebnis veröffentlichten, wurden ihnen die Forschungsgelder sofort gestrichen. Sie bekamen dann Gelder aus Amerika, damit solche Untersuchungen in Deutschland gemacht werden können.* Das ist alles ein bißchen komisch – aber es ist häufig so.

Um der immer stärker zunehmenden Skepsis der Medien in bezug auf die gesundheitlichen Folgen des Elektrosmogs entgegenzuwirken, wird versucht, mit völlig ungeeigneten Versuchen die Unbedenklichkeit von Elektrosmog zu »beweisen« und damit Sand in die Augen der immer unruhiger werdenden Bevölkerung zu streuen. So werden die Medien über die Forschungsgemeinschaft Funk mit Nachrichten versorgt, in denen diese äußerst fragwürdigen Forschungsergebnisse vorgestellt werden.

»So bemüht man sich, die Versuchsergebnisse mit Viren und Bakterien, die die Harmlosigkeit gepulster Hochfrequenzfelder feststellen, ohne Einschränkung auf den Menschen zu übertragen, obwohl jeder, der sich mit biologischen Regulationssystemen auseinandergesetzt hat weiß, daß diese Schlußfolgerung absolut falsch ist. Daß der Normalbürger üblicherweise keinen Zugang zur wissenschaftlichen Literatur hat, ist hierbei einkalkuliert.

Genauso bedenklich ist die Tatsache, daß ein Starkstromingenieur, der sicherlich einen Elektrounfall beschreiben kann, sich in Publikationen zur Beurteilung subtiler biologischer Resonanzsysteme berufen glaubt.«[32]

Zweifellos wird man seitens der Interessenverbände auch weiterhin versuchen, mit solchen über die Medien verteilten »Beruhigungspillen« die Ruhe in der Bevölkerung zu erhalten oder der Beunruhigung entgegenzuwirken, so gut es eben geht.

Mikrowellen, die unsichtbaren Killer?

Wir erinnern uns: Mikrowellen werden von Rundfunk- und Fernsehsendern, Mobilfunkanlagen und Radarsystemen ausgestrahlt, aber auch im Mikrowellenherd sind sie besonders wirksam, weil sie die Wasserstoffmoleküle rasch in Bewegung setzen können und damit die Speisen schnell erwärmen.

Genau diesen Effekt nutzen amerikanische Wissenschaftler aus, um Ungeziefer zu bekämpfen. Wie die englische Zeitung *The Scientist* berichtet, wurden Larven von Maiskäfern in einem Getreidelager mit Mikrowellen auf 60° C erhitzt und so abgetötet.[33]

US-Agronomen setzten Mikrowellen ein, um den Getreidekäfer Sitophilus zeamais zu bekämpfen, der ein Getreidelager befallen hatte. Mit einer Anlage, deren Mikrowellen 500mal stärker waren als die eines Haushaltgerätes, wurde der Weizen bestrahlt. Dabei machte man sich zunutze, daß die winzigen Schädlinge eine höhere Feuchtigkeit aufwiesen und somit schneller erhitzt wurden als die Getreidekörner. Bei der Bestrahlung platzten nun die winzigen Weizenfresser durch die innere Erhitzung, während das Korn unversehrt blieb. Auf diese Weise konnte man auf den Einsatz von Chemikalien verzichten, zumal viele Schädlinge ohnehin schon dagegen resistent geworden sind.[34]

Verursachen Mikrowellen das Waldsterben?

In einem Bericht der Deutschen Presseagentur vom 27.10.1995 war zu lesen, daß das Waldsterben nicht nur weitergeht, sondern sogar noch zunimmt. Nach Angaben des Präsidenten der Schutzgemeinschaft Deutscher Wald, Wolfgang von Geldern, liegt dabei Hessen mit 72% geschädigter Waldbestände an der Spitze der Bundesländer. Von Geldern glaubt im hohen Verkehrsaufkommen den verantwortlichen Bösewicht für den Waldexodus erkannt zu haben. Doch sind nicht schon vor langer Zeit die Fahrzeuge mit schadstoffarmen Katalysatoren ausgerüstet, Schornsteinanlagen umgerüstet und Heizungsanlagen erneuert oder umgestellt worden, und ist die Schadstoffbelastung der Luft dadurch nicht zurückgegangen? – Trotzdem bleibt auf diesem Gebiet sicher noch viel zu tun!

Die Universität Göttingen hat 1996 bei Versuchen im Solling herausgefunden, daß ein wesentlicher Teil der Stickstoff- und Schwefeleinträge gar nicht auf den Waldboden gelangt, sondern von den Blättern und Nadeln direkt aufgenommen wird.

So ganz plausibel scheint das aber nicht zu sein, zumal die Schädigungen auch in sogenannten Reinluftgebieten auftreten. Ist es vielleicht denkbar, daß es noch andere wesentliche Einflußfaktoren gibt?

Fazit: Die deutschen Waldschadensberichte müßten neu geschrieben werden.[35]

Auf der Suche nach den Verursachern des zunehmenden Waldsterbens wäre es vielleicht sinnvoll, auch nach Immissionen Ausschau zu halten, die, parallel mit dem Anstieg des Waldsterbens, in den vergangenen Jahren stark zugenommen haben. Ein Blick in die Umwelt reicht, um überall Sendemasten des Mobilfunks wie Pilze aus dem Boden schießen zu sehen. 1996 gab es bereits 5 Millionen Teilnehmer am Mobilfunk, und die Tendenz ist weiter steil steigend. Eine Erinnerung an Fernsehzeitungen früherer Jahre macht klar, daß die Anzahl der ausgestrahlten Rundfunk- und Fernsehprogramme innerhalb kurzer Zeit um mehrere 100% zugenommen hat. Daß 1996 bereits 6000 Satelliten senderbespickt die Erde umkreisen und uns bestrahlen, durfen wir auch nicht unberücksichtigt lassen, und die Hochspannungsleitungen erreichen eine bisher nie dagewesene Netzdichte. Könnte nicht vielleicht gerade diese Gesamtentwicklung dafür verantwortlich sein, daß das Waldsterben trotz der Abnahme von Schadstoffimmissionen weiter zunimmt? Wissenschaftliche Studien lassen diesen Schluß zu.[36]

Schon vor einigen Jahren wurden solche Zusammenhänge deutlich, als die US-Army eine Radarstation in Nordamerika errichtete. Vor der Anlage befand sich ein größeres Waldstück mit kerngesunden Bäumen. Nach der Inbetriebnahme der Radarstation zeigten die Bäume stark zunehmend Erkrankungserscheinungen. Daraufhin entschloß man sich, die Radaranlage vor das Waldstück zu versetzen mit dem Ergebnis, daß das Waldsterben zum Stillstand kam und die Bäume im Laufe der Zeit regenerierten.

Mit einem einfachen und für jedermann nachzuvollziehenden Experiment beweist Eike Georg Hensch, Professor an der Fachhochschule Hannover im Fachbereich Architektur, daß saurer Regen in erster Linie das Resultat aus biophysikalischer Beeinflussung durch elektromagnetische Wellen ist: Man füllt ein Glas mit Wasser und testet mit Indikatorpapier (erhältlich in Apotheken) den pH-Wert des Inhalts. Dann legt man eine Gleichstrombatterie ins Wasser und testet nach 2 Stunden den pH-Wert. Das Wasser ist deutlich »saurer« geworden.[37]

In einem anderen Fall lag ein Waldgebiet mit Fichten im Einstrahlungsgebiet des Senders Wendelstein (Frequenzbereich 88 bis 104 mHz). Die durchschnittliche Höhe der Bäume von 3 m entsprach der dreifachen Resonanzlänge des Senders. (Wellenlänge 1 m) Die Bäume zeigten zunehmend Erkrankungserscheinungen wie starke Vergilbung, Kronenverlichtung und Nadelabwurf, bis der Forstwissenschaftler und Geologe Schulte-Uebbing einige von ihnen mit einem Maschendrahtgeflecht ummantelte, denn solch ein »Faradayscher Käfig« wirkt abschirmend gegen Mikrowellen. Das Ergebnis war, daß bei 11 der 15 ummantelten Bäume schon nach 6 Monaten Erholungswirkungen deutlich zu erkennen waren, während sich der Zustand der nicht abgeschirmten Bäume weiter verschlechterte.[38]

Biologen haben dafür eine recht plausible Erklärung. Sie gehen davon aus, daß Äste, Blätter und Nadeln wie Antennen wirken können. Ob solche Effekte eintreten, hängt, neben dem Standort selbst, von der Blattstruktur bzw. der Länge und der Anordnung der Nadeln ab. Wie bei einer Antenne müssen diese Faktoren auf die abgestrahlte Wellenlänge »abgestimmt« sein, um die Strahlung einzufangen. Die Wurzeln der Bäume wirken dann wie eine Erdung, was zu Störungen des Wurzelwachstums führen kann.[39] Diese Annahme wird statistisch bestätigt, denn in der Schadensskala der Baumarten nehmen gerade Nadelgehölze die Spitzenplätze ein.

Baumart	**Grad der Schädigungen**
Tannen	87%
Kiefern	59%
Fichten	51%
Eichen	43%
Sonstige Baumarten	31%

aus: *Elektrosmog-Elektrostreß*, W. D. Rose, Köln 1994

Was haben diese Erkenntnisse mit uns Menschen zu tun? In der Untersuchungspraxis zeigt sich, daß der Mensch, ebenso wie Bäume, Mikrowellen mit seinem Körper einfangen kann. Der hohe Wassergehalt des Körpers bewirkt dazu noch eine gute elektrische Leitfähigkeit, also eine Art Erdungseffekt, analog zur Erdungswirkung der Wurzeln bei den Bäumen. Wenn Körperlänge, Arme oder Beine eine »passende« Resonanzlänge zu den abgestrahlten Mikrowellen haben, können sie wie Antennen wirken und beim Menschen zu Hochfrequenz-Belastungen führen. Dieser Effekt wird natürlich in Nähe von Sendeanlagen stärker sein und sich dort deshalb auch gesundheitlich spürbarer auswirken können. Ob dieser Effekt tatsächlich eintritt, hängt von vielen Faktoren ab: Entfernung zum Sender, Standort des Hauses, verwendete Baustoffe, Höhe der Etage, Körpergröße und Position des Menschen (die Stärke der Belastung kann im Stehen anders sein als im Liegen) usw. Die Belastung einzelner Gebiete kann recht unterschiedlich sein – das gilt für Waldgebiete ebenso wie für Wohngebiete!

Vieles spricht also dafür, daß wir am Gesundheitszustand unserer Wälder den Grad unserer eigenen globalen Mikrowellenbelastung abschätzen können. Wäre es angesichts dieser Erkenntnisse nicht ein Gebot der Stunde, die Benutzung bestimmter Sendefrequenzen, deren biologische Negativwirkungen heute schon bekannt sind, zu unterlassen? Die Chancen für Vernunft und Einsicht der Entscheidungsträger stehen derzeit schlecht.

Hochfrequente Apokalypse now?

Wie immer, wenn es um unüberschaubare Technologien geht, werden die Unkenrufe der notorischen Pessimisten lauter, und alle nur denkbaren Horrorszenarien werden in grellsten Farben illustriert. Wenn man jedoch die Befürchtungen mancher Schwarzseher betrachtet, die vor einigen Jahrzehnten warnend ihre Stimmen erhoben, kommt man nicht umhin zuzugeben, daß zumindest ein Teil davon bereits Realität geworden ist.

Auch heute gibt es wieder Menschen, die sich darüber Gedanken machen, wie unsere Kommunikationssysteme mißbraucht werden könnten, um ganze Völker unbemerkt mit Suggestionen via Sendeanlagen in ihrem Denken und Handeln zu beeinflussen. So weit hergeholt, wie das auf den ersten Blick erscheinen mag, ist die Sache nicht, denn bereits zwischen 1952 und 1955 wurden in den Ländern der ehemaligen Sowjetunion nachweislich entsprechende Experimente durchgeführt. In psychiatrischen Anstalten wurden Menschen elektronischen Geräten mit bestimmten Frequenzen ausgesetzt, um sie, anstatt mit Psychopharmaka, mit Mikrowellen ruhig zu stellen oder zu aktivieren, je nach Bedarf.[40]

Heute ist man schon einen Schritt weiter. Dazu der Baubiologe und Umweltanalytiker Wolfgang Maes: »Man kann heute mit elektromagnetischen Feldern Lust und Frust auslösen, Euphorie oder Angst, Aktivität oder Passivität, Verhaltensstörungen oder Persönlichkeitsveränderungen. Elektromagnetische Felder können nach Aussagen einiger Ärzte ähnliche Wirkungen verursachen wie Alkohol oder Drogen. Nervenimpulse werden fehlgeleitet, vegetative Abläufe verändert, Empfindungen blockiert oder aktiviert. Diese Fehlfunktionen werden uns nicht einmal bewußt. Wir würden unnatürlich funktionieren, künstlich stimuliert und gesteuert werden, ohne für die Konsequenzen Verantwortung übernehmen zu müssen, ohne uns eines Fehlers oder einer Schuld bewußt zu sein. Dem Bio-Computer Mensch wird eine neue ›Software‹ zugeführt, ein neues Programm. Computer fragen nicht danach, ob ein Programm gut oder schlecht, konstruktiv oder destruktiv ist . . ., sie funktionieren strikt danach«.[41]

Japanische Computertechniker sind bereits in der Lage, die Gehirnströme eines Menschen so genau zu erfassen, daß seine Gedanken in Worte und Sätze umgesetzt auf einem Bildschirm erscheinen.[42] Ist es so abwegig, einmal darüber nachzudenken, welches Machtpotential der Mißbrauch von drahtlosen Sendesystemen beinhalten könnte? Vielleicht wird die Horrorvision der apokalyptischen Wellenreiter sogar schneller Wirklichkeit, als wir es uns vorstellen können:

1996 machte ein amerikanisches Projekt unter der Bezeichnung HAARP (*H*igh Frequency *A*ctive *A*uroral *R*esearch *P*roject) Schlagzeilen, auf das man u. a. beim Surfen im Internet aufmerksam wurde. Riesige Antennenanlagen, von den Amerikanern installiert, können mit diesem System praktisch jeden Punkt der Erde mit Mikrowellen erreichen, auch unter Wasser. Über künstlich erzeugte Reflexfelder in der Atmosphäre können diese Mikrowellen bestimmte Gebiete erreichen; sie sind steuerbar und können sowohl auf das menschliche Biosystem als auch auf die Psyche einwirken. Hartnäckige Gerüchte besagen, daß dieses System bereits im Golfkrieg erprobt wurde. Beobachter glauben, in ungewöhnlichen Verhaltensmerkmalen von irakischen Soldaten Anhaltspunkte dafür gefunden zu haben.

In einem Interview der Zeitschrift *Raum und Zeit*, Ausgabe Mai/Juni 1997, berichtet Dr. Nick Begich, daß Recherchen vermuten lassen, daß HAARP der Beginn eines elektromagnetischen Waffensystems zur Vernichtung biologischer Systeme ist. Er vermutet, daß die allgemeine Abrüstungsbereitschaft der konventionellen Waffensysteme deshalb so groß ist, weil man bereits etwas viel besseres und wirksameres auf Lager hat.[43] Bis heute ist nicht geklärt, welchen Zwecken dieses Projekt wirklich dient. Wir werden es erfahren – spätestens dann, wenn wir davon betroffen sind.

Vielleicht ist die Lage aber doch nicht so hoffnungslos, wie sie hier erscheinen mag. Der Physiker Werner Heisenberg sagt: »Wenn wirklich Neuland betreten wird, kann es vorkommen, daß nicht nur neue Inhalte aufzustellen sind, sondern daß auch die Struktur des Denkens sich ändern muß, wenn man das Neue verstehen will.« Ist es nicht durchaus denkbar, daß wir auf diesem Gebiet auch nützliche und hilfreiche Einsatzmöglichkeiten entdecken? – Die Möglichkeiten sind uns gegeben. Hilfe zur Selbsthilfe finden Sie im Kapitel *Welche Abschirmungsmöglichkeiten gegen Elektrosmog gibt es?*

Teil 2

Einführung in die praktische Radiästhesie

Vom richtigen Umgang mit dem Biotensor

So programmieren Sie sich auf Elektrosmog

Startschuß für eine Untersuchung

Ermitteln Sie individuelle Grenz- und Belastungswerte

Einführung in die praktische Radiästhesie

Künftig können Sie, wenn Sie wollen, mit den Methoden der Radiästhesie arbeiten, um elektrische Feldbelastungen ausfindig zu machen, sie zu beurteilen und Sanierungserfolge zu kontrollieren. Dazu sollten Sie ein paar grundlegende Kenntnisse über die Radiästhesie selbst haben, um deren Möglichkeiten auch voll ausschöpfen zu können. In diesem Buch kann ich jedoch nur Anwendungen zum Thema Elektrosmog aufzeigen, um den Rahmen nicht zu sprengen.

Zum Messen der physikalischen Felder können Sie natürlich auch technische Meßgeräte verwenden, was durchaus zu empfehlen ist, aber für die individuelle und gesundheitliche Bewertung von Elektrosmog gibt es bis heute kein technisches Meßgerät, so daß Sie zumindest dabei auf radiästhetische Methoden, im erweiterten Sinn auch kinesiologische, angewiesen sind. Das Thema ist sehr vielschichtig, und das liegt daran, daß die Methoden der Radiästhesie universell sind und auf unvorstellbar vielen Gebieten Anwendung finden können. Wer einmal damit arbeitet, wird schnell von den phantastischen Einsatzmöglichkeiten fasziniert sein.

Wenn Sie mit der ominösen Wortschöpfung *Radiästhesie* des französischen Geistlichen Abbé Bouly nichts anfangen können, geht es Ihnen wie vielen anderen Menschen auch, ungebildet sind Sie deswegen keineswegs. Das Wort Radiästhesie setzt sich zusammen aus dem lateinischen Wort »radius«, was mit Strahl oder Strahlen zu übersetzen ist, und dem griechischen »aisthanomai«, was man mit »fühlen« übersetzen kann. Zusammengenommen heißt es also etwa soviel wie »Strahlen fühlen«. Wir verstehen unter diesem Sammelbegriff heute den Einsatz der Wünschelrute, des Pendels und neuerer radiästhetischer Instrumente wie Biotensor und Lecherantenne. Oft liest man, daß es für die Arbeit mit Rute und Pendel ganz besonderer Fähigkeiten bedarf. Lassen Sie sich dadurch nicht beirren, denn mit diesen Methoden kann im Grunde jeder Mensch arbeiten, der drei Vorraussetzungen mitbringt: Geist, normale Konzentrationsfähigkeit und ein halbwegs intaktes Nervensystem. Probleme sind also kaum zu erwarten.

Wir haben für unser Leben weit mehr Gaben mitbekommen, als es den meisten von uns bewußt ist. Würden wir sie alle sinnvoll einsetzen, wären viele der Probleme, mit denen sich die Menschheit heute abplagen muß, bedeutend kleiner oder sogar ganz gelöst. Die später folgenden Übungen sind ein erster Schritt zum Einsatz Ihrer bisher ungenutzter Fähigkeiten auf diesem Gebiet.

Die Funktionsweise der Radiästhesie läßt sich vielleicht am besten ganz anschaulich mit unseren Radarsystemen vergleichen. Eine Radarantenne schickt einen Radarstrahl mit einer bestimmten Frequenz aus. Dieser Strahl wird von bestimmten Gegenständen reflektiert und von einer zweiten Antenne wieder aufgefangen. Aus der Zeit, die der Strahl zu dem Objekt und zurück braucht, läßt sich die Entfernung bestimmen, und aus der Richtung, aus der der Reflex erfolgt, auch der Standort des Objektes. Abbé Bouly stellte sich vor, daß der Mensch auf geistigem Wege einen Strahl – ähnlich dem Radarstrahl – aussendet, der auf etwas ganz Bestimmtes gerichtet ist, sagen wir z. B. auf ein Metall, das man finden will, oder abstrakter: auf einen Gedanken oder eine Frage, auf die wir eine Antwort suchen. Dieser Strahl wird von dem gesuchten »Objekt« reflektiert und vom Aussender wieder empfangen. Beim Aussenden des Strahls stellt der Mensch seinen Gedankenstrahl genau auf die Schwingungsfrequenz des gesuchten Metalls ein. Das hat zur Folge, daß dieser menschlich-mentale »Radarstrahl«, Bouly nannte ihn »Kopf- oder Geiststrahl«, nur von diesem Metall reflektiert wird, auf den dieser »Strahl« eingestellt ist. Das hört sich zunächst kompliziert an, ist aber in der Praxis relativ einfach. Die eigentlich wichtigste Voraussetzung dabei ist, daß Sie sich auf das gesuchte Objekt gut konzentrieren können. Je klarer die geistige Einstellung und Vorstellung von dem gesuchten Objekt ist, desto besser funktioniert das Verfahren.

Sie stellen sich nun die Frage, wie Sie es denn fertigbringen sollen, Ihren Geiststrahl auf ein bestimmtes Objekt oder ein spezielles Metall einzustellen. Das ist so einfach, daß Sie es kaum glauben werden: In dem Moment, in dem man sich beispielsweise auf Gold einstellt und es sich möglichst bildhaft vorstellt, entsteht in der Aura – auch Biofeld, Körperenergiefeld oder Eigenfeld genannt – auf wundersame Weise und ganz automatisch genau die Schwingungsfrequenz von Gold. Dies ist nicht nur eine Annahme, sondern durch Methoden der physikalischen Radiästhesie nach Dr. Paul Schweizer nachgewiesen. Und so, wie Sie sich auf Gold einstellen, können Sie sich auch auf Ihre Katze einstellen, wenn sie vielleicht einmal weggelaufen ist, denn die hat natürlich auch eine ihr ganz eigene Schwingungsfrequenz, anhand derer Sie ihren Aufenthaltsort radiästhetisch ermitteln können.

Beim Pendeln oder bei der Rutenarbeit geht es nicht nur darum, Gegenstände, Personen, Mineralien, Öl, entlaufene Tiere oder Menschen zu finden, und deshalb ist der Geiststrahl auch nicht immer auf einen Gegenstand oder etwas Materielles gerichtet. Er kann auch mit einer Frage an unser eigenes Unterbewußtsein gerichtet sein, und wir können diese Methode auch zum Auffinden krankmachender elektrischer oder geopathogener Felder einsetzen oder auch Störungen im Körper ausfindig machen, schon lange bevor Krankheiten daraus entstehen. Wir können Medikamente auf ihre Wirksamkeit und Verträglichkeit testen, noch *bevor* sie eingenommen werden. Wir können herausfinden, mit welchen Bach-Blüten oder Edelsteinen wir uns selbst, unsere Haustiere oder unsere Pflanzen in Haus und Garten heilen können. Auch im täglichen Leben läßt sich radiästhetisch klären, ob Lebensmittel chemisch behandelt oder genmanipuliert sind. Sicher ist diese Auflistung der Anwendungsmöglichkeiten nicht vollständig. Die Profis unter den Radiästhesisten mögen es mir bitte nachsehen.

Dieser auf geistigem Wege ausgeschickte Strahl wird also reflektiert und wieder empfangen, wobei der Empfänger das Unterbewußtsein ist. Nun besteht noch ein gewisses Problem darin, daß die Aussendung des Strahls auf der Ebene des Tagesbewußtseins erfolgt, während als Empfangsantenne das Unterbewußtsein fungiert. Die Antwort kommt also dort an, wo wir sie nicht direkt wahrnehmen können. Dieses

Problem wird dadurch gelöst, daß ein Anzeigegerät verwendet wird, das das Ergebnis JA oder NEIN, also positiv oder negativ, anzeigt. Das ist deshalb möglich, weil das Unterbewußtsein feinste Reaktionen unseres Nervensystems bewirkt, die so subtil sind, daß wir sie nur bemerken, wenn sie durch ein radiästhetisches Instrument verstärkt und damit sichtbar werden. Das Gerät, mit dem Sie später arbeiten werden, nennt sich »Biotensor«. Er ist gerade für das Aufgabengebiet Elektrosmog gut geeignet.

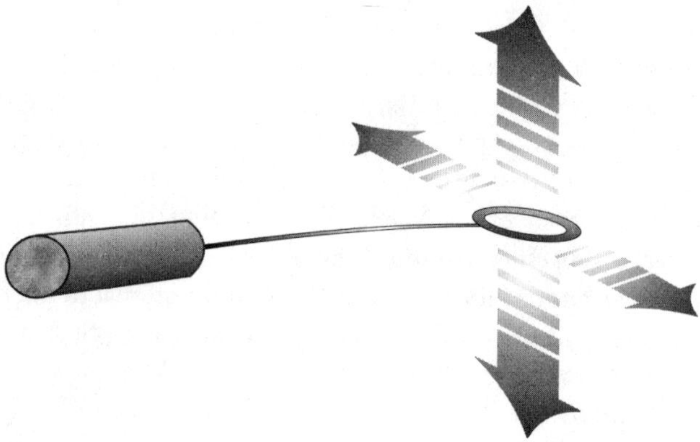

Biotensor

Abb. 6

Zwei Dinge sollten Sie sich vorab klarmachen:

1. Der Biotensor soll keine technischen Meßgeräte ersetzen, denn beide ergänzen sich sinnvoll. Wenn wir technische Meßgeräte zur Verfügung haben, können wir damit sehr gut unsere Biotensor-Untersuchungen überprüfen und die eigenen Reaktionsgrenzwerte sogar in V/m und in µT benennen. Für die Ermittlung persönlicher Belastungswerte und einiger anderer Dinge können wir jedoch nur den Biotensor einsetzen, weil sie anders nicht meßbar sind.

2. Radiästhetische Instrumente selbst geben keine Antworten. Manche Menschen glauben z.B., daß das Pendel selbst irgendwelche Fragen beantworten kann. Das ist ein weitverbreiteter Irrtum. Alle Antworten auf unsere mental gestellten Fragen nach Störfeldern, deren Stärke, Ursache oder sonst irgend etwas, kommen aus unserem Unterbewußtsein. Pendel, Rute oder der Biotensor dienen dabei nur als Anzeigeinstrumente. Auch der Zeiger der Uhr ist nur ein solches Anzeigeinstrument, er zeigt zwar die Uhrzeit, hat aber natürlich keinen Einfluß auf die Zeit selbst.

Wenn Sie jetzt zwischen Begeisterung, Neugier und Skepsis schwanken wie ein Schilfrohr im Wind, dann stehen Sie genau dort, wo alle Radiästhesisten einmal angefangen haben. Nicht alle, die heute radiästhetische Methoden einsetzen, trauen sich zuzugeben, daß sie diese für verschiedenste Zwecke verwenden, weil sie befürchten, man könnte sie deswegen auslachen oder ihre Seriosität in Zweifel ziehen. Es gibt Ärzte und Heilpraktiker, die zum Nutzen ihrer Patienten heimlich im Hinterstübchen ihrer Praxen mit Pendel und Biotensor Diagnosen stellen und die passenden Medikamente für ihre Patienten testen – andere tun das aber auch ganz offen, weil die Patienten ja letztlich von den Vorteilen dieser Methode profitieren. Ob heimlich oder nicht, eines haben beide Gruppen gemeinsam: Sie haben damit Erfolg. Daß ein Großteil der Sektenbeauftragten der christlichen Kirchen den Dogmatismus des Mittelalters bis in die heutige Zeit fortführt und Ärzte, Heilpraktiker und andere Berufsgruppen in Bausch und Bogen als Okkultisten abstempelt, weil diese mit radiästhetischen Methoden arbeiten, beeindruckt die meisten der Anwender – gottlob – wenig.

Mit der Radiästhesie ist es wie mit dem Autofahren, dem Tennisspielen, dem Skifahren und anderen Dingen: Man muß sie lernen und auch üben, sonst kommt es unvermeidlich zu »radiästhetischen Karambolagen«. Sie können Radiästhesiemethoden autodidaktisch erlernen, so wie Sie es mit diesem Buch tun oder Kurse besuchen. Kaufen Sie sich am Anfang einige Pendelbücher. Dadurch lernen Sie verschiedene Methoden kennen. Vielleicht versuchen Sie es aber auch erst einmal auf eigene Faust. Dieser Weg kann mit allerlei Irrungen und Wirrungen verbunden sein, wenn man nichts weiß von methodischen Fehlermöglichkeiten und der Bedeutung des Biofeldes für richtige radiästhetische Ergebnisse. Durch Nicht-Beachtung dieser Faktoren können sich falsche Resultate ergeben: Aus JA wird NEIN – aus negativ wird positiv.

So kann es vorkommen, daß man früher oder später in den Sümpfen sich ständig widersprechender Ergebnisse versinkt und am Ende, völlig verunsichert, den eigenen Ergebnissen nicht mehr traut.

Wenn durch einen methodischen Fehler aus einem JA ein NEIN wird oder umgekehrt, kann das schwerwiegende Folgen haben, etwa bei Fragen, wie: »Hat diese Person einen bösartigen Tumor?«, »Kann ich dieses Medikament gut vertragen?« oder »Macht mich dieses elektromagnetische Feld krank?« Bei besonders wichtigen Fragen ist es deshalb immer ratsam, das Ergebnis von einer anderen Person überprüfen zu lassen, die mit radiästhetischen Methoden vertraut ist, oder Sie selbst wiederholen die Abfrage zu verschiedenen Zeitpunkten noch einmal, um das Ergebnis abzusichern.

Alle in diesem Buch beschriebenen Anwendungen berücksichtigen mögliche methodische Fehler und schließen diese weitgehend aus. Sollten Sie die Übungen aus irgendeinem Grunde nicht im Stehen ausführen sondern im Sitzen, achten Sie unbedingt darauf, daß Sie Ihre Beine nicht kreuzen, wenn Sie mit dem Biotensor arbeiten, denn es kommt dadurch zu Anzeigefehlern. Natürlich gibt es noch eine Reihe weiterer Fehlerquellen, die hier nicht zur Besprechung anstehen, weil sie für die Übungen in diesem Buch keine Bedeutung haben.

Radiästhesie ohne Risiken und Nebenwirkungen

Zu den Risiken brauchen Sie keine Packungsbeilage zu lesen oder Ihren Arzt oder Apotheker zu fragen, sondern nur Ihren gesunden Menschenverstand zu benutzen. Gerade weil die Anwendungsmöglichkeiten so geradezu unendlich erscheinen, sind Einsteiger oft versucht, mit Hilfe des Pendels oder des Biotensors den geheimsten Fragen des Lebens und des Sterbens, der spirituellen Ebenen und des Universums auf den Grund zu gehen. Beflügelt durch gute Anfangsergebnisse bei realen Bezugspunkten, erscheint auch alles andere abfragbar zu sein. Grenzüberschreitungen in Bereiche, die wir mit unserem menschlichen Bewußtsein überhaupt nicht erfassen können, sind sehr verlockend, und die Grenzen sind keineswegs fixiert, sondern fließend, je nach Bewußtseinsstand des Anwenders. Da es auf diesem Gebiet keine geistigen Schlagbäume gibt, ist es leicht, unbemerkt die Grenzen zu überschreiten – unbemerkt heißt hier, daß man es selbst nicht bemerkt. Erst wenn die Abfrageergebnisse immer widersprüchlicher, unverständlicher und kurioser werden, ahnen die bis dahin ahnungslosen Grenzgänger ihren Fehler. In manchen Fällen versuchen sie gar sich ein neues Weltbild aus dem Tohuwabohu falscher Pendelergebnisse aufzubauen und die reale Welt so zu verbiegen, daß sie in den selbstgebastelten geistigen Irrgarten hineinpaßt. Doch die meisten finden dann nach einiger Zeit wieder den Ausgang aus diesem Dilemma. Das radiästhetische Unfallgeschehen ist aber im Vergleich zu anderen Risiken des täglichen Lebens verschwindend gering.

Abschließend noch ein Punkt, der mir wichtig zu erwähnen scheint: Radiästhetische Methoden können gute Hilfe leisten bei Fragen, die man anders nicht selbst beantworten kann. Man kann daraus lernen und verstehen. Aber einen Fehler darf man keineswegs machen, nämlich von seinem Biotensor, seinem Pendel oder seiner Rute abhängig zu werden. Leider gibt es Menschen, die glauben, keine eigene Entscheidung mehr treffen zu können, ohne vorher ihren Pendel zu befragen. Bleiben Sie deshalb bei Ihren Entscheidungen immer autonom! Mit radiästhetischen Methoden können Fragen geklärt, Beurteilungen erleichtert werden, Unverstandenes wird aufgehellt, es kann geholfen und gewarnt werden, damit eine qualitativ bessere Entscheidung getroffen werden kann, aber unter Einbeziehung des klaren Menschenverstands. Wer jedoch die Verantwortung für seine Entscheidungen dem Biotensor überträgt, wird sehr schnell merken, daß dies nicht der richtige Weg sein kann, denn gerade die absolute Selbstverantwortung ist eines der wesentlichen Ziele unseres menschlichen Entwicklungsprozesses.

Immer wieder wird mir in den Radiästhesieseminaren berichtet, welche phantastischen Bereicherungen die Teilnehmer dadurch für Ihr

Leben und ihr Bewußtsein erfahren haben. Viele Dinge sehen sie jetzt mit ganz anderen Augen und empfinden dies als wundervollen Zugang zu einer Erfahrungsebene, die ihnen früher nicht möglich war. Aber auch von ganz praktischen Erfahrungen, die besonders zu dem Thema dieses Buches passen, wurde mir berichtet: Eine Frau litt jahrelang unter verschiedenen Beschwerden. Nach dem Besuch eines Radiästhesieseminars fragte sie zuhause die pathogene Belastung ihres Schlafplatzes ab und fand unter anderem dabei heraus, daß die Erdung des Strom- und Rohrleitungsnetzes nicht in Ordnung sei. Ihr Mann hatte jedoch bereits im Jahr zuvor die Anlage von Fachleuten überprüfen lassen und schenkte deshalb dem Pendelergebnis seiner Frau keinen Glauben. Ihre Untersuchungen ergaben jedoch auch bei wiederholtem Abfragen immer wieder, daß die Erdung nicht in Ordnung sei. Um des lieben Friedens willen gab der Mann schließlich nach und ließ noch einmal einen Elektroinstallateur kommen, um die Anlage überprüfen zu lassen. Und siehe da, es stellte sich heraus, daß zwar eine Erdungsleitung vorhanden war, aber die Schraube, mit der das Erdungskabel an der Verteilerschiene anzuschrauben war, hing nur locker und ohne Kontakt mit der Schiene in der Anschlußbuchse – und die Erdung war eben wirklich nicht in Ordnung.

Durch solche Ergebnisse kommt auch so mancher Mann, der dem radiästhetischen Treiben mit großer Skepsis oder sogar Ablehnung gegenübersteht, zu ganz neuen Einsichten und Ansichten.

Vom richtigen Umgang mit dem Biotensor

Was ist ein Biotensor?

Der Biotensor ist ein einfach herzustellendes Gerät. Er besteht aus einem Griffstück, das gut in der Hand liegt, z. B. einem Stück Rundholz oder Besenstil von ungefähr 12 bis 13 cm Länge, einem Stück Stahldraht von 6 bis 10 mm Stärke, der etwa 50 cm aus dem Griff herausragt und an dessen Spitze ein Gewicht befestigt ist. Fertig! Für das Gewicht an der Spitze können Sie jedes beliebige Material verwenden, z. B. Holzringe oder kleine Kugeln, die im Bastelgeschäft erhältlich sind. Es geht aber auch mit einem Flaschenkorken, der wegen des Gewichts aber gekürzt werden muß, mit Kaugummi oder Knetmasse, je nach Belieben. Wie groß das Gewicht an der Spitze sein darf, müssen Sie selbst ausprobieren; es liegt meistens zwischen 3 bis 6 g und muß in richtiger Relation zur Länge und Stärke des Drahtes und zur Gesamtlänge des Gerätes stehen, damit er gut schwingt – nämlich nicht zu wibbelig schnell und nicht zu träge.

Das Geheimnis guter Biotensoren liegt in der optimalen Abstimmung aller Faktoren. Wer sich zeitaufwendiges Herumprobieren ersparen will, kauft sich vielleicht besser einen erprobten, gut ausgewogenen Biotensor. (Bezugsadresse finden Sie im Anhang.)

Es kann vorkommen, daß Sie einen gekauften Biotensor noch ein wenig auf Ihre eigene Schwingung abgleichen müssen, dann nämlich, wenn er zu schnell schwingt. Das könnte bei der Anwendung des später beschriebenen Zählverfahrens nachteilig sein. Schwingt er zu schnell, dann erhöhen Sie einfach das Gewicht an der Spitze etwas, indem Sie dort etwas ankleben. Ein Gramm kann schon genug sein.

Grundübungen mit dem Biotensor

Mit der Radiästhesie ist es wie mit den meisten Dingen im Leben: Ohne Übung geht alles nur halb so gut. Schwierig ist die Sache aber trotzdem nicht, denn selbst Kinder haben den Bogen meistens schon nach ein paar Minuten raus.

Das Nervensystem muß zunächst etwas »trainiert« werden, damit es die subtilen Impulse aus dem Unterbewußtsein in Körperreaktionen umzusetzen kann. Das Gute dabei ist, daß sich die dafür erforderlichen Vernetzungen quasi von selbst aufbauen. Das kann man etwa mit dem Telefonnetz vergleichen, bei dem sich Ihr Apparat durch den Irrgarten der Verteilerstellen und Relais selbst den Weg zum Anschluß sucht, den Sie erreichen wollen.

Nach wenigen Übungsminuten eröffnet sich dann eine ganz neue Wahrnehmungsebene, denn man kann damit natürlich nicht nur Informationen über Elektrosmog und was damit zusammenhängt bekommen, sondern auch eine Vielzahl von anderen Informationen abfragen, zu denen man bisher über das Tagesbewußtsein noch keinen Zugang hatte. Das Unterbewußtsein ist eine nahezu unerschöpfliche Informationsquelle, die Ihnen auf diesem Wege offensteht. Wenn Sie die große Palette der Anwendungsmöglichkeiten kennenlernen wollen, die Ihnen der Biotensor bietet, also nicht nur im Bereich Elektrosmog, lernen Sie dies gründlich und schnell in einem Biotensor-Seminar: z.B. das Austesten von Bach-Blüten, Medikamenten, Heilpflanzen, Chakras und allerlei mehr. (Eine Adresse dafür finden Sie im Anhang.)

Übung 1: Die eigene »Wellenlänge« einstellen

1. Sie stellen sich zunächst einmal aufrecht und gerade hin und halten den Biotensor fest, aber nicht verkrampft in der Hand.
2. Dann winkeln Sie Ihren Arm an, so daß der Biotensor sich etwa vor Ihrer Körpermitte befindet, ungefähr in Höhe des Bauchnabels.
3. Nun strecken Sie den Arm noch etwa 10 cm vor, also vom Körper weg.
4. Dann suchen Sie sich eine Einstellung, in der Ihr Biotensor gut in

Resonanz mit der Schwingung Ihres Biofeldes kommt, denn dann stellt sich eine kräftige waagerechte oder senkrechte Schwingung ein. Dazu schieben Sie den Handgriff in Ihrer Hand millimeterweise vor und zurück und beobachten, wie sich die Bewegungen des Biotensors dabei verändern.
Halten Sie den Biotensor dabei nicht krampfhaft ruhig, denn er soll ja gut schwingen, schließlich kann ein Biotensor, der stillsteht, nichts anzeigen. (Kleine Wackelbewegungen, die ganz natürlich sind, können Sie bedenkenlos zulassen, sie werden gleich von der eigenen, viel stärkeren Schwingung übersteuert.)
Sie werden feststellen, daß sich je nach Griffposition die Schwingungsrichtungen ändern, von horizontal auf vertikal oder umgekehrt, vielleicht ist der Ausschlag mal stärker und mal schwächer.

5. Suchen Sie sich nun die Position, in der der Schwingungsausschlag am stärksten ist. In dieser Position ist der Biotensor optimal auf Sie abgestimmt. Die Bewegung, die in dieser Position zu sehen ist, zeigt die Schwingung Ihres eigenen Biofeldes. Sie bleiben nun bei der nächsten Übung möglichst unverändert in dieser Position. Dazu können Sie auch eine Markierung auf dem Griff anbringen.
6. Sollte Ihr Biotensor nur schwache Schwingungsausschläge zeigen, können Sie dies ändern, indem Sie zu sich selbst sagen:

   Ich brauche einen stärkeren Ausschlag
   – noch stärker – noch stärker usw.

   Sie werden deutlich die zunehmende Stärke des Ausschlags bemerken. Umgekehrt können Sie auf diese Weise auch einen zu heftigen Ausschlag drosseln.

Übung 2: Programmierung der Biotensor-Anzeige
Bei dieser Übung geht es darum, eine mentale Selbstprogrammierung vorzunehmen, damit Sie die späteren Anzeigen dieser Einhandrute auch richtig interpretieren. Schließlich müssen Sie ein JA von einem NEIN unterscheiden können. Die Selbstprogrammierung ist einfach. Dazu führen Sie mit sich, und damit auch mit Ihrem Unterbewußtsein, ein mentales Selbstgespräch. Sie sagen zu sich selbst (wenn möglich sogar laut):

Für meine Fragen soll folgendes Antwortsystem gelten:
Antwort: JA – positiv
soll angezeigt werden durch senkrechte Schwingung analog zu Kopfnicken.
Antwort: NEIN – negativ
soll angezeigt werden durch waagerechte Schwingung analog zu Kopfschütteln.

Wiederholen Sie diese Eingabe so lange, bis bei der mentalen Eingabe JA – positiv der Biotensor in die senkrechte Schwingung übergeht, analog zum Kopfnicken; und bei NEIN – negativ in die Waagerechte, analog zum Kopfschütteln. Am Anfang wird es etwas länger dauern bis der Biotensor die Anzeige wechselt. Sie müssen deshalb zwischen JA und NEIN einen Moment warten. Dann trainieren Sie noch etwas weiter, bis die Anzeige durch den Biotensor unmittelbar erfolgt.

Unter Umständen kann es sein, daß Sie bei dieser Übung Schwierigkeiten haben, den Biotensor mental zu steuern. Das liegt dann höchstwahrscheinlich daran, daß zum Zeitpunkt dieser Übung eine energetische Blockade oder eine Störung im Übertragungsvorgang des Nervensystems besteht. Diese Störungen können bei jedem Menschen kurzzeitig auftreten, länger anhalten oder sogar chronisch werden. Manchmal kann man sie beheben. Das beschreibe ich im Kapitel *Wie Sie methodische Fehler und energetische Störungen vermeiden.*

Mentale Einflußnahme auf das Ergebnis

Wir haben anhand dieser Übung gerade erfahren, daß es möglich ist, die Anzeige durch den Biotensor mental zu beeinflussen. In diesem Fall war das auch beabsichtigt. Später soll die Steuerung der Anzeige aber durch das Unterbewußtsein erfolgen, und folglich müssen Sie dabei alles vermeiden, womit Sie über das Tagesbewußtsein, also über Ihre Gedanken, Einfluß auf die Anzeige ausüben. Sie müssen also lernen, sich gedanklich völlig zurückzuhalten. Schon der leiseste Gedanke an ein JA oder NEIN kann das Ergebnis in verfälschender Weise beeinflussen. Solange Ihnen die Antwort auf eine Frage gleichgültig sein kann, besteht auch kaum die Gefahr der gedanklichen Einflußnahme.

Wie aber ist es darum bestellt, wenn Sie von einem bestimmten Ergebnis sehr betroffen wären?

Ich höre Sie schon sagen: »Wie soll ich denn gedanklich neutral sein können, wenn ich an meinem Bett stehe und danach frage, ob es in einem elektrischen Feld steht. Schließlich wäre ich doch arg betroffen, wenn ein JA angezeigt würde. Und wenn ich daran denke, daß sich daraus vielleicht unbequeme Konsequenzen ergeben und daß das vielleicht die Ursache meiner morgendlichen Kopfschmerzen sein könnte – gar nicht auszudenken.« – Neutralität ade!

Sie haben völlig Recht. Verständlicherweise wäre Ihnen da ein NEIN als Antwort lieber als ein JA. Aber gerade das kann schon die Antwort des Unterbewußtseins überlagern. Generell kann man sagen: Je mehr Sie von dem Ergebnis betroffen sind, desto schwieriger ist es, gedanklich neutral zu bleiben. Gedankliche Neutralität ist also oberstes Gebot, wenn man mit radiästhetischen Methoden arbeitet; man muß auch diesen Zustand ein wenig üben.

Was können Sie in einem solchen Fall tun? Bei jeder Untersuchung, die Sie selbst zuhause machen, könnte sich ja leicht Wunschdenken einmischen. Es gibt tatsächlich mehrere Möglichkeiten:

A. Die beste zuerst: Sie üben und trainieren einen Zustand der inneren Unbetroffenheit zur Frage herzustellen. Wenn Sie schon einmal Autogenes Training gemacht haben oder gelegentlich meditieren, wird Ihnen das leicht gelingen. Hilfsweise können Sie versuchen sich vorzustellen, daß Sie die Untersuchung gar nicht für sich selbst, sondern für eine Freundin oder einen Freund durchführen.

B. Sie stellen Ihre Frage und fügen einen neutralisierenden Nachsatz an, der es dem Unterbewußtsein für einen Moment ermöglicht, seine Antwort »durchzubringen«, bevor das Wunschdenken einen Korrekturversuch unternimmt. Praktisch könnte das so aussehen:

   Stehe ich hier in einem elektromagnetischen Feld? – Ich weiß es nicht.

   Bewährt hat sich auch der Nachsatz:

   Jede Antwort ist möglich.

C. Wenn Sie aber nun merken, daß das alles nichts nützt, weil Sie einfach emotional zu sehr eingebunden sind, und die erste Antwort gleich von einer anderen, die dem Wunschdenkenbewußtsein ent springt, korrigiert wird, dann sollten Sie die Untersuchung – zumindest an den für Sie heiklen Stellen – von einer anderen Person durchführen lassen, weil Sie sich sonst vielleicht zu Ihrem eigenen Nachteil bemogeln.

Die Bedeutung Ihres Biofeldes

Gelegentlich hört man, daß die Ergebnisse radiästhetischer Untersuchungen nicht reproduzierbar seien, d. h., wenn die gleiche Untersuchung von verschiedenen Menschen vorgenommen wird, kommen sie nicht zu den gleichen Ergebnissen. Diese Aussage ist teilweise sogar richtig, und zwar kann das dann der Fall sein, wenn Vergleichsuntersuchungen mit Personen durchgeführt werden, deren Biofeld nicht stabil ist. Leider wissen aber weder die Testpersonen noch die Testleiter selbst, daß die Reproduzierbarkeit entscheidend von der Stabilität des Eigenfeldes abhängt. Sie wissen deshalb auch nicht, wie sie ihr Biofeld in den Zustand versetzen können, der für radiästhetische Arbeiten erforderlich ist. Damit Ihnen so etwas nicht passiert, machen wir jetzt einen kleinen Abstecher in Ihr eigenes Biofeld.

Zu Beginn einer radiästhetischen Untersuchung sollten Sie Ihrem Unterbewußtsein stets mitteilen, was Sie untersuchen wollen, und zwar mit dem Satz

Ich stelle mich ein auf . . .

Durch diesen Satz bewirken Sie, daß sich, ohne daß Sie etwas spüren, ein bestimmter Zustand Ihres Schwingungs- bzw. Biofeldes einstellt. Dies ist für eine zuverlässige radiästhetische Arbeit unerläßlich. Das Biofeld kann zwischen mehreren verschiedenen Zuständen hin- und herwechseln, ohne daß Sie selbst es merken. Aber nur in einem bestimmten Zustand können radiästhetisch richtige Ergebnisse erzielt werden. Wechselt das Biofeld im Laufe eines Untersuchungszeitraums in einen anderen Zustand, zeigt der Biotensor falsche Ergebnisse. Deshalb ist es außerordentlich wichtig, das richtige Feld immer wieder durch diese mentale Stimulierung (*Ich stelle mich ein auf. . .*) einzustellen und zu stabilisieren. In der Praxis empfehle ich folgende Vorgehensweise: Nach dem Satz *Ich stelle mich ein auf . . .* warten Sie einen Moment, bis die Einstellung vollzogen ist. Vereinbaren Sie mit sich, daß der Biotensor Ihnen durch ein JA anzeigt, solange die Einstellungsphase dauert, damit Sie nicht mit der Untersuchung beginnen, bevor Ihr Unterbewußtsein alles vollständig erfaßt hat. Die Einstellungszeit kann verschieden lang sein. Stellen Sie sich z. B. auf einen Menschen ein, also ein komplexes System, dauert der Vorgang länger, als wenn Sie sich auf ein Stück Holz einstellen.

Diese Einstellungsmethode für das Biofeld hat sich in vielen Tests mit Seminarteilnehmern immer wieder bewährt und macht die Verwendung eines sogenannten Suppressors[44] oder Stabilisators überflüssig.

Im Verlaufe länger andauernder radiästhetischer Arbeiten kann es ohne weiteres passieren, daß das Biofeld in einen anderen Zustand wechselt. Sie müssen deshalb immer wieder zwischendurch prüfen, ob Sie noch im richtigen Biofeld-Zustand sind, denn solche Störungen treten für Sie selbst völlig unbemerkt ein.

Ein Wechsel im Zustand des Biofeldes kann z. B. durch körperliche Bewegungen oder gedankliche Vorgänge verursacht werden. Nehmen wir einmal an, während der Untersuchung schießt Ihnen – vielleicht ausgelöst durch eine Bemerkung einer im Raum anwesenden Person – der Gedanke durch den Kopf, daß Sie Ihre Steuererklärung noch bis Ende der Woche zu Papier gebracht haben müssen. Vorbei ist es augenblicklich mit dem richtigen Eigenfeld und statt dessen stellt sich ein typisches Streßmuster im Biofeld ein, mit dem Sie nicht radiästhetisch arbeiten können. Je weniger Sie sich also ablenken oder ablenken lassen, und je öfter Sie sich immer wieder neu auf das einstellen, was Sie untersuchen wollen, desto zuverlässiger werden Ihre Ergebnisse sein.

Wie sie methodische Fehler und energetische Störungen vermeiden

Wenn Sie die Grundübung 1 gemacht haben, ohne daß Ihr Biotensor sich gerührt hat, wenn er also nicht bereit war, in irgendeine Richtung Schwingungsausschläge zu zeigen, dann kann das verschiedene Ursachen haben. Aber auch wenn Sie diesmal keine Störungen dieser Art hatten, könnte auch bei Ihnen eines Tages etwas Ähnliches eintreten. Deshalb sollten Sie dieses Kapitel nicht überspringen.

Mentale Blockade

Eine mentale Blockade kann auftreten, wenn Sie sich selbst gedanklich blockieren, also vielleicht denken: »So ein Umgang mit dem Biotensor können nur andere, bei mir funktioniert das sowieso nicht.« Vielleicht haben Sie ja schon einmal früher ohne Erfolg mit einem Pendel oder einer Wünschelrute geübt. Damals fehlte vielleicht die richtige Anleitung, oder Sie hatten gerade eine Blockade. Das konnten Sie nicht bemerken, und es hat deshalb damals nicht funktioniert. Wenn Sie diese Einstellung nicht aufgeben, kann es sein, daß sie weiterhin wirksam bleibt. Sagen Sie sich statt dessen, daß das, was bei anderen funktioniert, auch bei Ihnen möglich sein muß. Warum denn auch nicht? Am besten, Sie sprechen das einmal laut aus.

Zu mentalen Blockaden kann es aber auch dadurch kommen, daß Sie Pendel- und Wünschelrutenarbeit früher einmal aus Unkenntnis als Firlefanz abgetan und sich vielleicht darüber lustig gemacht haben. Dementsprechend schwer kann es deshalb jetzt sein, sich mit gerade diesen Methoden und Instrumenten anzufreunden. Aber wenn Sie es wirklich wollen, werden Sie es schaffen. Wer sich selbst helfen will und vielleicht auch anderen Menschen, der hat schon die stärkste Motivation.

Vielleicht hindern Sie aber auch religiöse Einstellungen an der Handhabung von Biotensor, Pendel oder Wünschelrute, weil Sie irgendwo gehört oder gelesen haben, daß man so etwas nicht tun dürfe, weil es Sünde oder Teufelswerk sei. Dann sollten Sie sich folgendes vergegenwärtigen:

Mit dem, was Sie hier lesen und lernen, können Sie Ihre Gesundheit bewahren und Ihr Leben schützen. Dieses wurde Ihnen vom Schöpfer gegeben, um in einem möglichst gesunden Körper Ihre Lebensaufgabe erfüllen zu können. Mit der Radiästhesie setzen Sie Gaben ein, die Ihnen von der Natur mitgegeben wurden, um damit Aufgaben erfüllen zu können, und nicht, um sie ungenutzt verkümmern zu lassen, denn das wäre eine Mißachtung dieser göttlichen Geschenke. Wenn Sie mit den Möglichkeiten der Radiästhesie auch anderen Menschen helfen, handeln Sie damit auch im Sinne christlicher Nächstenliebe. Was also sollte dem entgegenstehen? Selbst Papst Pius XII erkannte schon 1942: »Die Arbeit mit Rute und Pendel kann gefährlich werden, wenn Stolz, Neugierde oder Gewinnsucht die Beweggründe sind. Wenn aber ein Christ ganz den Willen Gottes tun will, sich bei der radiästhetischen Arbeit durch das Gebet schützt, wenn er diese Instrumente also nur im natürlichen Bereich – für die Werke der Liebe – z.B. zur Brunnensuche oder zur Wohnungsuntersuchung verwendet, so ist seine Arbeit auch von der Kirche gutgeheißen.«[45]

Körperliche, energetische und psychische Störungen

Radiästhesie funktioniert nur dann wirklich gut und einwandfrei, wenn wir »fit« sind, also einigermaßen ausgeruht, gesund und energetisch nicht gestört. Es kann also durchaus vorkommen, daß dies einmal nicht der Fall ist, denn wer könnte schon von sich behaupten, immer in solch einem Idealzustand zu sein? Störungen können auftreten, wenn man sich abgeschlagen, krank, überlastet und überfordert fühlt, aber auch, wenn man Medikamente eingenommen oder Alkohol getrunken hat. Ist man unausgeschlafen oder steht unter Streßeinwirkung, ist die Konzentrationsfähigkeit, die man für die Arbeit mit dem Biotensor unbedingt braucht, mitunter beeinträchtigt

Meine Erfahrung zeigt aber, daß die schwersten und nachhaltigsten Störungen bei den Menschen vorliegen, die durch geopathogene Störzonen (Erdstrahlen) oder elektropathogene Störfelder chronisch belastet sind. Infolge dieser Belastungen sind die Chakras (feinstoffliche »Energieräder«, die die Verteilung der Lebensenergie im Körper steuern) in ihrer Funktion stark beeinträchtigt. Da durch diese Einflüsse oft auch das Nervensystem gestört ist, können Reaktionsimpulse aus dem Unterbewußtsein nicht mehr richtig weitergeleitet werden. Das Nervensystem befindet sich in einem chronischen Anspannungszustand, der auch dann noch lange Zeit, manchmal sogar Monate, anhalten kann, nachdem die Person der Störzone nicht mehr dauerhaft ausgesetzt ist. Das Steuerungsprinzip in der Radiästhesie ist ein Wechsel zwischen Entspannung und Anspannung der Nervenbahnen, ausgelöst durch Impulse des Unterbewußtseins. Ein Nervensystem in gestörtem Zustand kann aber Impulse der anderen Bewußtseinsebene nicht mehr in Anspannung umsetzen, weil es sich bereits in einem im höchsten Maße angespannten Zustand befindet, es kann also nicht mehr reagieren.

Um es anschaulicher zu machen, stellen Sie sich vor, wie Sie im Sommer in die pralle Sonne blicken. Sie sind geblendet und müssen die Augen schließen. Würde Sie nun noch jemand zusätzlich mit einer Taschenlampe anstrahlen, würden Sie dies nicht mehr wahrnehmen können, zumal die Blendung durch die Sonne das verhältnismäßig schwache Licht der Taschenlampe völlig überstrahlt. Im unserem Fall entspricht der schwache Impuls unseres Unterbewußtseins dem schwachen Licht der Taschenlampe.

Auch Streß oder psychische Belastungen können vorübergehende Störungen hervorrufen. Es ist deshalb wichtig, daß Sie vor einer Untersuchung prüfen, ob Sie überhaupt in der Lage sind, sie durchzuführen. Dafür habe ich Tests entwickelt, die sich gut bewährt haben.

Selbsttest 1

Sie nehmen dazu wieder die Ausgangsposition der Grundübung 1 ein. Dann verschieben Sie den Biotensor wieder so lange in Ihrer Hand, bis er senkrecht schwingt. (JA-Anzeige)

Wenn Sie den Biotensor in der rechten Hand halten, dann legen Sie die Innenseite der freien linken Hand flach an Ihre rechte Schläfe.

Wippt der Biotensor weiter senkrecht, ist die Polung Ihres Nervensystems in Ordnung. Ändert sich die Schwingungsrichtung beim Anlegen der Hand an die Schläfe liegt eine Störung vor. Wenn Sie den Biotensor mit der linken Hand halten, machen Sie den Test entsprechend seitenverändert, also die freie rechte Hand an die linke Schläfe.

Probieren Sie ruhig einmal aus, wie der Biotensor reagiert, wenn Sie die freie Hand an die Schläfe derselben Körperseite legen und nicht über Kreuz. So sehen Sie den Unterschied.

Achtung! Bei diesem Test dürfen Sie sich natürlich nicht selbst bemogeln und Ihren Wunsch mit einfließen lassen, weil Sie gerade jetzt die Untersuchung unbedingt machen wollen. Damit könnten Sie diesen Test natürlich gedanklich beeinflussen.

Selbsttest 2
Vorsichtshalber machen Sie zusätzlich zu diesem ersten Test noch einen zweiten – ohne sich selbst dabei auszutricksen, versteht sich. Sie nehmen dazu wieder die Grundstellung wie bei Grundübung 1 ein.
Dann sagen Sie zu sich mental:

Ich stelle mich auf mich selbst ein.

(Lassen Sie sich die Dauer der Einstellphase vom Biotensor durch »JA« anzeigen.)

Bin ich jetzt in der Lage, eine Untersuchung mit dem Biotensor zu machen?
– Jede Antwort ist möglich.

Nehmen wir mal an, beide Tests würden ergeben, daß bei Ihnen eine Störung vorliegt, dann ist guter Rat vor allem dann dringend gefragt, wenn Sie die Untersuchung nicht auf einen anderen Zeitpunkt verlegen können. Sie brauchen den berühmten Trick 17 aus der Zauberkiste der Profiradiästhesisten, mit dem man ja manchmal ein Problem lösen kann. Bitte, hier ist er:

Trick 17: Eine energetische Störung beheben
Sie halten sich die Innenseite der linken Hand auf die Stirn und die rechte Hand flach an den Hinterkopf. Dadurch lösen sich oft sehr schnell Blockaden. Bleiben Sie ungefähr 1 Minute in dieser Position,

und wiederholen Sie dann die beiden Selbsttests. Die Chancen, daß die Tests nach dieser Übung positiv ausfallen stehen gut.

Nun haben Sie aber vielleicht einen ganz besonders schlechten Tag erwischt, an dem auch Trick 17 die Störung nicht beseitigen kann, und dann stehen Sie da, und nichts geht mehr – rien ne va plus! Na gut, dann versuchen Sie sich eben anders zu helfen – mit Trick 18:

Trick 18: Das Nervensystem regenerieren
Sie ziehen sich für 5 bis 10 Minuten an einen ruhigen Ort zurück. Setzen Sie sich an einen Tisch, stützen Sie ganz unmanierlich beide Ellenbogen auf die Tischplatte, und legen Sie Ihre Handflächen auf die Ohren, so daß die Handchakras in den Handflächen die Ohren bedekken und die Fingerspitzen nach oben zeigen. Sofort werden Sie in Ihren Handflächen ein Rauschen hören, das mit einem feinen Rattergeräusch unterlegt ist. Die Lautstärke dieses Ratterns zeigt Ihre mentale Anspannung und das unausgewogene Verhältnis zwischen Ihrer linken und rechten Gehirnhälfte.

Wenn Sie nun in die Handflächen hineinlauschen, haben Sie zunächst vielleicht den Eindruck, daß sich dabei nichts tut. Aber wenn etwas Zeit verstrichen ist, merken Sie, daß das Geräusch etwas leiser und das Rattern langsamer wird. Dann brauchen Sie noch ein wenig Geduld, und das Stakkato klingt langsam ab. Plötzlich ist dann kaum noch etwas zu hören.

Nach dieser Übung werden Sie bemerken, daß Sie sich wesentlich ruhiger fühlen als vorher. Wenn Sie allerdings in der Zeit, in der Sie dort mit angelegten Ohren saßen, über etwas nachgedacht haben, was vielleicht auch noch emotional erregend ist, bringen Sie das Rattern natürlich nie zur Ruhe. Sie sollten also versuchen, in diesen paar Minuten möglichst an nichts zu denken und nur den Geräuschen in Ihren Handflächen zu lauschen und wie sie nach und nach abklingen.

Wenn Sie nun den Selbsttest noch einmal wiederholen, müßte schon eine wahrhaft massive Störung vorliegen, wenn das Ergebnis immer noch negativ wäre.

Diese Übung können Sie übrigens generell immer dann einsetzen, wenn Sie sich unausgeglichen und unruhig fühlen, vor allen Dingen aber, wenn Sie einmal nachts nicht schlafen können und wach liegen. Besonders schön ist dabei, daß dieses Schlummermittel garantiert keine Nebenwirkungen hat.

Noch ein Trick?

Nein, noch ein guter Rat. Ich habe oft die Beobachtung gemacht, daß ich mich nach einer Untersuchung etwas ermüdet fühlte, weil die Störfelder, wenn man sich intensiv darauf einstellt, einem viel Energie entziehen. Tests in meinen Seminaren zeigen, daß sich die Aura unter dem Einfluß einer pathogenen Störzone innerhalb einer Minute enorm zusammenzieht. Diese Verdichtung des eigenen Energiefeldes dient dem Schutz des Körpers, verbraucht offenbar aber auch viel Körperenergie. Nach einer längeren Untersuchungszeit macht sich das dann als Müdigkeit bemerkbar.

Um diesem Energieabzug entgegenzuwirken, hat es sich bewährt, ein Fläschchen Bach-Blütenessenz mit dem Namen »Rescue« (Notfalltropfen) am Körper zu tragen, z. B. in der Hosentasche. Bei Untersuchungen sollten Sie sich damit ausstatten. Die Wirkung ist vergleichbar mit dem Ausgleichseffekt bestimmter Edelsteine (siehe Kapitel *Selbstschutz durch Edelsteine*), die man in der Brust- oder Hosentasche trägt, wenn man z. B. am Computer arbeitet. Sie brauchen diese Tropfen nicht einzunehmen, das schont Ihr Taschengeldbudget. Sie wirken, ähnlich wie die Edelsteine, allein durch ihre Schwingung auf den Aurabereich und stabilisieren so die Funktionsabläufe und den Energiefluß im Körper. Bach-Blüten bekommen Sie rezeptfrei in jeder Apotheke. Darüber hinaus können Sie sich aber auch, vielleicht zusätzlich, einen mentalen Schutzmantel aufbauen. Darüber erfahren Sie später noch etwas.

So programmieren Sie sich auf Elektrosmog

Die wesentlichste Voraussetzung dafür, daß Sie zu guten Ergebnissen kommen, ist die klare Vorstellung von dem, was Sie suchen. Sich einen Goldbarren vorzustellen ist sicher nicht so schwierig, aber wie visualisiert man ein EWF (elektrisches Wechselfeld), ein EMF (elektromagnetisches Feld oder ein HF-Feld (Hochfrequenz-Feld)?

Stellen Sie sich die Felder wie einen Nebel vor, der sich um ein Kabel oder ein Elektrogerät herum ausbreitet, wie es auch der Bedeutung des Wortes Elektrosmog bzw. Elektronebel entspricht. Allerdings müssen wir noch lernen, die verschiedenen Arten der Felder voneinander zu unterscheiden.

In diesem Fall arbeiten wir nicht mit einer bildhaften Vorstellung, sondern mit dem Einprägen und der Erinnerung an eine Wahrnehmung dieser Felder. Wir können sie zwar in der Regel nicht spürbar wahrnehmen, denn das erfolgt erst bei sehr hohen Stromwerten, aber unser Nervensystems registriert auch schwächere Felder, die biologisch sehr wirksam sein können, ganz genau. Diese Wahrnehmung können wir auf der unbewußten Gefühlsebene abspeichern und später wieder abrufen.

Programmierung auf elektrische Wechselfelder

Suchen Sie sich irgendwo in der Wohnung eine funktionierende Steckdose, an der aber nichts angeschlossen sein darf, damit dort nur ein EWF, aber kein EMF vorhanden ist. Dann nehmen Sie die Programmierung vor, indem Sie die Innenseite der flachen Hand auf die

Steckdose legen und den Biotensor in der anderen Hand halten. Sie sagen zu sich:

Ich will an dieser Steckdose mein Unterbewußtsein auf elektrische Wechselfelder programmieren, damit ich später diese Programmierung immer wieder abrufen und sie von anderen Feldern unterscheiden kann. Dieses Feld, das ich jetzt an meiner Hand wahrnehme, ist ein elektrisches *Wechselfeld.*

Lassen Sie Ihre Hand eine Minute auf der Steckdose liegen, und Sie sind programmiert. Wenn Sie wollen, können Sie bei der Programmierung Ihren Biotensor in der anderen Hand halten und sich durch einen Wechsel der Schwingungsrichtung von JA auf NEIN anzeigen lassen, wann die Programmierung abgeschlossen ist.

Es mag sein, daß Ihnen dieses Verfahren am Anfang zu einfach vorkommt. Doch Sie werden wie viele andere vor Ihnen erfahren, daß es funktioniert. Jeder von uns hat sicher schon erlebt, daß er auch nach Jahrzehnten noch in der Lage ist, sich nicht nur an den Ablauf bestimmter Ereignisse zu erinnern, sondern auch an die Gefühle, die er dabei empfunden hat, manchmal kommen sogar emotionale Reaktionen wieder hoch. Deshalb ist es einleuchtend, daß dies auch bei Empfindungen möglich ist, die man sich ganz bewußt eingeprägt hat.

Programmierung auf magnetische Wechselfelder

Als nächstes programmieren Sie sich auf ein elektromagnetisches Feld, indem Sie jetzt an diese Steckdose eine Lampe, einen Toaster, ein Bügeleisen oder irgendeinen anderen Stromverbraucher anschließen und ihn einschalten. Durch den Stromverbrauch entsteht ja zusätzlich zu dem elektrischen Wechselfeld eine magnetische Feldkomponente, so daß wir von einem elektromagnetischen Feld sprechen.

Nun wiederholen Sie den Vorgang und halten für die Zeit der Programmierung das isolierte Anschlußkabel in der einen und den Biotensor in der anderen Hand und sagen zu sich:

Ich will an diesem Kabel mein Unterbewußtsein auf elektromagnetische Felder programmieren, damit ich später diese Programmierung immer wieder abrufen und sie von anderen Feldern unterscheiden kann. Dieses Feld, das ich jetzt an meiner Hand wahrnehme, ist ein elektromagnetisches *Feld.* Mit dieser Methode können Sie übrigens später bei einer Untersuchung Ihre Programmierung wieder «auffrischen», wenn Sie das Gefühl haben, sie könnte schon etwas verblaßt sein, aber nötig wird das kaum sein.

Kontrolle der Programmierung

Dazu brauchen Sie einen Assistenten oder eine Assistentin, der/die nichts weiter tun muß, als einen Schalter bedienen.

Sie machen die Sache folgendermaßen: Sie schließen einen Stromverbraucher an ein längeres Kabel an und legen es so unter einer Tür hindurch, daß eine Schlaufe dieses Kabels auf Ihrer Seite der Tür ist (vgl. Abb. 7, S. 133).

Ihr Helfer steht auf der anderen Seite der Tür und schaltet dort ein elektrisches Gerät oder eine Lampe abwechselnd ein und aus. Das Gerät darf natürlich kein Geräusch machen, und die Tür sollte geschlossen sein, damit Sie den Lichtschein der Lampe nicht sehen können.

Ihr Gegenüber fragt Sie dann durch die Tür, ob ein- oder ausgeschaltet ist. Sie programmieren sich so, daß der Biotensor Ihnen anzeigt, wenn ein elektromagnetisches Feld auf der Leitung ist, also wenn ein Stromverbraucher eingeschaltet ist. Sie können sich so programmieren, daß der Biotensor Ihnen anzeigt, wenn Strom durch die Leitung »fließt«. Teilen Sie Ihrem Gegenüber das Ergebnis mit und lassen sich von dort die Richtigkeit bestätigen. Sie können dieses Spielchen in verschiedenen Varianten spielen. Es ist ein gutes Training für Sie. Mit einer steigenden Zahl von Versuchen werden Sie immer sicherer.

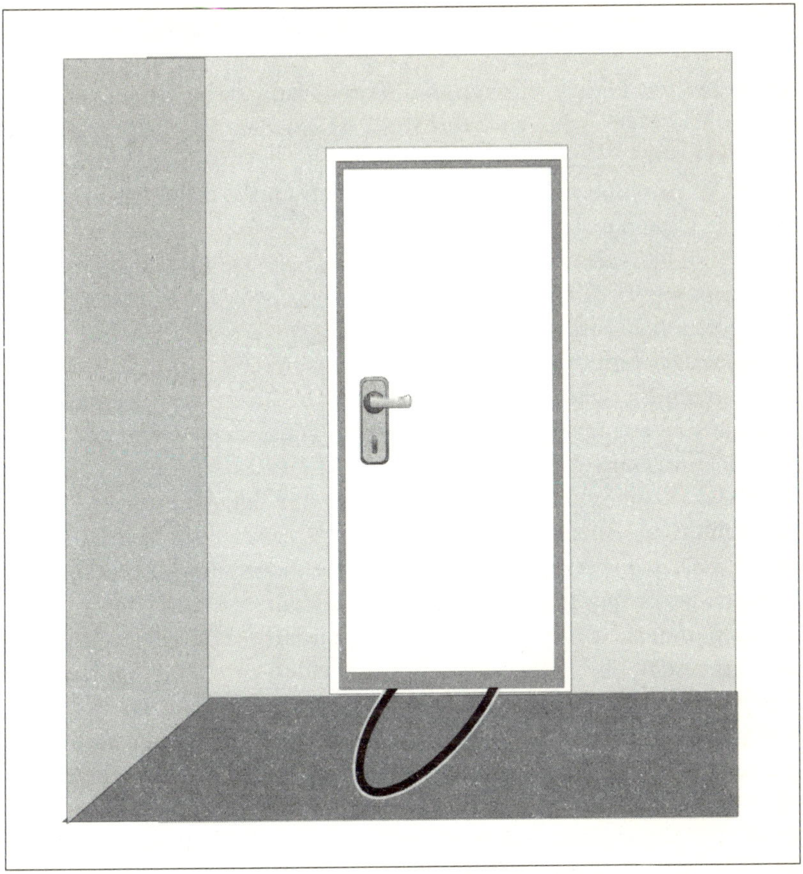

Abb. 7 Blindtest zur Überprüfung der eigenen Programmierung. Hinter der Tür wird von einer zweiten Person ein Stromverbraucher, der an dem Kabel angeschlossen ist, ein- und ausgeschaltet. Der »Prüfling« auf dieser Seite der Tür läßt sich vom Biotensor anzeigen, wann ein elektromagnetisches Feld auf der Leitung ist.

Programmierung auf Hochfrequenz

Wenn Sie ein Handy oder ein drahtloses Haustelefon haben, schalten Sie es ein. Halten Sie mit der einen Hand den Biotensor, und die Innenseite Ihrer freien Hand halten Sie etwa eine halbe Minute in die Nähe der Antenne (nicht direkt anfassen). Dadurch programmieren Sie sich. Sie sagen zu sich:

Ich will an diesem Gerät mein Unterbewußtsein auf Hochfrequenz-Felder programmieren, damit ich später diese Programmierung immer wieder abrufen und sie von anderen Feldern unterscheiden kann. Das Feld, das ich jetzt an meiner Hand wahrnehme, ist ein Hochfrequenz-*Feld.*

Auch wenn Sie kein Handy oder drahtloses Haustelefon haben, können Sie sich auf Hochfrequenz programmieren, denn wenn ein Fernsehgerät im Haus ist oder wenigstens ein Antennenanschluß, genügt auch das. Dann nehmen Sie einfach das an der Antennensteckdose angeschlossene Antennenkabel des Fernsehgerätes oder Radios in die Hand, oder Sie legen die flache Hand auf eine Antennensteckdose und nehmen die Selbstprogrammierung wie bei einem Handy vor.

Nach dieser Selbstprogrammierung wird Ihr Unterbewußtsein in der Lage sein, die drei verschiedenen Felder zu unterscheiden. Das kann dann wichtig sein, wenn Sie irgendwo auf Elektrosmog-Felder treffen, deren Quelle nicht sofort erkennbar ist. Außerdem muß man immer damit rechnen, daß sich auch gemischte Felder bilden können. Ein Hochfrequenz-Feld ist beispielsweise eine Mischung aus elektrischem Wechselfeld und magnetischem Wechselfeld, bei der beide Komponenten so miteinander verkoppelt sind, daß man sie nicht mehr getrennt voneinander messen kann. Da sich dieses Feld bei hoher Schwingungszahl vom Kabel ablöst, spricht man hier von einer Strahlung.

So können z.B. Dachisolierungen aus Glaswolle, die mit einer Aluminiumschicht versehen sind, nicht nur elektrische Felder von Stromkabeln aufnehmen und weiterleiten, sondern auch wie Antennen Mikrowellen von Sendern einfangen. Deshalb sollte man auch abfragen, ob die Folie neben EWF auch HF abstrahlt.

Startschuß für eine Untersuchung

Wenn Sie auf die vorhergehenden Tests die Bestätigung erhalten haben, daß keine persönlichen Störungen vorliegen, können Sie nun mit der eigentlichen Untersuchung anfangen.

Zunächst arbeiten Sie nur mit dem Biotensor, also ohne technische Meßgeräte, um das Verfahren nicht zu komplizieren. Später bespreche ich noch, wie Meßgeräte bei Ihren eigenen Untersuchungen einzusetzen sind und welche sinnvoll sind. Alle Schritte einer Schlafplatzuntersuchung werden ausführlich nacheinander beschrieben. Auf S. 157 sind alle Punkte in Stichworten in einer *Checkliste zur Standortuntersuchung* zusammengefaßt, nach der Sie in der Praxis später vorgehen können. Die Vorgehensweise ist im wesentlichen auch auf die Untersuchung anderer Standorte (z. B. Arbeitsplätze) übertragbar.

1. Stellen Sie sich mental ein

Zu Beginn der Untersuchung ist es wichtig, daß Sie Ihr Unterbewußtsein in die Arbeit mit einbeziehen und ihm mitteilen, woran es mitwirken soll. Sie sagen sich also:

Ich stelle mich auf den Raum ein, den ich auf E-Felder untersuchen will.

Da Sie sich durch die Lektüre dieses Buches schon damit befaßt haben, was Sie mit E-Feldern meinen, ist dieser Begriff bereits in Ihrem Unterbewußtsein abgespeichert. Außerdem haben Sie sich ja schon selbst auf diese Felder programmiert, so daß vom Unterbewußtsein auch die verschiedenen Arten der Felder unterschieden werden können. Bevor Sie nun beginnen, sollten Sie nicht vergessen sich einen Lichtschutzmantel zu geben, der schädliche Auswirkungen der Störzonen auf Ihren Körper verhindert. Wie Sie dies tun lesen Sie später im

Kapitel *So neutralisieren Sie kostenlos Belastungen von Elektrosmog. Die Wirksamkeit des mentalen Schutzmantels.*

2. Stellen Sie die elektrischen Felder an den Wänden fest

Sie verschaffen sich zunächst einen Eindruck davon, wie weit die elektrischen Wechselfelder sich von den Kabeln her ausbreiten. Dadurch bekommen Sie eine Vorstellung davon, welche Sicherheitsabstände zu Stromkabeln später einzuhalten sind. So kann man schon vorab erste Rückschlüsse auf die Erdung von Kabel- und Rohrleitungssystemen bzw. auf den vermutlichen Zustand der Kabelisolierung ziehen.

Stellen Sie sich vor eine Wand, an der sich ein ganz normaler Lichtschalter (kein Dimmer!) befindet. Falls das Licht brennt, schalten Sie es für diesen Test aus, damit ausschließlich ein elektrisches Wechselfeld, aber kein elektromagnetisches Feld an der Zuleitung zu diesem Schalter vorhanden ist.

Vergewissern Sie sich nun, ob die Zuleitung zu diesem Schalter von oben kommt, meistens von einer Abzweigdose unterhalb der Decke. Sie fragen dazu:

Kommt die Zuleitung zu diesem Schalter von oben?

Das ist in fast allen Fällen so installiert (vgl. Abb. 8, S. 137). Wenn Sie ein NEIN bekommen, sagen Sie zu sich:

Der Biotensor soll mir zeigen, von wo die Zuleitung zu dem Schalter verlegt ist.

Führen Sie den Biotensor kreisförmig um den Schalter herum, und Sie bekommen angezeigt, auf welcher Seite die Zuleitung angezeigt wird. In seltenen Fällen kann die Zuleitung direkt hinter dem Schalter durch die Wand verlegt sein. In diesem Fall suchen Sie sich eine andere Leitung mit Schalter, aber möglichst im gleichen Raum, denn es können von Raum zu Raum erhebliche Unterschiede bei der Ausdehnung von elektrischen Wechselfeldern vorhanden sein.

Sie treten 2 Schritte zurück und stehen mit Ihrem Biotensor in Grundstellung vor der Wand. Dann sagen Sie zu sich:

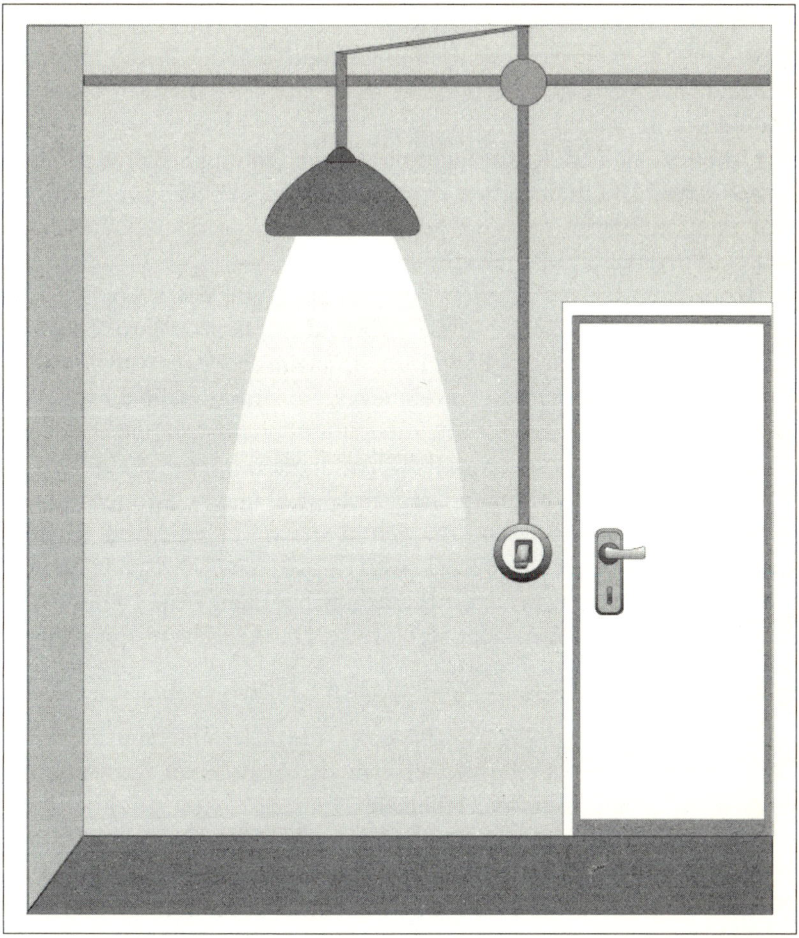

Abb. 8 So wie hier sind die Leitungen meistens verlegt. Ein Zuleitungskabel verläuft knapp unterhalb der Decke. Von dort zweigen Leitungen ab, die zu Schaltern, Steckdosen und Lampen führen.

Der Biotensor soll mir zeigen, wie weit sich das EWF (elektrische Wechselfeld) von der Stromleitung ausdehnt.

Bewegen Sie sich nun im Zeitlupentempo auf die Wand mit dem Schalter zu. Sie stellen sich dabei vor, daß die Biotensorspitze Ihr Meßsensor ist.

Halten Sie den Biotensor nicht direkt in Richtung Schalter, sondern besser zwei Handbreit neben den Schalter, in die Richtung, wo die Zuleitung verlegt ist, denn der Schalter verursacht größere EWF als das Kabel und verfälscht den Eindruck.

Beobachten Sie, in welchem Abstand zur Wand der Biotensor eine Reaktion zeigt. Sie können diesen Abstand mit dem Zollstock messen und ihn sich notieren. Das kann schon allein deswegen sinnvoll sein, weil Sie dann die Wirkung eventueller Sanierungsmaßnahmen, wie Anbringung einer neuen Erdung oder einer Potentialausgleichsschiene, überprüfen können, durch die die Ausdehnung des EWF reduziert werden soll. Um den genauen Grenzabstand zu finden, können Sie den Biotensor ein paarmal langsam zentimeterweise vor- und zurückführen. Eine Abstrahlung bis zu etwa 10 cm vom Kabel ist in Wohnhäusern normal, bei größeren Reaktionsabständen liegen ungünstige Installationsbedingungen oder -fehler vor. Das kann dann später überprüft werden.

Manchmal ist in der Wand statt eines normalen Lichtschalters ein *Dimmer* eingebaut. Mit ihm kann man das Licht nicht nur ein- und ausschalten, sondern in der Helligkeit regulieren. Diese Dimmer können größere Felder verursachen als normale Lichtschalter. Dadurch kann ein falscher Eindruck von der Ausdehnung der EWF im Raum entstehen, weil man versehentlich die Feldausdehnung des Dimmers mißt und nicht die der Stromleitung. Suchen Sie sich also am besten für die Untersuchung einen ganz normalen Lichtschalter, oder halten Sie mindestens 40 cm Abstand zum Dimmer.

Als nächstes prüfen Sie, ob das EWF sich nur unmittelbar um die Stromleitung herum ausbreitet oder vielleicht über die ganze Wand. Um dies festzustellen, gehen Sie nun vom Schalterkabel aus mit Ihrem

Biotensor seitlich vor der Wand entlang. Sie halten ihn in einem Abstand von etwa 10 cm zur Wand. Sie müssen nun Ihre mentale Abfrage etwas ändern, da der Biotensor jetzt nur ein EWF anzeigen würde, aber beispielsweise kein EMF. Es könnte jedoch sein, daß in dieser Wand Steigleitungen zu darüber- oder darunterliegenden Stockwerken verlegt sind. Diese können neben dem EWF auch ein EMF aufweisen. Deshalb programmieren Sie um und sagen zu sich:

Wenn ich mit der Spitze des Biotensors in ein EWF oder EMF komme, soll der Biotensor mir das anzeigen.

Wenn dann eine Anzeige erfolgt, fragen Sie nach:

Handelt es sich hier um ein EWF? (Anzeige abwarten)

Ist es ein EMF? (Anzeige beobachten)

Es ist natürlich nicht ausgeschlossen, daß der Biotensor bei beiden Fragen ein JA anzeigt. Dieses Vorgehen ist praktischer, weil Sie sonst die Wand zweimal mit jeweils anderer Mentalabfrage abgehen müßten.

Wenn die Erdung des Hauses einwandfrei ist und die Kabel keine Isolierungsmängel haben, wird der Biotensor anzeigen, daß in einem Abstand von 10 bis 15 cm von der Schalterleitung kein EWF mehr vorhanden ist. Das bedeutet, der Biotensor müßte zwischen 2 Leitungen auf die Anzeige NEIN umschwingen (Beispiel A). Macht er dies nicht, liegen entweder weitere Kabel in der Wand, oder es liegen Mängel vor, durch die sich Felder übermäßig weit ausdehnen können (Beispiel C).

Beispiel A:

Nehmen wir einmal an, daß in der Wand, die Sie untersuchen, mehrere senkrecht verlegte Kabel liegen, dann würde Ihr Biotensor dies durch einen Wechsel in der Anzeige markieren. Am Schalterkabel würde er JA anzeigen, im Raum zwischen den Leitungen NEIN, dann beim zweiten Stromkabel wieder JA und dann im nachfolgenden freien Stück bis zur Wandecke wieder NEIN (vgl. Abb. 9, S. 140).

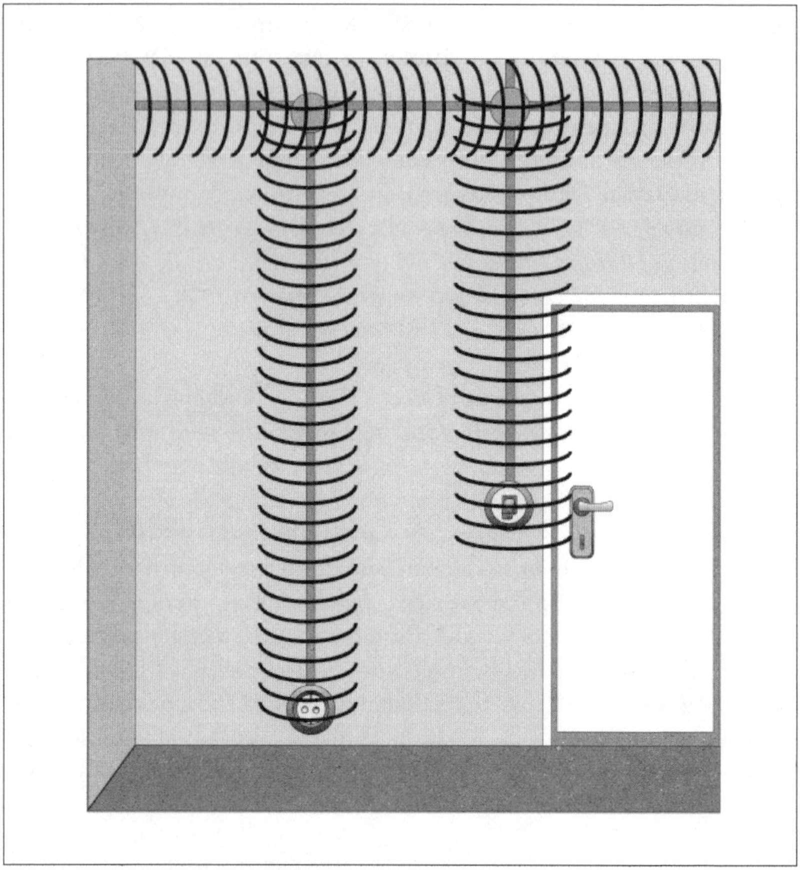

Abb. 9 Die Reaktionsbereiche des Biotensors, wenn Sie mental darauf eingestellt sind, nach einem EWF zu suchen. Die Reaktionszonen sind radial 10 bis 15 cm um die Kabel herum, wenn Installation und Erdung einwandfrei sind.

Beispiel B:
Wenn dieser Anzeigenwechsel ausbleibt und der Biotensor ständig JA anzeigt, müssen Sie von einem Installations- oder Isolierungsmangel ausgehen, der es ermöglicht, daß sich Kriechströme oder Felder über die ganze Wand ausdehnen. Feuchte Wände begünstigen eine solche Ausbreitung natürlich sehr, weil die Wände dadurch leitfähiger werden. Rein theoretisch könnte es noch einen anderen Grund geben, weshalb der Biotensor ständig JA anzeigt: Es könnten so viele Kabel in der Wand verlegt sein, daß sich deren Felder so überlappen, daß es zwischen den Feldern keine freien Zwischenräume mehr gibt. Das ist aber schon sehr unwahrscheinlich und entspricht nicht der allgemeinen Installationspraxis (vgl. Abb. 10, S. 142).

Beispiel C:
Aber auch in einem solchen Fall können Sie klären, ob die Felder so groß sind, daß es dazwischen keine feldfreien Räume mehr gibt, oder ob mehrere Kabel in der Wand quasi flächendeckende EWF verursachen. Sie stellen dies fest, indem Sie Ihre mentale Programmierung ändern und nicht mehr nach Feldern, sondern nach verlegten Stromkabeln fragen. Die sind nämlich viel schmaler als die von ihnen verursachten Felder. Das Unterbewußtsein nimmt Ihre Fragen wörtlich und unterscheidet zwischen Feldern und verlegten Kabeln. Sie werden den Unterschied zwischen Beispiel B und C schnell bemerken. Bei C sind die Zwischenräume viel größer (vgl. Abb. 11, S. 143).

Es ist auch möglich abzufragen, ob in der Wand Flachleitungen oder runde Kabel verlegt sind. Dabei ist es vorteilhaft, sich solche Kabel möglichst bildhaft vorzustellen. Um den genauen Verlauf des Kabels zu ermitteln, können Sie mit der flachen Hand oder auch nur mit der Fingerspitze langsam über die Wand streichen. Den Biotensor halten Sie dabei in der anderen Hand und beobachten, an welcher Stelle er reagiert. Dieses Verfahren ist noch genauer.

Da in ungünstigen Fällen auch metallene Rohrleitungen der Wasserversorgung oder des Heizungssystems E-Felder aufweisen, weil EWF angekoppelt haben, können von diesen Rohren ebensolche Felder

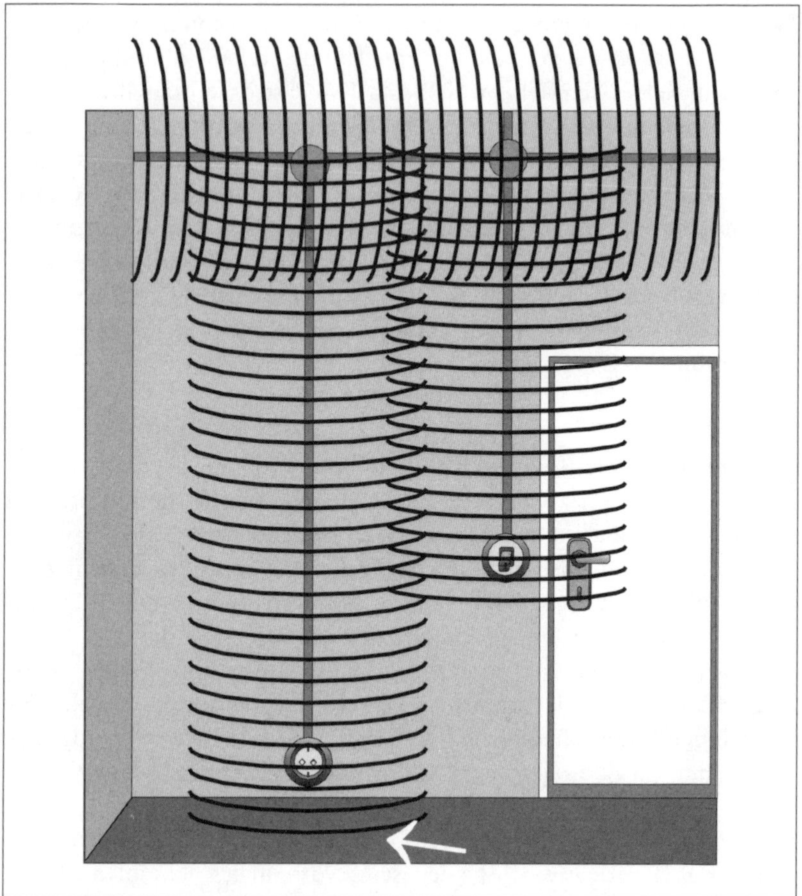

Abb. 10 Installationsmängel oder ungenügende Erdung können große Wechselfelder verursachen, die in den Raum hineinragen (siehe Pfeil); 1,50 m Feldradius sind dabei durchaus möglich. Ankoppelungseffekte mit Türrahmen aus Metall oder Federkernmatratzen sind daher vorprogrammiert. Hier wird es dann u. U. schon schwierig, für das Bett einen unbelasteten Platz an einer Wand zu finden.

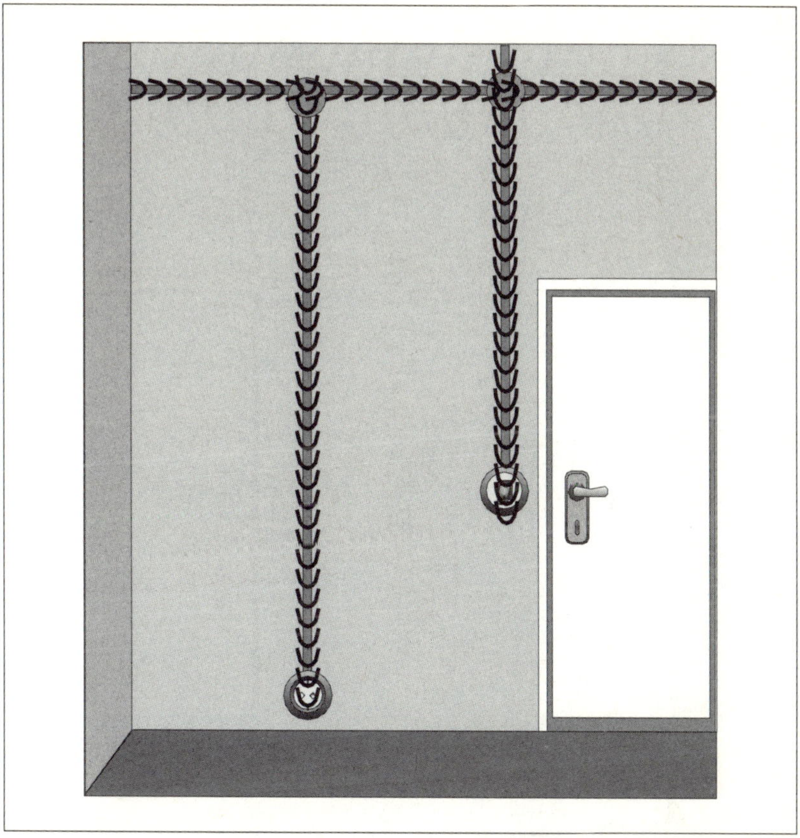

Abb. 11 Die Reaktionsbereiche des Biotensors, wenn Sie mental darauf eingestellt sind, nach verlegten Kabeln und nicht nach Feldern zu suchen. Die Reaktionszonen sind sehr dicht um die Kabel herum. Gehen Sie langsam, um sie nicht versehentlich zu übersehen. Ein Kabel dieser Art hat meistens nur 1 cm Durchmesser.

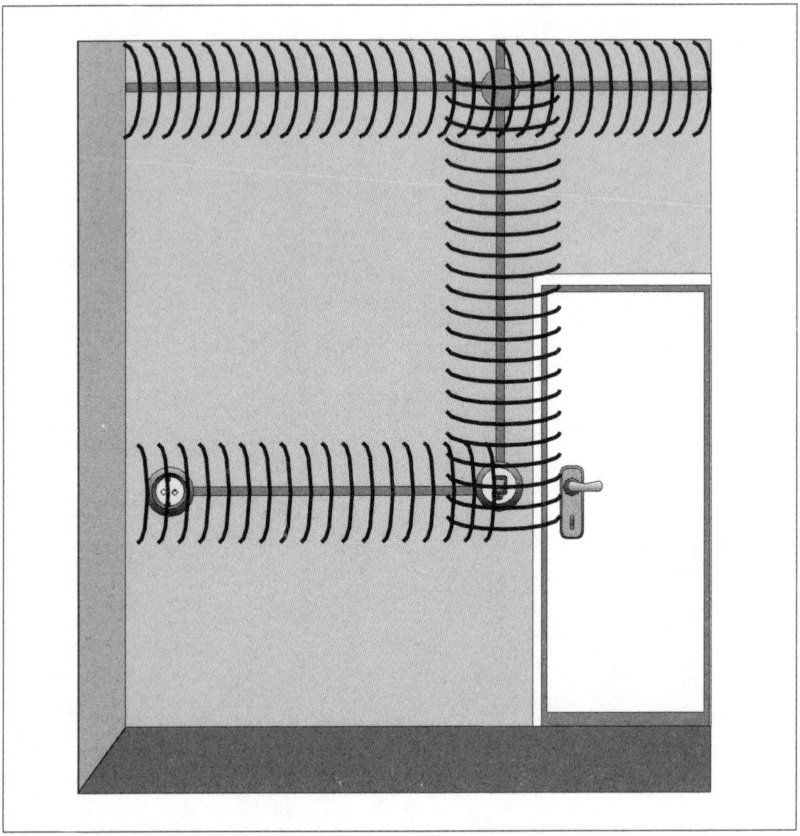

Abb. 12 Bei waagerecht verlegten Leitungen können Sie den Eindruck bekommen, die ganze Wand stehe unter einem Spannungsfeld, weil Sie den Biotensor gerade in der Höhe halten, in der das Kabel verlegt ist. Eine solche Leitungsführung stammt vermutlich von einem Amateur.

ausgehen wie von Stromleitungen. Sie können im Zweifel aber durch mentale Abfrage klären, ob es sich um eine Stromleitung oder eine Rohrleitung handelt.

Beispiel D:
Es gibt den Spruch »Irren ist männlich«, aber wenn Kabel so verlegt sind wie in diesem Beispiel, kann sich jeder leicht täuschen. Das Kabel ist hier wenig professionell waagerecht verlegt (vgl. Abb. 12, S. 144). Das kann bei einer radiästhetischen Mutung natürlich zu Irritationen und falschen Schlüssen führen.

Wenn Sie an der Wand entlang gehen, zeigt Ihnen der Biotensor dann ständig ein JA, weil Sie ihn zufällig in Höhe eines waagerecht verlegten Kabels halten. Also überall Felder? Als Ursache kämen immerhin Kriechströme auf der Wand durch einen elektrisch leitenden Putz oder große Felder durch verschiedene Installationsmängel in Betracht. Wichtig ist bei einem solchen Verdacht, daß man die Wand an einigen Stellen auch einmal bis zum oberen und unteren Rand untersucht. Dadurch klärt sich schnell, was hier wirklich vorliegt. Dafür können Sie die klassische Haltung des Biotensors so ändern, wie Sie es hierbei brauchen.

Die Gründe für solche abenteuerlichen Installationen sind vielfältig. Vielleicht brauchte man in der Ecke gerade eine Steckdose für den Fernsehapparat, und weil man nicht noch eine zusätzliche Abzweigdose in die Wand stemmen wollte, wurde einfach das Kabel vom Lichtschalter aus verlängert. Manchmal fehlte aber auch ein Stückchen Kabel, und deshalb wählt man den kürzesten Weg zum Ziel, schließlich will man doch wegen der paar fehlenden Zentimeter nicht einen neuen 10-Meter-Ring kaufen. Hobbyelektriker nehmen es eben manchmal mit der offiziellen Leitungsführung nicht so genau – Hauptsache wir kriegen den »Saft« dahin, wo wir ihn brauchen – und das notfalls auch querfeldein. Solche Arbeiten sollten sie vielleicht doch besser von Elektroinstallationsfirmen ausführen lassen.

Bedenken Sie, daß die Verhältnisse von Wand zu Wand, aber vor allem von Raum zu Raum recht verschieden sein können, so daß Sie vorsichtshalber alle Wände bei der Untersuchung berücksichtigen sollten.

Richtig fragen ist der Schlüssel zum Erfolg

Viele Mißerfolge bei der radiästhetischen Arbeit beruhen darauf, daß die Fragen, die an das Unterbewußtsein gestellt werden, nicht präzise genug formuliert sind. Das Unterbewußtsein nimmt Fragen absolut wortwörtlich und nicht sinngemäß auf. Ein Beispiel soll dies verdeutlichen: Sie haben auf dem Markt Äpfel gekauft und wollen wissen, ob diese mit Chemikalien behandelt wurden, die Ihrer Gesundheit nicht gerade zuträglich sind. Sie wollen deshalb eine Abfrage mit dem Biotensor vornehmen. Sie können die Frage z. B. so formulieren:

Sind diese Äpfel gespritzt?

Für Sie ist natürlich klar, was gemeint ist – aber leider nicht für das Unterbewußtsein. Wenn die Äpfel zum Zwecke der Reinigung mit Wasser abgespritzt wurden, bevor sie auf den Markt kamen, dann könnte dies zu einer JA-Antwort des Biotensor führen und Sie vielleicht veranlassen, den Biobauern auf dem Markt grundlos »zur Schnecke« zu machen, weil er Ihnen hoch und heilig versprochen hat, die Äpfel seien nicht »gespritzt«. Ach ja, solche Fallstricke warten auf den Radiästhesisten an allen Ecken und Enden, und leicht kann man sich darin verfangen. Überlegen Sie, wie Sie die Frage genauer formulieren können.

Kommen wir nun zu unserem Thema zurück. Sie wollen z. B. wissen, ob ein Raum durch Hochfrequenz besonders belastet ist, vielleicht durch einen Richtfunkstrahl oder etwas Ähnliches und fragen:

Gibt es in diesem Raum Hochfrequenz-Felder?

Mit absoluter Sicherheit wird der Biotensor Ihnen mit JA zunicken, es sei denn, Sie befänden sich in einem absolut abgeschirmten Raum, denn unsere normalen Räume sind ständig von unzähligen Rundfunk-, Fernseh-, Satelliten-, Sprechfunk-, Radar- und Mobiltelefonsendern durchdrungen, das alles ist Hochfrequenz-Strahlung, also Mikrowellen!

Diese normale HF-Bestrahlung haben Sie aber gar nicht gemeint, sondern Sie wollten eine über das normale Maß hinausgehende Einstrahlung erfragen. Dann müssen Sie das deutlich mental formulieren.

Vielleicht so:

Ist dieser Raum von einer besonders hohen Hochfrequenz-Strahlung betroffen, die über dem sonst üblichen Maß liegt?

Und wenn Sie wollen, können Sie noch einen Nachsatz anhängen:

. . . die sich störend oder krankmachend auf die Menschen auswirken kann, die hier wohnen?

Etwas Gutes hat das mit dem genauen Fragen aber schon, so lernt man ganz nebenbei, sich viel genauer auszudrücken. Dabei werden Sie feststellen, wie schwierig es manchmal ist, etwas wirklich genau zu formulieren.

So finden Sie Störfelder an Ihrem Schlafplatz

Was Ihre Gesundheit angeht, so ist Ihr Schlafplatz der wichtigste Standort bei Ihren Untersuchungen. An zweiter Stelle rangiert in der Regel der Arbeitsplatz, wenn dieser an einen festen Platz gebunden ist, z. B. ein 8-Stunden-Tag an einem Schreibtisch oder an einer Maschine. Wenn Sie in einem typischen »Elektroberuf« mit erhöhten Feldeinflüssen arbeiten, kann jedoch auch dieser Tatsache primäre Bedeutung zukommen. An den Schlafplatz müssen wir also die höchsten Anforderungen hinsichtlich der Elektrosmog-Belastung stellen und deshalb alle nur denkbaren Feldeinflüsse berücksichtigen, denn eine Störung in der Nachtzeit kann ja die lebenswichtige Melatoninproduktion völlig zum Erliegen bringen.

Da die Untersuchungsmethode für praktisch alle Räume gleich oder zumindest ähnlich ist, beschreibe ich hier das systematische Vorgehen und weise auf Besonderheiten und Variationsmöglichkeiten hin. Eine Zusammenfassung folgt dann am Ende dieses Kapitels.

Ihr besonderes Interesse sollte am Anfang der Frage gelten, ob das Bett so weit von der Wand entfernt steht, daß eine dort schlafende Person mit EWF und EMF nicht in Berührung kommen kann. Wie das geht, habe ich im vorherigen Kapitel erläutert. Steht das Bett zu nah an einer Wand, von der elektrische Felder ausgehen, oder werden solche Felder durch Verlängerungskabel bzw. Verteilersteckdosen hinter oder unter dem Bett hervorgerufen, so besteht die Gefahr, daß es zu einem Ankoppelungseffekt kommt. Das bedeutet, daß sich das elektrische Feld in seinem Ausbreitungs- und Erdungsdrang unseres Körpers bedient, der ja mit seinem Wasseranteil von rund 70% einen recht guten Leiter für elektrische Ströme bietet. In der Regel spüren wir das nicht – zumindest nicht direkt, sondern erst an den dadurch später hervorgerufenen Symptomen. Nun reicht es manchmal aber nicht aus, nur dafür zu sorgen, daß die Felder den Körper nicht direkt erreichen, denn es gibt andere Umstände, die eine Ankoppelung selbst bei ausreichendem Abstand ermöglichen, nämlich indirekt.

Metalle sind optimale Leiter für Strom. Ein Bett mit Metallrahmen ist deshalb geradezu ideal, um es unfreiwillig zu elektrifizieren oder um es als Hochfrequenz-Antenne wirken zu lassen. Deshalb sollte bei Betten mit Metallrahmen die mögliche Ankoppelung von elektrischen Feldern aus Stromleitungen an den Metallrahmen ausgeschlossen sein und ein entsprechender Abstand eingehalten werden. Probleme kann es dennoch geben, und zwar dann, wenn Hochfrequenz-Felder auf den Schlafplatz einwirken – doch dazu später.

Auch aus geopathologischer Sicht sind Betten mit Metallrahmen außerordentlich problematisch, weil sie durch Erdstrahlen aufgeladen werden können und neben beträchtlichen Schlafstörungen krankmachende Wirkungen haben können.

Sie stellen zunächst mit dem Biotensor den erforderlichen Abstand zwischen Wand und Bett fest. Dann rücken Sie das Bett soweit ab, daß der Kopf nicht im Wechselfeld liegen kann. Befinden sich Heizkörper, die Felder aufweisen können oder Nachtspeicheröfen in Bettnähe, fragen Sie mit dem Biotensor ab, ob der Abstand dazu ausreichend ist (Stichwort *Nachtspeicherofen* beachten!) Nach dem Motto »Gemessen ist gut – Kontrolle ist besser«, fragen Sie mental ab:

Steht das Bett noch unter dem Einfluß von EWF oder EMF?

Und zu Ihrer Überraschung nickt Ihnen der Biotensor mit seiner Spitze Ihnen ein freundliches, aber mahnendes JA zu, obwohl das Bett doch weit genug von der Wand entfernt steht. Jetzt muß man bedenken, daß Metalle ja sehr gute elektrische Leiter sind und daß der Rahmen des Metallbettes für eine Feldankoppelung geradezu ideal ist. Also muß nicht nur der Kopfbereich frei sein, sondern auch der ganze Bettrahmen. Das bedeutet, daß der Abstand zwischen Bett und Wand weiter vergrößert werden muß. Sicherheitshalber fragen Sie danach noch einmal ab:

Steht das Bett in einem EWF oder EMF?
Und möglicherweise zeigt der Biotensor weiterhin ein JA als Antwort.

Es ist durchaus möglich, daß das Feld nicht nur von der Wand her das Bett erreicht, sondern auch von losen Kabeln in Nähe des Bettes. Deshalb kontrolliert man als nächstes, ob nicht Anschluß-, oder Verlängerungskabel von Nachttischlampen oder Radioweckern zwischen Bett und Nachttisch herunterhängen. Messen Sie mit Ihrem Biotensor nach, und stellen Sie fest, ob die Felder von Kabeln, Lampen oder Geräten bis zur Matratze reichen. Das kann ein weiterer Grund für die Stromfeldbelastung des Bettes sein, denn Sie wissen, daß Federkernmatratzen bei Elektroeinfluß gute elektrische Leiter sind. Ähnlich wie beim Bett mit Metallrahmen leiten die Federspiralen aus Metall die elektrischen Wechselfelder so weiter, daß sie sich über die ganze Matratze ausdehnen – und wie! Bei einem Fall in Kassel konnte ich am Fußende einer Federkernmatratze noch 120 V/m messen. Ursache war ein Kabel der Nachttischlampe, das über den Bettpfosten gehängt war, um den Schalter im Dunkeln leichter finden zu können. Als der Eigentümer des Bettes den Meßwert sah, wurde er etwas blaß um die Nase. Wichtig ist also, daß elektrische Wechselfelder nicht an Matratzen ankoppeln können, und wenn sie sich einmal eine neue kaufen, nehmen Sie besser eine ohne Metall im Innenleben.

Wenn Sie außer Haus eine Untersuchung durchführen und nicht wissen, ob es sich um eine Federkernmatratze handelt oder nicht, fragen Sie mental ab, und der Biotensor wird es Ihnen zeigen:
Ich stelle mich auf diese Matratze ein – Pause –
Handelt es sich um eine Federkernmatratze? oder
Befinden sich im Innern der Matratze Metallspiralen?
Besteht ein elektrisches Feld an den Federkernen?
Nun verlegen Sie alle Kabel von Nachttischlampen, Radioweckern, Heizdecken, Ventilatoren, Verlängerungskabel und Verteilersteckdosen so weit vom Bett weg, daß keine elektrischen Felder ankoppeln können. Telefonkabel sind zwar im Grunde unbedenklich, aber sie

können den Stromfeldern dazu verhelfen, auf ihnen ins Bettchen überzuspringen. Entfernen Sie auch die Verlängerungskabel unter dem Bett, und bringen Sie die Trafos der Niedervolt-Nachttischlampen außer Reichweite.

Wenn Sie eine Nachttischlampe haben, die einen Zwischenschalter im Kabel hat, sollten Sie den Stecker einfach einmal umgedreht in die Steckdose stecken, das bewirkt manchmal Wunder. Vielleicht steht die Lampe dann nicht mehr unter Feldeinfluß. Warum das so ist, lesen Sie im Kapitel *Die richtige Steckerposition ist Glücksache.*

Jetzt vergewissern Sie sich noch einmal durch Abfrage, ob noch ein Stromfeld an der Matratze oder am Metallbettrahmen anliegt. Wenn der Biotensor immer noch nickt, spielen Sie vielleicht schon mit dem Gedanken, daß das mit dem Biotensor wohl doch nicht so richtig funktioniert. Vielleicht wäre es aber tatsächlich möglich, daß ein EWF oder EMF vom Fußboden aus abstrahlt? (Siehe Kapitel *Das könnte auch Ihnen passieren – Beispiele aus der Praxis* unter *Alufolien.*)

Ja – und wie kommen solche Felder dann an die Liegefläche? Erstmal können sie natürlich so weit ausgedehnt sein, daß sie tatsächlich hoch über den Boden hinausragen und das Bett erreichen, aber wenn nicht, dann sind die Metallfüße des Bettes die schönsten Leitbahnen für solche Felder. Von da aus geht es dann weiter an den Metallrahmen des Bettes, und von dort ist es zu den Metallfederkernen der Matratze nur noch ein »elektrischer« Katzensprung.

Mit Ihrem Biotensor gehen Sie die Sache so an:

Ich stelle mich auf den Fußboden ein – Pause –

Gehen von diesem Boden EWF oder MWF aus?

Wenn ja:

Wie hoch ragt das EWF über den Boden hinaus? und

Wie hoch ragt das EMF über den Boden hinaus?

Dabei nähern Sie Ihren Biotensor langsam dem Boden. Nun sehen Sie, bis zu welcher Höhe die Felder sich ausbreiten.

Ach ja, und da liegt ja auch ein Stromkabel in der Betondecke unter dem Bett, und das Armierungsgitter ist ja schließlich auch kein schlechter Leiter. Aber zum Glück schalten die Hausbewohner unter Ihnen ja nachts die Deckenlampe aus. Und was ist eigentlich mit den elektrisch betriebenen Jalousien? Wo verläuft doch gleich das Zuleitungskabel dafür?

Merken Sie sich an dieser Stelle etwas ganz Wichtiges: Elektromagnetische Felder durchdringen Wände und Geschoßdecken völlig ungemindert. Wenn Sie sich das richtig bildhaft vorstellen, wird Ihnen klar, daß ein EMF auf der einen Seite der Wand durch einen Kühlschrank, einen Fernseher oder ein anderes Gerät, das auf der anderen Seite der Wand steht, erzeugt werden kann (vgl. Abb. 13, S. 153). Solange beide Wandseiten zu Ihrer Wohnung gehören, brauchen Sie drüben im Raum nur umzustellen. Schwieriger kann es sein, wenn es die Trennwand zur Nachbarwohnung ist.

Sollten Sie eine solche Untersuchung einmal nicht am eigenen Schlafplatz vornehmen und trotz aller bisher getroffenen Maßnahmen noch immer ein EWF oder EMF angezeigt bekommen, schauen Sie nach, ob es sich vielleicht um ein Wasserbett oder ein Bett mit elektrischer Höhenverstellung handelt. Die Ursache kann, wie schon erwähnt, eine im Bett liegende Heizdecke sein, selbst wenn sie ausgeschaltet ist. Nun werfen Sie doch noch vorsichtshalber einen Blick auf den Radiowecker, der Sie früh morgens mit dem besten Mix der schönsten Hits aus den süßen Träumen reißt. Im Gegensatz zur Nachttischlampe, die ja nachts ausgeschaltet wird, bleibt der Radiowecker ja ständig wegen der elektrischen Uhr eingeschaltet. Sein Innenleben, der Trafo, erzeugt ein magnetisches Feld. Das ist nicht weiter problematisch, wenn er nur weit genug vom Bett entfernt steht. Aber allzuweit weg stellt man ihn auch nicht gerne, denn man will ja nicht gleich aufstehen müssen, um schlaftrunken auf die Schlummertaste zu tippen. Und so bestimmen dann meistens die anatomischen Gegebenheit der Armlänge den gerade noch erträglichen Abstand. Wenn Sie den voll ausschöpfen, also so etwa 1 m, dann reicht das auch, wie Sie gleich selbst mit dem Biotensor überprüfen können.

Viele Menschen leiden jahrelang unter Kopfschmerzen, Migräneschüben, aber auch schweren Erkrankungen, bis sich dann eines Tages herausstellt, daß der Radiowecker dicht am Kopf auf der Nachtkonsole

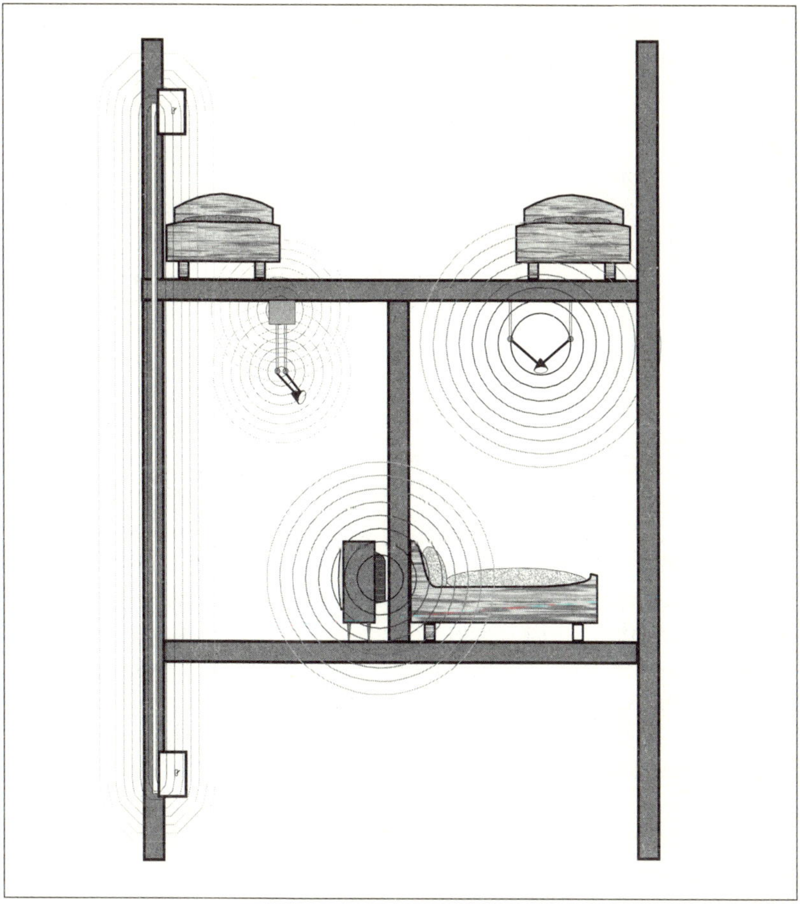

Abb. 13 Hier sehen Sie, wie elektromagnetische Felder von einem Raum in einen anderen hinüberwirken, und zwar auch durch Geschoßdecken und Wände hindurch. Auch Fernsehgeräte und Steigleitungen (links) können Elektrosmog im Raum erzeugen. Niedervoltlampen, deren Transformatoren oft unter der Decke angebracht sind, verursachen weit größere Felder als Lampen mit 230 Volt-Glühbirnen.

Schuld daran war. Nicht zu zählen ist die Zahl der Tablettenröhrchen, die dafür geleert wurden: Doch als man dann auf Sicherheitsabstand ging, war quasi über Nacht der Spuk vorbei!

An diesem ganz wesentlichen Merkmal erkennen Sie, neben Schlafproblemen, den gestörten Schlafplatz:
Der Betroffene fühlt sich morgens nach ausreichendem Schlaf nicht ausgeruht, sondern erschöpft, müde, abgeschlagen und energielos.

Wie groß der Abstand zu Ihrem Bett sein muß, kommt ganz auf Ihr Gerät an. Sie aktivieren Ihre mentale Programmierung für EMF ein und sagen zu sich:

Ich stelle mich auf den Radiowecker ein. – Pause –

Der Biotensor soll mir zeigen, wie weit das EMF des Radioweckers reicht.

Jetzt halten Sie Ihren Biotensor über das Kopfkissen und bewegen ihn langsam auf den Radiowecker zu, bis Ihnen der Rand des Feldes durch einen Anzeigewechsel von NEIN auf JA angezeigt wird.

Wenn der Abstand trotzdem noch nicht ausreicht, versuchen Sie es mal mit einer leichten Drehung des Gerätes, denn elektromagnetische Felder können sich in verschiedene Richtungen unterschiedlich weit ausdehnen, je nach Konstruktion des technischen Innenlebens.

Zahlreiche Beobachtungen weisen darauf hin, daß die roten Leuchtziffern einiger Radiowecker für den Menschen eine sehr viel störendere Wirkung haben als Leuchtziffern in anderen Farben. Sie enthalten Gallium-Arsenit, eine Salzverbindung mit Arsen. Es kann deshalb ratsam sein, den Wecker so zu stellen, daß die Leuchtziffern nicht direkt auf das Bett gerichtet sind – oder noch besser: Verbannen Sie ihn ganz aus dem Schlafraum.

So kontrollieren Sie Ihre Programmierung

Am Radiowecker können Sie übrigens sehr gut prüfen, ob die mentale Programmierung noch stimmt und ob das Unterbewußtsein noch elektrische Wechselfelder von elektromagnetischen Feldern unterscheiden kann. Lassen Sie sich nacheinander die Reichweite beider Felder anzeigen. Sie werden unterschiedlich groß sein. Bekommen Sie für beide Feldarten genau die gleiche Ausdehnung angezeigt, sollten Sie die mentale Programmierung auffrischen und die entsprechende Übung wiederholen. Davon werden Sie aber höchst selten Gebrauch machen müssen.

Hochfrequenz – gute Nacht!

Abschließend sollte nun noch kontrolliert werden, ob Hochfrequenz-Felder übermäßig stark auf den Schlafplatz einwirken, auch wenn Sie nicht auf einem Sendemast oder neben einer Radarstation wohnen und auch kein Handy mit ins Bett nehmen!

Wenn im Schlafzimmer eine Stehlampe mit einem Dimmer auf dem Fußboden vorhanden ist, dann sollte dieser nicht auf dem Teppichboden liegen. Die elektronischen Bauelemente des Dimmers verursachen ein relativ kleines HF-Feld, das sich jedoch über textile Gittergewebe (Grundgewebe vieler Teppichböden) weitreichend ausdehnen kann, wie Versuche der Gesellschaft für physikalische und medizinische Radiästhesie gezeigt haben. Allerdings können die Hochfrequenz-Felder nicht von einem Textilgitter auf ein anderes überspringen. Ich verrate hier schon mal einen Trick, der eigentlich erst bei den Sanierungstips dran ist: Kleben Sie einfach eine Lage Stoff oder ein Stück Teppichboden unter den Dimmer, dann kann sich das HF-Feld nur bis zum Rand dieses Gewebes ausdehnen, und das endet dort, wo sie es abschneiden, also am Gehäuserand des Dimmers.

Steht ein Fernsehgerät oder ein Hi-Fi-Türmchen mit Anschluß an die Antennenanlage im Raum, dann achten Sie darauf, daß das Antennenkabel nicht mit dem Teppichboden in Berührung kommt, weil sonst der gleiche Effekt eintreten kann. Halten Sie mindestens 6 cm Abstand zum Boden. Das Kabel hat zwar eine Abschirmung, die Einstrahlungen in das Kabel verhindert, um den Empfang nicht zu beeinträchtigen, aber die Abschirmung verhindert nicht, daß sich um das Kabel herum ein HF-Feld aufbaut. Diese Felder sind zwar nicht stark, aber wenn man deren Einfluß reduzieren kann, sollte man es auf diese Weise tun.

Personentest

Am Schluß Ihrer Untersuchung empfehle ich Ihnen, einen Personentest durchzuführen. Dazu legt sich eine Person auf das Bett. Stellen Sie die elektrischen Bedingungen her, wie sie während der Schlafzeit gegeben sind.

Sie programmieren sich, wie folgt:

Ich stelle mich auf die Person ein, die auf dem Bett liegt. – Pause –
Hat diese Person eine Belastung durch EWF?
– durch EMF ?
– durch HF?

Nach jedem Begriff machen Sie eine kleine Pause, um die Reaktion des Biotensors abzuwarten. Werden keine Belastungen mehr angezeigt, fragen Sie weiter:

Bestehen noch andere Belastungen?

Ist die Antwort JA, fragen Sie weiter:

Belastung durch Erdstrahlen?
Belastung durch Erdstrahlenreflexionen? (Zum Beispiel durch Spiegel)
Belastung durch Federkernmatratze?

Bei jeder Frage, die positiv beantwortet wird – d. h., es liegt eine Belastung vor –, fragen Sie gleich nach:

Ist die Belastung störend? (Antwort abwarten)
Ist die Belastung krankmachend?

So kommen Sie auch zu einer klaren Beurteilung der Belastung.

Werden alle Fragen mit NEIN beantwortet, ist der Schlafplatz optimal entstört.

Glauben Sie nicht, daß Sie auf die Abfrage der Erdstrahlenbelastung verzichten können, weil Sie vielleicht im 7. Stock eines Hauses wohnen. Diese Art Strahlung durchdringt die Gebäude ungehindert, besonders bei Betonbauweise. Bekommen Sie eine Belastung durch Erdstrahlen oder Erdstrahlenreflexe angezeigt, sollten Sie deren Strahlungsintensität nach der im folgenden Kapitel beschriebenen Methode ermitteln und, falls erforderlich, einen Geopathologen zu Rate ziehen. (Die Adresse des Berufsfachverbandes der Geopathologen e. V. finden Sie im Anhang.) Da Sie aber nun schon einige radiästhetische Kenntnisse haben und mit einem Biotensor umzugehen wissen, können Sie sich auch in einem Erdstrahlenseminar Kenntnisse der Geopathologie aneignen und Erdstrahlenuntersuchungen selbst durchführen, ebenso wie Elektrosmog-Untersuchungen. (Seminaradresse im Anhang)

Noch ein Tip: Wenn Sie eine Belastung durch die Federkernmatratze angezeigt bekommen, liegt das an der Drehrichtung der Federkernspiralen. Drehen Sie die Matratze einfach so um, daß die untere Seite nach oben gekehrt wird. Dann wiederholen Sie die Abfrage. In den meisten Fällen ist die Belastung dann nicht mehr vorhanden. Sicherheitshalber machen Sie sich dann den Vermerk »oben« auf die Matratze, damit eine Verwechslung der Seiten für die Zukunft ausgeschlossen ist. Vorgegebene Sommer- oder Winterseiten der Matratzen sollten Sie nicht davon abhalten, auf der für Sie besseren Seite zu schlafen.

Checkliste zur Schlafplatzuntersuchung

1. Mentale Einstellung auf den zu untersuchenden Platz:
   Ich stelle mich auf den Schlafplatz (den Raum) ein.

2. Fragen zum Bett:
   Hat das Bett einen Metallrahmen/Metallfederrahmen? (Wenn ja, dürfen die Stromfelder nicht bis an den Rand des Bettes heranreichen.)
   Hat das Bett eine Federkernmatratze? (Wenn ja, dürfen die Stromfelder nicht bis an die Matratze heranreichen.)
   Handelt es sich um ein Wasserbett?
   Hat das Bett eine elektrische Höhenverstellung?

3. Elektrische Wechselfelder (EWF): Strahlen die Wände, die Decke oder der Fußboden EWF ab? Wenn ja, wie weit reichen sie in den Raum hinein? Reichen EWF bis zum Bett/bis zur Matratze? Ist die biologische Wirkung der Federkernmatratze negativ? (Matratze gegebenenfalls wenden und Abfrage wiederholen)
4. Befinden sich Beleuchtungskörper in Nähe des Bettes? – Auf den Nachttischen? – Hinter einer Blende am Kopfteil? Wie weit reichen die EWF der Zuleitungen? Lassen sich die Zuleitungen weiter vom Bett entfernen? Befinden sich hinter oder unter dem Bett Verlängerungskabel oder Mehrfachsteckdosen? Wenn Niedervoltlampen verwendet werden: – Wo befinden sich die Trafos dafür? – Ist der Abstand zum Bett groß genug?
5. Elektromagnetische Felder (EMF): Bestehen EMF an den Wänden, der Decke oder am Fußboden? Gibt es ein EMF an der Wand, an der das Bett steht? Steht in der Nähe des Bettes ein Radiowecker oder Unterhaltungselektronik? (HiFi-Anlagen, Fernsehgerät, andere Geräte) Hat der Wecker rote Leuchtziffern? Wie weit reichen die EMF des Weckers und der elektrischen Geräte? Wie weit reichen die EWF des Weckers und der elektrischen Geräte?
6. Hochfrequenz (HF): Gibt es im Raum einen oder mehrere Dimmer? – In der Wand oder am Bett? – Wie weit reichen deren EWF, EMF und HF-Felder? – Liegt ein Kabeldimmer auf dem Teppichfußboden? Breitet sich ein HF-Feld über den Teppichboden aus? – Was ist die Ursache? (Antennenkabel?/Dimmer?) Gibt es eine störende oder krankmachende HF-Einstrahlung von außerhalb des Schlafraumes?
7. Personenbelastungstest durchführen

Ermitteln Sie individuelle Grenz- und Belastungswerte

Wenn Sie sich bis zu diesem Kapitel durchgearbeitet haben, ist Ihnen sicher inzwischen klar geworden, daß Grenzwerte und DIN-Normen für Sie persönlich kein Maßstab sind, weil Sie erstens nicht auf Ihre persönliche Sensibilität, Belastung und Belastbarkeit abgestimmt sind, zweitens von einem unvollständigen Beurteilungsmodell ausgehen und deshalb drittens ohnehin viel zu hoch angesetzt sind.

Um für sich selbst einen Bewertungsmaßstab für die Elektrosmog-Belastung zu finden und die Frage zu klären, wie Sie die gesundheitlichen Risiken einer Belastung einzuschätzen haben, können wir uns keiner technischen Meßapparaturen bedienen, weil es diese noch nicht gibt. Technische Meßgeräte können zwar anzeigen, wieviel Strom über Ihren Körper fließt, wenn Sie im Bett liegen oder wie stark z.B. die elektromagnetischen Felder an Ihrem Küchenherd sind. Aber was sagen diese Werte für Sie persönlich aus? Zwar kann man von den Meßwerten auf ein niedrigeres oder ein höheres Risiko schließen – mehr aber auch nicht.

Wenn Sie nun aus den bereits zitierten Forschungsergebnissen wissen, daß von bestimmten Werten an das gesundheitliche Risiko zunimmt, bedeutet das für Sie persönlich, daß Sie zunächst erst einmal Sorge dafür tragen, daß die Stromfelder, denen Sie ausgesetzt sind, diese Werte nicht erreichen.

Soweit Forschungsergebnisse auf statistisch ermittelten Daten beruhen, handelt es sich um Durchschnittswerte, bei denen es im Einzelfall deutliche Abweichungen nach oben oder unten geben kann, d.h., daß in manchen Einzelfällen schon weit unter dem Durchschnittswert Reaktionen eingetreten sind und bei manchen auch erst bei sehr viel höheren Werten. Im Einzelfall spielen Faktoren wie Sensibilität, Vorbelastung, weitere andere Belastungen, allgemeine körperliche und psychische Verfassung, Zustand des Immunsystems usw. eine wesentliche Rolle. Individuelle Werte können deshalb ganz erheblich von den Durchschnittswerten aus Untersuchungen und Statistiken abweichen. Sie sind also noch lange kein Hypochonder, wenn Sie mit Symptomen auf elektrische Felder reagieren, während Ihre Mitmenschen überhaupt nichts spüren.

Wenn die DIN-Grenzwerte für Sie als Kriterium einer persönlichen Elektrosmog-Belastung untauglich sind und andererseits keine technischen Geräte zur Verfügung stehen, um die individuellen Grenzwerte zu bestimmen, was bleibt Ihnen denn da übrig? So hoffnungslos wie es scheint, ist die Lage aber doch noch nicht, denn Sie haben schon erste Erfahrungen mit dem Biotensor als Meßgerät gesammelt. Es ist jedoch kein Wunder, daß es manchen technikgeprägten Menschen unserer Zeit nicht so ganz leicht fällt, zu glauben, daß es mit diesem einfachen Gerät wirklich funktioniert.

So stufen Sie Belastungen richtig ein

Sie haben nun wirklich Ihr möglichstes getan und das Bett nach bestem Wissen und Gewissen von störenden Einflüssen befreit und es so zu einem Ort der Entspannung und Regeneration gemacht. Doch der Biotensor zeigt Ihnen beim Personentest immer noch einen Rest von Störfeldern an. Was nun? Jetzt sollten Sie erst einmal feststellen, wie stark die Restbelastungen überhaupt sind. Zunächst müssen Sie sich klar machen, daß Sie selbst als Meßgerät außerordentlich sensibel sind und somit schon feinste Feldeinflüsse angezeigt bekommen.

> »Der Mensch an sich selbst, insofern er sich seiner gesunden Sinne bedient, ist der größte und genaueste physikalische Meßapparat, den es je gegeben hat.«
>
> *Goethe*

Diese Felder können so schwach sein, daß sie niemanden stören oder etwa krank machen. Eine gewisse Strahlungsmenge ist unser Körper natürlich auch von Natur aus gewohnt, und er kann sie deshalb ohne weiteres verkraften, oder er braucht sie sogar. Auch andere Umweltbelastungen können wir nicht immer auf Null herunterbringen, so wünschenswert das auch sein mag. Trotzdem gilt natürlich immer: je weniger – desto besser.

Aber woher sollen Sie nun wissen, ob das, was Ihnen da noch an Feldeinfluß angezeigt wird, eine Lappalie ist – oder ein hochpathogenes Strahlungsfeld? Mit dem Biotensor können Sie es gleich ermitteln.

Um Einwirkungen von Stromfeldern oder Erdstrahlen nach Ihrer Wirkungsintensität einteilen zu können, greifen wir auf eine Skalierung zurück, die ich aus den Erfahrungswerten der Geopathologie entwickelt habe.

Das Zifferblattsystem

Damit Sie sich die Stufen gut einprägen können, stellen Sie sich die Zahlen von 1 bis 12 auf dem Zifferblatt einer Uhr vor (vgl. Abb. 14, S. 162).

Von Stufe 1 bis 4
erstreckt sich der Bereich, bei dem der Mensch auch bei Dauerbelastung keine Reaktionen zeigt. Um die Stufe 4 herum kann es bei Hochsensiblen, meistens schon durch Vorschädigungen belasteten Personen zu seltenen Befindlichkeitsstörungen führen.

Die Stufen 5 bis 6
stellen einen Übergangsbereich dar, in dem es zu gelegentlichen Reaktionen wie z. B. Schlafstörungen, Kopfschmerzen, Unwohlsein, Abgeschlagenheitsgefühl kommen kann, aber nicht kommen muß. Es erscheint im ersten Moment paradox, daß das Auftreten solcher Symptome positiv zu bewerten ist, aber gerade durch diese Symptome werden die Betroffenen darauf aufmerksam, daß etwas nicht stimmt.

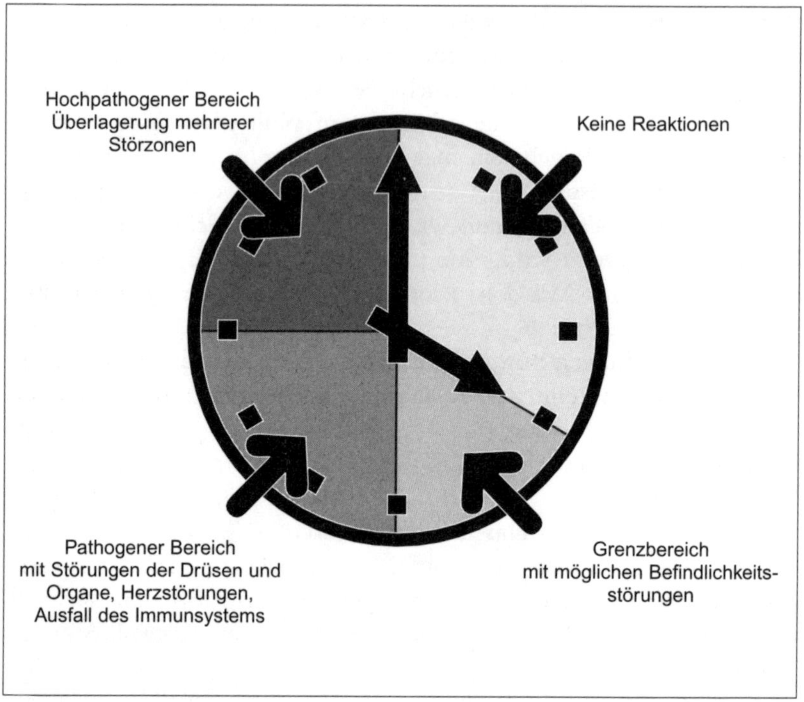

Abb. 14 Störzonen können nach diesen 4 Stufen klassifiziert werden. Bei Werten, die höher sind als 4 (Uhr), besteht Handlungsbedarf zur Sanierung.

Auf Personen, die nichts spüren, wirken die Störzonen natürlich genauso, aber weil sie nicht darauf reagieren, werden sie auch nicht veranlaßt, eine Untersuchung durchzuführen und Schutzmaßnahmen zu ergreifen – das ist viel schlimmer, denn Symptome treten dann völlig überraschend und mit großer Heftigkeit auf (z. B. Schlaganfall, Tumor).

Ab Stufe 7

kann man schon von einem pathogenen, also einem krankmachenden Einfluß sprechen. Allerdings kann es längere Zeit dauern, bis erste

Krankheitssymptome auftreten. Ob bis dahin viele Jahre oder nur ein paar Monate vergehen, kann niemand vorhersagen. Entscheidend dafür ist die Abwehrkraft des Immunsystems und die übrigen Belastungsfaktoren im Umfeld des Menschen.

Von Stufe 9 bis 12
erstreckt sich ein Bereich, bei dem man nach den vorliegenden Erfahrungen von einer hochpathogenen Belastung sprechen kann. Hier kommt es zu einer Überlagerung mehrerer Störzonen, denn einzelne Störfelder erreichen eine solche Stärke in der Regel nicht. Hier treffen geopathogene Störzonen verschiedener Art zusammen, z.B. Überlagerungen mehrerer Wasseradern oder geopathogene und elektropathogene Feldeinflüsse häufen sich zu einer hochdosierten Belastung an.

Das Besondere dieser Störfelder besteht darin, daß sich ihre Wirkung erst nach einer längeren Einwirkungszeit bemerkbar macht. Oft treten Wirkungen erst lange nach einem Standortwechsel, beispielsweise nach einem Umzug, auf. Wer kommt denn schon auf die Idee, daß eine heute auftretende Krankheit etwas damit zu tun hat, daß man vielleicht vor 10 Monaten oder vor 10 Jahren umgezogen ist, und seitdem auf einem anderen Standort geschlafen hat, der seit dieser Zeit eine gesundheitliche Belastung bewirkt? »Besser« sind dann schon diejenigen dran, die gleich nach dem Umzug merken, daß sie im Schlafzimmer der neuen Wohnung nicht schlafen können. Dadurch werden sie zur Bettumstellung, zum Schlafraumwechsel oder zu einer Untersuchung veranlaßt. Was sich bei solchen Untersuchungen alles als Störfaktoren für die Gesundheit entpuppt, ist oft wirklich unglaublich, soweit es elektrobedingte Ursachen sind, haben Sie ja schon einen guten Überblick bekommen.

Das Zählverfahren

Wenn Sie Ihre persönliche Belastung, die Strahlungsintensität einer Störzone, die Stufe der pathogenen Wirkungen oder irgend etwas anderes klassifizieren wollen, können Sie ein universell verwendbares

Zählverfahren anwenden, das sich gut bewährt hat. In meinen Seminaren habe ich immer wieder festgestellt, daß die Teilnehmer bei der Intensitätsmessung von Störzonen unabhängig voneinander zu ganz dicht beieinanderliegenden Ergebnissen kamen. Sie lagen selten um eine ganze Zahl auseinander. Es kam vor, daß eine Teilnehmerin bei der Abfrage auf beispielsweise 6 kam und ein anderer Teilnehmer auf 5. Das sah zunächst nach einer Differenz von nur einer Stufe aus, was ja auch schon eine gute Übereinstimmung war. Ließ ich dann aber in Zehntelschritten abfragen, also 5,1 – 5,2 – 5,3 usw., stellte sich heraus, daß z. B. bei der ersten Teilnehmerin ein Wert von 5,8 und bei der zweiten Person 6,1 herauskam. Zwischen dem Ergebnis 5 bzw. 6 lagen also in Wirklichkeit nur 0,3 Punkte Unterschied.

Um die Einteilung des 12er Systems noch einmal zu vertiefen, geben Sie jetzt noch einmal die Skala konzentriert in Ihr Unterbewußtsein:

Die nachfolgende Skala gilt für Störzonen. Ich will sie später jederzeit zur Bewertung abrufen können:

Stufe 1–4	nicht pathogen, keine Symptome
Stufe 5–6	Übergangsbereich, gelegentliche Symptome möglich, aber noch keine krankmachende Wirkung
Stufe 7–9	Störzoneneinfluß mit krankmachender Wirkung (pathogen)
Stufe 10–12	hochpathogen, Überlagerung mehrerer Störzonen

In der Praxis nehmen Sie bei der Abfrage wieder Ihre Grundstellung ein und sagen sich:

In welche Stufe nach dem Zifferblattsystem ist diese Störzonenbelastung einzuordnen?

Oder noch einfacher:

Wie groß ist die Belastung durch diese Störzone nach der 12-Stufen-Skala?

Lassen Sie den Biotensor zu Beginn in der JA-Anzeige schwingen, da die Stufe 1 bei einer Störzone vermutlich erfüllt sein wird. Jetzt beginnen Sie langsam zu zählen und beobachten genau, bei welcher von Ihnen genannten oder gedachten Zahl der Biotensor von der JA-Anzeige in die NEIN-Anzeige umschwingt.

Nehmen wir an, bei 4 nickt Ihr Biotensor noch zustimmend, aber wenn Sie an 5 denken, kommt das NEIN, d.h., der Wert liegt irgendwo zwischen 4 und 5. Diese Aussage ist im Grunde völlig ausreichend, da Sie damit entscheiden können, ob Handlungsbedarf besteht. Wenn Sie aber trotzdem wissen wollen, ob der Wert eher bei 4 oder doch mehr bei 5 liegt, zählen Sie einfach von 5 an in Zehntelschritten wieder rückwärts, also 4,9 – 4,8 usw. Sie können aber auch abfragen:

Ist der Wert eher 4? – oder eher 5?

Sie sehen dann, bei welcher Zahl Ihre Rute mit JA bestätigt. Wichtig ist dabei, daß Sie langsam zählen, sonst sind Sie schon bei der nächsten Zahl, bevor Ihr Biotensor reagieren kann. Spätestens wenn Sie bei 12 angelangt sind, wissen Sie, daß Sie zu schnell gezählt haben. Kein Problem! Zählen Sie dann einfach wieder von 12 an rückwärts, diesmal aber langsamer, und beginnen Sie bei 12 mit der NEIN-Anzeige.

Diese Belastungsstufen gelten allgemein und können eine wichtige Hilfe bei der Beurteilung von Störzonen sein. Es können sich für einzelne Personen, entsprechend der individuellen Sensibilität oder dem allgemeinen Gesundheitszustand, auch kleinere Abweichungen davon ergeben. Daher sollte, wenn es möglich ist, der Individualtest vorgezogen werden.

Wie Sie individuelle Belastungen ermitteln

Mit Ihrem Biotensor können Sie sehr gut ermitteln, welchen Belastungsgrad ein Elektrosmog-Feld für eine bestimmte Person hat. Dazu begibt sich die zu testende Person an den Ort, an dem Sie eine entsprechende Belastung vermuten. Sie legt sich beispielsweise auf ihr Bett. Sie stehen mit Ihrem Biotensor vor dem Bett und sagen sich:

Ich stelle mich auf die Person ein, die auf dem Bett liegt. – Pause –

Der Biotensor soll mir anzeigen, ob dieser Mensch durch ein strombedingtes Feld – gleich welcher Art – belastet ist.

Den Zusatz »egal welcher Art« nehmen Sie hinzu, weil Sie zunächst ja nicht wissen, welche Felder am Standort des Schlafplatzes auf die Person einwirken. Es können ja auch mehrere verschiedene gleichzeitig sein.

Zeigt Ihnen der Biotensor ein JA, dann beginnen Sie die Abfrage nach dem Wirkungsgrad der Belastung, bezogen auf die betreffende Person.

Wie ist die Auswirkung der E-Felder auf diese Person?
– ohne Auswirkung?
– störende Auswirkungen?
– krankmachende Auswirkung?
– stark krankmachende Wirkung?

Nach jeder Frage lassen Sie eine kleine Pause, damit der Biotensor gegebenenfalls reagieren kann.

Unter Umständen kann der Schlafplatz aber noch durch weitere Faktoren belastet sein, wie beispielsweise Holzschutzmittel, Erdstrahlen usw. Deshalb sollten Sie die Abfrage noch einmal wiederholen, diesmal aber mit einer Fragestellung, die sich auf die Gesamtbelastung bezieht:

Wie ist die Wirkung der gesamten Belastungsfaktoren an diesem Standort auf diese Person?

Es kann durchaus sein, daß sich bei dieser Frage ein anderes Ergebnis zeigt, was unter Umständen bedeutet, daß bei einer Standortsanierung nicht nur elektrische, sondern auch andere Belastungen zu berücksichtigen sind.

Grundsätzlich gilt:
Je höher die Belastungsstufe,
um so dringlicher müssen die Ursachen beseitigt werden.

Natürlich können Sie einen solchen individuellen Test auch bei sich selbst durchführen. Sie sagen zu sich dann jedoch am Anfang:

Ich stelle mich auf mich selbst ein.

Dann führen Sie die Abfragen durch. Ein kleines Problem kann sich dadurch ergeben, da Sie im Liegen nicht mit dem Biotensor arbeiten können, wenn Sie beispielsweise Ihre persönliche Belastung am Schlafplatz feststellen wollen. In diesem Fall knien Sie sich am besten auf das Bett oder lassen die Abfrage von einer anderen Person durchführen, während Sie selbst dabei liegen. In der Hockposition können sich unter Umständen etwas andere Werte ergeben. Kommt z.B. eine Stromfeldbelastung von oben, könnte das in der Hocke noch auf Ihren Kopf wirken, während es in der Liegeposition Ihren Körper vielleicht nicht mehr erreicht.

Wie Sie individuelle Grenzwerte ermitteln

Wie Sie wissen, können die vielen »schönen« Elektronikgeräte, die Sie erwerben können, um Elektrosmog-Felder zu messen, alle möglichen Werte angeben, aber niemals Ihre ganz persönlichen Reaktions- und Belastungswerte. Um festzustellen, bei welchen Feldstärken denn *Ihr* Körper reagiert, können Sie technische und radiästhetische Geräte miteinander kombinieren, vorausgesetzt, Sie verfügen über ein entsprechendes Meßgerät, wovon wir beim folgenden Beispiel ausgehen.

Stellen Sie sich außerhalb eines elektrischen Feldes auf, also beispielsweise 1 m neben einem Verlängerungskabel, an dem kein Verbraucher angeschlossen ist. Die Leitung hat also nur ein elektrisches Wechselfeld. Nun schieben Sie Ihren Fuß zentimeterweise auf das Kabel zu und beachten dabei genau, an welcher Stelle der Biotensor eine Reaktion zeigt. Die mentale Programmierung lautet z.B.:

Wenn ich mit meinem Fuß in das EWF des Stromkabels komme, soll der Biotensor es anzeigen.

Hier machen Sie also Ihren Körper, speziell Ihre Füße, zum Sensor. Tatsächlich haben wir Chakras (Energiezentren) an der Fußsohle, die sehr sensibel auf Störfelder reagiert. Sie markieren sich die Stelle, an der die Biotensorreaktion einsetzt, und gehen dann mit einem Meßgerät für elektrische Wechselfelder an diese Stelle und messen nach, bei welchem Wert Sie reagiert haben. Sie haben also zunächst Ihren Reaktionsabstand ermittelt, den Sie sich notieren sollten.

Als nächstes wollen Sie wissen, bei welchem Wert Ihr Körper das Elektrofeld als *störend* empfindet. Sie wiederholen den Vorgang mit der mentalen Einstellung:

Wenn ich mit meinem Fuß in den Bereich des EWF komme, den mein Körper als störend empfindet, soll der Biotensor es anzeigen.

Auch diese Stelle markieren Sie und messen mit dem Gerät, bei welchem Wert eine körperliche Störung auftrat. Sie notieren sich auch diesen Wert.

Nun wollen Sie aber natürlich auch wissen, bei wieviel V/m für Sie eine krankmachende Wirkung zu erwarten ist. Dazu wiederholen Sie die Prozedur mit der Programmierung:

Wenn ich mit meinem Fuß in den Bereich des EWF komme, der krankmachend auf meinen Körper wirkt, soll der Biotensor es anzeigen.

Natürlich nehmen Sie auch hier wieder eine Markierung vor, messen den Wert mit dem Gerät nach und notieren ihn.

Diese drei Werte beziehen sich alle auf elektrische Wechselfelder. Sie sollten deshalb auch Ihre Individualwerte für elektromagnetische Felder auf die gleiche Weise ermitteln. Dafür müssen Sie die Versuchsanordnung so ändern, daß an dem Verlängerungskabel nun ein nicht zu schwacher Stromverbraucher eingeschaltet wird, damit ein Stromfluß und somit die magnetische Komponente des Stromfeldes entsteht.

Sie können diese Versuche natürlich auch mit Ihrer Hand durchführen und feststellen, ob diese vielleicht eine andere Empfindlichkeit hat als Ihr Fuß. Für die Messung des EMF benötigen Sie allerdings ein anderes Gerät: einen Teslameter oder falls Ihr Gerät auch elektromagnetische Felder messen kann, müssen Sie es darauf umschalten.

Beachten Sie bitte stets die Bedienungsanleitungen für die Geräte, weil Sie sonst vielleicht zu falschen Meßwerten kommen. (Näheres dazu erfahren Sie im Kapitel *Lohnt sich der Kauf von Meßgeräten?*)

Teil 3

Entlarven Sie heimliche Stromverbraucher und Gesundheitskiller

Weitere Tips zur Reduzierung von Elektrosmog-Belastungen

Lohnt sich der Kauf von Meßgeräten?

Welche Abschirmungsmöglichkeiten gegen Elektrosmog gibt es?

So neutralisieren Sie kostenlos Elektrosmog-Belastungen

Welche rechtlichen Möglichkeiten Elektrosmog-Betroffene haben

Forderungen für eine elektroverträgliche Zukunft

Entlarven Sie heimliche Stromverbraucher und Gesundheitskiller

Abschalten heißt noch lange nicht, daß kein Strom mehr verbraucht wird!

Hi-Fi- und Fernsehgeräte werden häufig nur sekundär abgeschaltet, d. h., nicht die Stromzufuhr von der Steckdose wird unterbrochen (primäre Abschaltung), sondern die Stromunterbrechung erfolgt erst hinter dem Transformator im Gerät. Mit einem Stand-by-Betrieb hat das nichts zu tun.

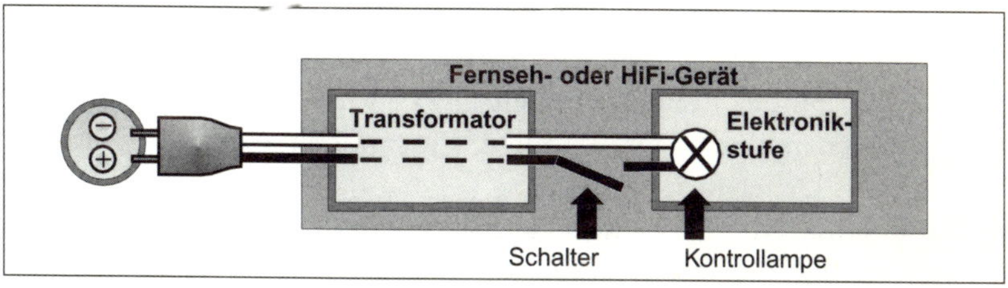

Abb. 15

Die Stromzufuhr geht also zunächst zum Transformator, der die Spannung des 230 Volt-Stromnetzes auf eine niedrigere Voltzahl umsetzt. Dieser Trafo steht deshalb ständig unter Strom, weil der Ein- und Ausschalter erst hinter den Trafo geschaltet ist. Er schaltet nur die Stromzufuhr zum eigentlichen Gerät ab. Die Kontrolleuchte zeigt also nur an, daß das Gerät nicht arbeitet. Die elektromagnetischen Felder, die vom Transformator verursacht werden, bestehen deshalb auch in Schalterstellung »AUS« weiterhin. Mit einem Abschalten des Stroms hat das also nichts zu tun, und daß der Trafo wegen dieser Schaltung auch in Schalterstellung »AUS« munter Strom verbraucht und die Stromrechnung erhöht, bleibt ein Geheimwissen der Fachleute. Ziehen Sie besser den Stecker ab, oder verwenden Sie abschaltbare Stekkerleisten bzw. Steckdosen. Die Kosten holen Sie bei der Stromrechnung wieder rein! Diese heimlichen Dauerstromverbraucher können übrigens auch die Funktion eines Netzfreischalters beeinträchtigen, da dieser die Leitungen erst abschaltet, wenn kein Strom mehr verbraucht wird – bei solchen Geräten also nie.

Die richtige Steckerposition ist Glücksache

Wenn Sie den Stecker Ihrer Nachttischlampe zufällig falsch herum in die Steckdose stecken, kann Sie das schlaflose Nächte oder Ihre Gesundheit kosten. Die Folge: Die ganze Leitung und die Lampe selbst sind von einem elektrischen Wechselfeld umgeben, auch wenn Sie die Lampe nachts abgeschaltet haben. Dieses Feld kann je nach Lampentyp 50 bis 100 cm weit reichen und mehr als 100 V/m betragen. Sie liegen dann die ganze Nacht über mit Ihrem Kopf in diesem Stromfeld – ohne es zu spüren. Bei elektrischen Geräten im Nahbereich kann das natürlich genauso sein. Ohne spürbare gesundheitliche Auswirkungen wird das auf Dauer nicht bleiben.

Auch ohne Meßgerät können Sie, zumindest bei Lampen, feststellen, ob die richtige Steckerposition gegeben ist. Wenn Sie einen Phasenprüfer an die Kontakte in der Fassung halten, darf er an keinem der Kontakte aufleuchten. Leuchtet er auf, drehen Sie den Stecker um und wiederholen die Prüfung.

Vorsicht: Achten Sie darauf, daß Sie mit dem Phasenprüfer in der Fassung nicht andere Metallteile oder Kontakte berühren, da es sonst einen Kurzschluß geben kann. Lassen Sie gegebenenfalls bei Stecker und Steckdose von einem Elektroinstallateur die richtige Einsteckposition markieren.

Die Verwendung *einpoliger* Zwischenschalter bei Lampen und Geräten ist heute (leider) die Regel. Die Elektroindustrie, die sonst ständig das Wort Sicherheit im Munde führt, wenn es um die Vermarktung neuer Artikel geht, läßt bei der Verwendung einpoliger Schalter fünfe gerade sein. Es geht dabei ja nicht um Sicherheit, sondern »nur« um die Gesundheit. Für einen geringen Aufpreis könnte man hier deutlich

Einpoliger Zwischenschalter
(heutzutage allgemein verwendeter Schaltertyp)

Richtige Steckerposition:

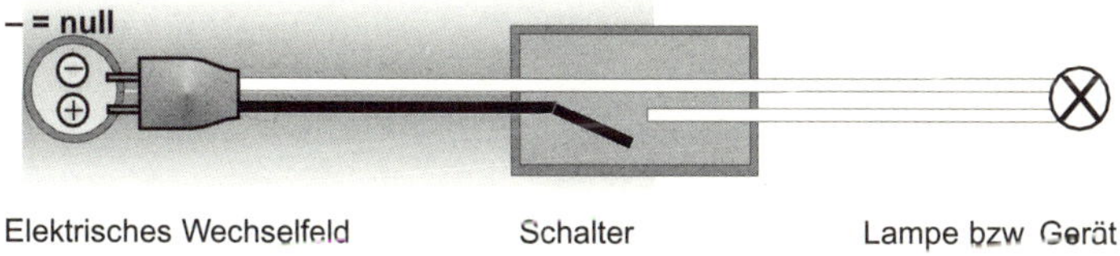

Das elektrische Wechselfeld endet am Schalter, weil dort die elektrische Spannung (Phase = +) unterbrochen ist. Hinter dem Schalter haben Kabel und Lampe kein elektrisches Feld.

Falsche Steckerposition:

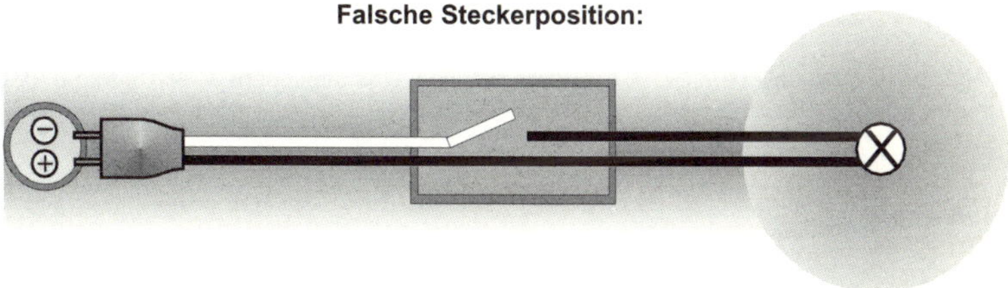

Das elektrische Wechselfeld endet nicht am Schalter, weil dort nicht die Phase (+) unterbrochen ist, sondern der Null-Leiter. Die Folge: Das Kabel steht auch hinter dem Schalter unter Spannung. Um Kabel und Lampe herum breitet sich ein elektrisches Wechselfeld aus, dessen Dauereinwirkung auf den Menschen vermieden werden sollte.

Leitung ohne Spannung
Leitung mit Spannung

Abb. 16

mehr Gesundheitsschutz erzielen, wenn Verbraucher und Verbraucherverbände dies künftig mit mehr Nachdruck fordern würden. Eine entsprechende VDE-Vorschrift wäre in diesem Fall sicher angebracht.

Ein deutliches Zeichen könnte man setzen, indem man keine Elektroartikel mehr kauft, die mit einpoligen Schaltern versehen sind, oder man verlangt vom Verkäufer einen Austausch des Schalters. Den Mehrpreis für den Schalter müßte man dann allerdings fairerweise in Kauf nehmen, über die anfallende Arbeitszeit sollte man verhandeln. Wenn dies häufiger vorkommt, wird der Elektrohandel zwecks Vermeidung solcher Umrüstkosten von sich aus darauf drängen, daß die Industrie nur noch *doppelpolige* Schalter verwendet und das »Stecker-Lotto« dadurch ein Ende findet.

Die sichere Lösung

Doppelpoliger Zwischenschalter:

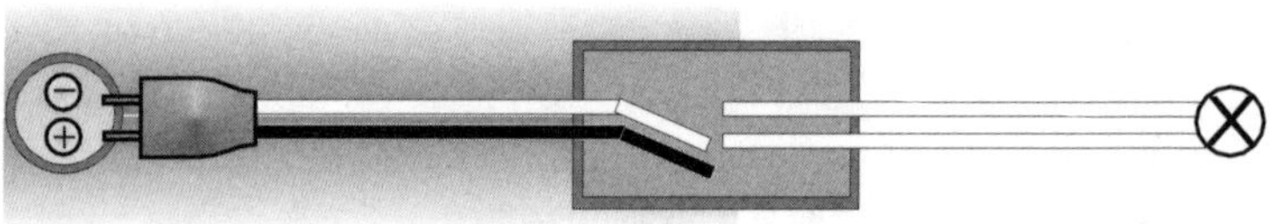

Hierbei ist eine beliebige Steckerposition möglich. Das elektrische Wechselfeld endet immer am Schalter, unabhängig davon, wie herum der Stecker eingesteckt ist, denn es werden immer beide Leiter im Kabel unterbrochen.

Abb. 17

Weitere Tips zur Reduzierung von Elektrosmog-Belastungen

Alufolien von Isolierungen

1. Alle Folienbahnen miteinander durch Kabel verbinden und mit Kabelverbindung erden (lassen). Ein Erfolg ist jedoch nicht immer gewährleistet.
2. Betten nicht direkt unter Dachschrägen und Wände in Dachgeschossen stellen. Mindestens 20 cm, besser 50 cm Abstand halten.

Antennenverstärker

1. Nicht direkt neben Wasser- und Heizungsrohren montieren. Abstand von 20, möglichst 30 cm einhalten. Gegebenenfalls mit Alufolie mit Erdungsanschluß oder MU-Metall abschirmen, die mit Kabelverbindung geerdet ist.
2. Bei Antennenverstärkern auf Dachböden 30 cm Abstand zu Glaswollisolierungen mit Alukaschierung halten; gegebenenfalls abschirmen. (Siehe Punkt 1)
3. Bei Antennenkabeln auf dem Dachboden Abstand von möglichst 30 cm zu Alufolien der Wärmeisolierung, aber auch zu Kunststofffolien mit integrierten Gewebegittern halten.

Babyphone

Mindestabstand zum Bett von 1 m, besser 2 bis 3 m, einhalten. Wenn möglich ganz darauf verzichten.

Bett, elektrisch höhenverstellbar

1. Bei Nichtbenutzung Netzstecker aus der Steckdose ziehen oder im

Kabel zur Steckdose doppelpoligen Zwischenschalter einsetzen. Bequemer, aber teurer, ist die Verwendung eines Netzfreischalters.
2. Kontrolleuchte anbringen, aus der ersichtlich ist, ob Stromzufuhr ein- oder abgeschaltet ist, gegebenenfalls abschaltbare Steckdose mit Kontrolleuchte einbauen lassen oder an abschaltbare Steckerleiste mit Kontrolleuchte anschließen.

Bildschirme

1. Nur strahlungsarme Bildschirme benutzen, die Grenzwerte nach MPR 2-Empfehlung einhalten.
2. Bei Betrieb mehrerer Bildschirme darauf achten, daß keine Personen dichter als 2 m seitlich oder hinter den Bildschirmen arbeiten. Einige Pflanzen, hinter oder neben Bildschirmen aufgestellt, vermindern die ausgestrahlten Felder – physikalisch nachweisbar – ganz erheblich. Gute Erfahrungen wurden mit Zimmerpalmen gemacht, die schmale, gefächerte Blätter haben, z. B. Areca oder Kenzia.
3. Kabel so verlegen, daß sie direkt vom Sitz- bzw. Arbeitsplatz wegführen oder besser abgeschirmte Kabel verwenden.
4. Bildschirme möglichst nicht auf Schreibtischen mit Metallgestell betreiben, da sonst Ankoppelung von Feldern nahezu unvermeidlich ist. Alternative: Vollholztische. (Siehe auch: *Schreibtische*)
5. Größere Bildschirme erlauben es, den Abstand zum Bediener zu vergrößern, wodurch sich die Strahlungsbelastung reduziert.
6. Unvermeidbare Belastungen durch Tragen von ausgleichenden Edelsteinen reduzieren. Steine täglich abwaschen. (Siehe S. 215)
7. Bei Fernsehgeräten mindestens 3 m Abstand einhalten.

Bohrmaschinen

1. Da der Abstand zum Gerät nicht vergrößert werden kann, sollte die Benutzungsdauer so kurz wie möglich gehalten werden.
2. Akku-Geräte arbeiten im Niedervoltbereich und verursachen dementsprechend geringere Belastungen, ähnlich wie bei Rasierapparaten.

Dachständerleitungen
Ihre Forderung an den Stromversorger, die Dachständerleitung zu verlegen und stattdessen einen Hausanschluß mit Erdkabel zu installieren, wird dort voraussichtlich wenig Gegenliebe finden. Das liegt nicht nur an den entstehenden Kosten, sondern auch daran, daß man keine Präzedenzfälle schaffen will, auf die sich andere Betroffene berufen könnten. Bevor Sie etwas auf eigene Faust unternehmen, sollten Sie eine Rechtsberatung bei einem auf diesem Gebiet spezialisierten Anwalt in Anspruch nehmen. Die Kosten übernimmt eventuell Ihre Rechtsschutzversicherung. (Anwaltsadressen im Anhang) Nach § 8, Absatz 3 der Verordnung über *A*llgemeine *B*edingungen für die *El*ektrizitäts*v*ersorgung von Tarifkunden (AVBEelV) kann die Verlegung einer (Strom-)Einrichtung auf Kosten des Stromversorgers verlangt werden, wenn diese an der bisherigen Stelle nicht mehr zumutbar ist. Dies dürfte auf jeden Fall dann gegeben sein, wenn dadurch Krankheiten verursacht werden.

Deckenheizung, elektrische
(Eine Art Fußbodenheizung, jedoch unter der Zimmerdecke) Gegen andere Heizungsart austauschen oder schnellstmöglich ausziehen, da sie nicht biologisch verträglich umgerüstet werden kann.

Diktiergerät
Stromzufuhr zum Trafo unterbrechen, wenn das Gerät nicht gebraucht wird. Netzstecker ziehen oder zweipoligen Zwischenschalter einbauen oder an abschaltbare Steckdose mit Kontrolleuchte anschließen (einbauen lassen).

Dimmer
1. Fußbodendimmer nicht auf Teppichboden legen oder auf der Unterseite mit Stoff oder Teppichbodenstück bekleben.
2. Dimmer vom Schlafplatz entfernen, wenn er dichter als 2 m zum Bett angebracht ist. Mindestabstand gegebenenfalls mit Biotensor ermitteln.

Energiesparlampen

1. Nur dort einsetzen, wo sich Menschen nicht dichter als 2 m über längeren Zeitraum aufhalten. Keinesfalls an Schreibtischen einsetzen. Siehe auch: *Leuchtstofflampen.*
2. Niemals in Kinderzimmern verwenden oder als Leseleuchten benutzen.
3. Nur dort verwenden, wo sich der hohe Kaufpreis durch lange ununterbrochene Brenndauer rentiert.

Erdung

1. Alle Erdungen müssen an nur einer Stelle zusammenlaufen. Das ist in der Regel die Potentialausgleichsschiene. Mehrere Erdungsstellen würden zwischen diesen Stellen unerwünschte und unkontrollierte Ausgleichsströme Erdungsströme verursachen können.
2. Für Erdungsanschlüsse Leitungen mit größeren Querschnitten verwenden (dickere Kabel). VDE-Vorschriften sind zu beachten!
3. Bei Erdungen zur Ableitung von EWF, z. B. an Heizungsrohre, muß erst geprüft werden, ob diese nicht selbst größere EWF führen, da sonst ein gegenteiliger Effekt eintreten kann und durch die Kabelverbindung das Feld nicht geringer, sondern stärker wird. Ist dies der Fall, kann man versuchen, das Erdungskabel woanders anzuschließen. Eine Überprüfung, ob die Maßnahme den gewünschten Erfolg gebracht hat, muß unbedingt erfolgen. Ein Meßgerät mit eindeutigen Zahlenwerten in V/m ist dafür unerläßlich.
4. Die nachträgliche Erdung von Armierungsgittern und Stahlträgern zur Ausdehnungsbegrenzung energietechnischer Felder ist zwar möglich, aber sehr aufwendig und ohne Erfolgsgarantie.
5. Erdungen sollten Sie von einem Elektroinstallateur ausführen lassen.

Federkernmatratzen

1. Bei Neukauf andere Matratzenart ohne Metallelemente wählen.
2. Bett sicherheitshalber 30 cm, besser 50 cm, von der Wand abrücken, wegen Ankoppelungsgefahr elektrischer Felder. Noch besser: genauen Mindestabstand mit dem Biotensor ermitteln.

3. Elektrokabel mindestens 20 cm von der Matratze bzw. vom Metallgestell des Bettes entfernen. Gegebenenfalls abgeschirmte Kabel verwenden. Der Zwischenraum, der durch das Abrücken zwischen Bett und Wand entsteht, läßt sich gut mit einem Brett als Ablage schließen, was optisch ansprechender ist. Diese Ablage aber nicht mit Metallwinkeln an die Wand schrauben, weil auf diesen wieder das EWF zum Bett geleitet wird. Besser: Ablagebrett auf Holzfüße montieren.
4. Der Einbau eines Netzfreischalters ist bei Verwendung dieser Matratzen zu erwägen, um das Risiko elektrischer Ankoppelungen zu vermeiden.

Fernsehgeräte

1. Nicht im Schlafraum aufstellen wegen statischer Aufladung und/oder möglicher elektrischer wie magnetischer Wechselfelder mit entsprechendem Stromverbrauch – auch bei abgeschaltetem Zustand und wegen möglicher Erdstrahlenreflexionen durch Metallteile im Geräteinneren und durch die Bildröhre.
2. Stand-by-Betrieb vermeiden, kostet bis zu 30 DM jährlich an Strom und verursacht vermeidbaren Elektrosmog. Stromzufuhr mit Kabelzwischenschalter (zweipolig) oder abschaltbarer Steckerleiste unterbrechen.

Fußbodenheizung, elektrische

Sie kann eine Belastung sein, muß es aber nicht. Messung durchführen. Problematisch bei Metallbetten, wegen möglicher Ankoppelung strombedingter Felder. Diesen Heizungstyp im Schlafzimmer meiden bzw. nachts abschalten.

Gesundheitsprobleme

Siehe Kapitel *Allgemeine Tips bei unerklärlichen Gesundheitsproblemen*, S. 194.

Handys

1. Geräte nicht am Körper tragen (wie z.B. am Gürtel oder in der Jackettasche), um laufend, auch beim Nicht-Telefonieren, ausgestrahlte Sendeimpulse vom Körper fernzuhalten.
2. Nicht in Autos ohne Außenantenne, in Eisen- oder Straßenbahnen oder Häusern telefonieren, da diese die Funkwellen abschirmen und Handys bei schlechter Funkverbindung, bedingt durch abschirmende Umgebung, die Sendeleistung automatisch erhöhen, um eine Verbindung zu gewährleisten. Dadurch wird die Strahlungsdosis, die Sie abbekommen, höher.
3. Gespräche möglichst kurz halten. Bei längeren Gesprächen leitungsgebundene Telefone benutzen.

Heizdecke

1. Heizdecke nur zum Vorwärmen des Bettes benutzen und danach nicht nur abschalten, sondern ganz aus dem Bett entfernen. Alternative: Wärmflasche.
2. Wenn nicht in kalten Räumen oder mit zu dünnen Decken geschlafen wird, als Ursache des Frierens (vegetative Störung) die Auswirkung einer Wasserader in Betracht ziehen und den Raum von Geopathologen untersuchen lassen.

Heizkörper

Hiermit sind wassergefüllte Heizkörper der Etagen- oder Zentralheizung gemeint – keine Elektroheizkörper. Soweit nicht sicher ist, ob diese elektrische Wechselfelder abstrahlen, sollten mindestens 20 cm, möglichst mehr, Sicherheitsabstand zwischen Bett und Heizung eingehalten werden. Bei Betten mit Metallrahmen kann dieser Abstand u. U. nicht ausreichen, um Ankoppelungseffekte zu vermeiden. Eine Messung der Elektrofelder ist zu empfehlen.

Herd, elektrischer

1. Zubereitungsarbeiten bei Betrieb des Herdes nicht direkt vor dem Gerät ausführen, sondern seitlichen Abstand zum Gerät halten.
2. Hintere Heizplatten bevorzugen, weil dann der Abstand größer ist.

3. Mikrowellenherd ist keine Alternative, sondern der Gasherd.
4. Verweildauer vor dem Gerät möglichst kurz halten.

Hi-Fi-Anlagen

1. Nicht im Schlafraum aufstellen, da diese auch abgeschaltet elektrische und magnetische Felder verursachen können und das Innenleben aus Metall zusätzlich Erdstrahlen auf Schlafplätze reflektieren können.
2. Bei Geräten mit Sekundärabschaltung zur Vermeidung von Stromverbrauch und unnötigem Elektrosmog Stromzufuhr durch abschaltbare Steckerleiste unterbrechen.

Kabel

1. Stegleitungen unter Putz verursachen größere elektrische Felder als runde Kabel.
2. Verdrillte (innen spiralförmig gedrehte) Kabel reduzieren die Ausdehnung von Feldern.
3. Abgeschirmte Leitungen mit innenliegender Metallfolie bewirken starke Reduzierung elektrischer Wechselfelder. Sie sind 4mal teurer als normale Rundkabel. Kabel für die Abschirmung elektromagnetischer Felder sind in der Regel nur dort erforderlich, wo sich Menschen dauerhaft in Nähe starker Stromverbraucher und entsprechenden Zuleitungen aufhalten.
4. Zweipolige Kabel (meistens bei Eurosteckern) möglichst austauschen gegen dreipolige und Schutzleiter zwecks Erdung an Lampe oder Gerät anschließen (lassen).
5. Antennenkabel nicht auf Teppichboden liegen lassen. Mindestabstand von 6 cm einhalten.
6. Ist die Ausdehnung elektrischer Felder durch Leitungen in den Wänden verursacht, gegebenenfalls Netzfreischalter einbauen. Wirkung vorher mit Meßgerät durch Abschalten der Sicherung testen. (Siehe auch: *Netzfreischalter*)

Kabelkanäle
Eine gewisse Abschirmung der EWF erreicht man durch Verlegung der Stromleitungen in Kabelkanälen aus Kunststoff. Ganz beträchtliche Minderung der Felder erreicht man, wenn man diese innen mit einer Alufolie auskleidet (feste Haushaltsalufolie mit doppelseitigem Klebeband innen ankleben) und diese an die Erdung anschließt. Am Rand überstehende Folie nicht abschneiden, sondern vor Schließen der Abdeckung lose über die Kabel legen, damit auch die Seite mit der Abdeckung abgeschirmt ist. Sie müssen darauf achten, daß nicht vom Erdungsanschluß EWF zur Folie gelangen – das wäre ein ungewollter Effekt. Es empfiehlt sich daher, zuerst einen Test durchzuführen. Professioneller, wesentlich teurer und den VDE-Vorschriften entsprechend sind Kabelkanäle aus Aluminium. Auch diese müssen einen Erdungsanschluß erhalten. (Siehe auch: *Erdung*)

Ladegeräte
Siehe: *Transformatoren*

Lampen, für Nacht- und Schreibtisch

1. Wenn sie aus Metall sind, zweipoliges gegen dreipoliges Kabel austauschen und Metallteile dabei erden (lassen). Bei dieser Gelegenheit einpoligen gegen zweipoligen Zwischenschalter einsetzen lassen und zwar auch dann, wenn die Lampe einen Schalter am Lampengehäuse hat. (Siehe Punkt 2)
   Zweipolige Kabel erkennen Sie daran, daß sie flacher und dünner sind als dreipolige Kabel und an Kabeln mit sogenannten Eurostecker. (Im Gegensatz zum Schukostecker ist er flach und hat keinen Schutzleiterkontakt.)
2. Wenn die Lampe einen Zwischenschalter im Zuleitungskabel hat und keinen Schalter an der Lampe selbst, prüfen Sie, ob der Stecker richtig in der Steckdose steckt, d. h., daß an der Lampe kein EWF vorhanden ist, mit dem Biotensor, einem Meßgerät oder Phasenprüfer. (Phasenprüfer darf an keinem der Kontakte in der Fassung leuchten.)
   Vorsicht: Keinen Kurzschluß durch gleichzeitige Berührung meh-

rerer Kontakte verursachen. Wenn Sie keine Erfahrung damit haben, lassen Sie die Prüfung von einem Fachinstallateur durchführen. Entweder richtige Position an Stecker und Steckdose markieren oder zweipoligen Zwischenschalter ins Kabel einsetzen (lassen).

3. Bei Niedervoltlampen mit Transformatoren mindestens 1 m Abstand zum Trafo einhalten. Befindet sich der Lampenschalter an der Lampe selbst, ist sicherzustellen, daß der Trafo bei ausgeschaltetem Licht nicht weiter in Betrieb ist. Gegebenenfalls doppelpoligen Zwischenschalter in das Netzkabel einsetzen (lassen). Bei Trafos, die direkt in die Steckdose gesteckt werden, normale Steckdose gegen eine abschaltbare auswechseln (mit Kontrolleuchte) oder Trafo nicht direkt in die Steckdose, sondern in eine Abzweigsteckdose mit Abschalter einstecken (auch hier richtige Steckerposition kontrollieren). Alternativ dazu, kurzes Verlängerungskabel mit doppelpoligem Zwischenschalter zwischen Steckdose und Trafo verwenden.

Laptop

Siehe: *Computer* bzw. *Bildschirme*

Leuchtstofflampen

1. Möglichst ganz auf den Betrieb dieser Beleuchtungsart verzichten. *Achtung:* Manche Energiesparlampen arbeiten nach einem ähnlichen Prinzip.
2. Wenn der Betrieb dieser Lampen unvermeidbar ist, möglichst großen Abstand halten.
3. Nie in Kinderzimmern verwenden und nicht für Schreibtisch- oder Arbeitsplatzbeleuchtung einsetzen. *Achtung:* Beleuchtete Arbeitslupen sind mit ringförmigen Leuchtstoffröhren ausgestattet und wirken deshalb in unmittelbarer Kopfnähe.
4. Bei Betrieb von mindestens 3 Leuchtstoffröhren läßt sich der Stroboskopeffekt durch eine spezielle Verkabelung vermeiden, bei weniger als 3 ist eine Kompensation durch einen Fachmann des Elektrohandwerks möglich.

Mehrfachsteckdosen
Weisen Geräte, die an Mehrfachsteckdosen angeschlossen sind, starke elektrische Felder auf, schließen Sie die Geräte probeweise direkt an der Steckdose an. Treten die Felder dabei nicht auf, liegt die Ursache der Feldausbreitung im Bereich der Mehrfachsteckdose.

Metallbettgestelle
1. Wegen der guten Leitfähigkeit des Metalls sind diese Betten ein ideales Ausbreitungsmedium für elektrische Wechselfelder. Die Ankoppelung kann durch Stromkabel von Lampen und Radioweckern erfolgen, die zu dicht am Bettgestell liegen. (Siehe auch: *Heizkörper*) Mit abgeschirmten Unterputzkabeln in den Wänden und abgeschirmten Anschlußkabeln für Nachttischlampen und Radiowecker kann die Ankoppelungsgefahr gebannt werden. Besondere Vorsicht ist auch bei elektrischen Fußbodenheizungen in Verbindung mit Metallbetten angezeigt.
2. In Nähe von Sende- oder Radaranlagen können Metallbetten wie Dipolantennen wirken und Hochfrequenz-Belastungen verstärken. Versuchsweise das Bett in eine andere Richtung stellen. Falls die Drehung keine Änderung bewirkt, Bett aus Holz, möglichst Vollholz, verwenden.

Mikrowellenherd
1. Möglichst nicht verwenden, da nicht nur Strahlenrisiken bestehen, sondern auch die Kohlenstoffverbindungen der Nahrung durch die Strahlung »zerschossen« werden, was die Nahrung biologisch minderwertig machen soll.
   Schwangere und Kinder sollten sich nicht in Räumen aufhalten, in denen Mikrowellenherde in Betrieb sind. Da die Strahlung Wände durchdringen kann, möglichst auch nicht in angrenzenden Nebenräumen aufhalten. Wie weit die Geräte strahlen, ist je nach Typ unterschiedlich.
2. Kein Mikrowellenherd ist völlig strahlungsdicht. Türen müssen bei zunehmendem Alter des Gerätes auf mögliche zunehmende Leckstrahlung überprüft werden. Kleine Leckstrahlungsprüfgeräte sind

nicht aussagefähig, da sie erst bei Grenzwertüberschreitungen ansprechen.

3. Bei Betrieb niemals direkt vor dem Gerätefenster oder seitlich vor den Türdichtungen stehen, sondern Gerät möglichst nur benutzen, wenn sich keine Personen im Raum befinden, da die Ausstrahlung mancher Geräte mehrere Meter weit reicht.

Mobilfunksender
Siehe Kapitel *Welche Abschirmungsmöglichkeiten gegen Elektrosmog gibt es?*

Nachtspeicheröfen
Diese Geräte, aber auch die Anschlußkabel – auch in den Wänden – können während der nächtlichen Aufladungszeit starke EWF und EMF entwickeln. Über die Rundsteueranlage, mit der die Anlagen vom Stromversorger aus gesteuert werden, treten zusätzlich HF-Steuerungsimpulse im Leitungsnetz auf. Der Ausbreitungsbereich der Felder kann also nur zur Aufladungszeit überprüft werden. Sind keine Meßgeräte verfügbar, sollte 1 m Sicherheitsabstand nicht unterschritten werden.

Nähmaschinen, elektrische

1. Soweit die Maschinen im normalen Hausgebrauch benutzt werden, wird die Benutzungsdauer ganz anders sein als in einer Fabrik. Auch die Konstruktion der Maschinen ist eine andere, so daß sie der Benutzung einer Bohrmaschine durch den Heimwerker ähneln. Größerer Abstand kann nicht hergestellt werden. Ob die Maschine EMF auch im Stillstand verursacht, muß von Fall zu Fall gemessen werden.
2. Abschirmmöglichkeiten gegen zu starke elektromagnetische Felder bei längerer Benutzungsdauer kann durch eine Ummantelung des Elektromotors mit MU-Metall erreicht werden. Diese reduzieren die Feldstärke erheblich. MU-Metall ist ein Blech aus einer Spezialmetallegierung.

Netzfreischalter

Ein Netzfreischalter kann eine gute Lösung zur Reduzierung von elektrischen und magnetischen Wechselfeldern bewirken. Lassen Sie aber nur einen einbauen, wenn vorher geprüft wurde, ob dadurch wirklich die gewünschte Wirkung eintritt. Verwenden Sie nur einpolige Netzfreischalter. Wenn Elektrosmog durch Steigleitungen, Wasser- oder Heizungsrohre oder andere Verursacher entsteht, ist dieser Schalter wirkungslos. Lassen Sie vorher von einem Baubiologen oder Geopathologen prüfen, ob der beabsichtige Zweck wirklich erfüllt wird. Zur Funktionskontrolle schwach leuchtendes sogenanntes Nachtlicht verwenden, da dieses wegen des geringen Stromverbrauchs die Funktion des Netzfreischalters nicht beeinträchtigt. Dieses wird einfach in die Steckdose gesteckt. Solange es leuchtet, hat der Netzfreischalter die Leitung nicht freigeschaltet.

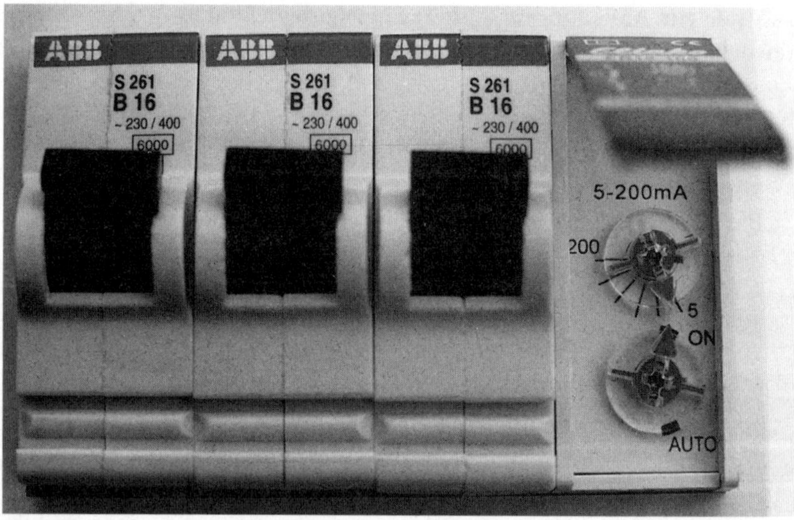

Der Netzfreischalter (rechts im Bild) läßt sich problemlos in einem Stromverteilungskasten montieren. Er ist in der Größe genau den Sicherungen angepaßt. Es gibt jedoch auch andere Modelle für die Auf- und Unterputzmontage. Lassen Sie sich beraten!

Der Netzfreischalter läßt sich problemlos in jede Unterverteilung einbauen. Er ist so einstellbar, daß ein geringer Stromverbrauch, z.B. durch ein Nachtlicht, nicht dazu führt, daß die Leitungen unter volle Stromspannung gesetzt werden. Es gibt auch andere Modelle, die nicht in Unterverteilungen, sondern in den abzuschaltenden Räumen selbst installiert werden. Diese arbeiten wahlweise automatisch, manuell oder mit Fernbedienung. Mit Schrecken fand ich in letzter Sekunde vor Redaktionsschluß in einem Versandhauskatalog einen »Netzfreischalter«, der in die Steckdose zu stecken war und an dessen Steckdose Hi-Fi-Geräte angeschlossen waren. Hiermit wird den Elektrounwissenden eine trügerische Sicherheit vorgegaukelt, denn die elektrischen Felder der Leitungen in den Wänden, die ja in der Regel die häufigste Problemursache sind, werden durch ein solches Gerät natürlich nicht abgeschaltet, sondern nur das Kabel zwischen dem Steckdosen-Netzfreischalter und dem dort angeschlossenen Gerät – wenn überhaupt, denn wenn dort ein Elektrogerät, z.B. ein Hi-Fi-Gerät, angeschlossen ist, bei dem der eingebaute Trafo im Dauerbetrieb läuft, wird es nie zu einer Abschaltung kommen. (Siehe dazu auch *Abschalten heißt noch lange nicht, daß kein Strom mehr verbraucht wird*) Lassen Sie sich deshalb bei der Anschaffung eines Netzfreischalters von einem Fachmann des Elektrohandwerks beraten, sonst werfen Sie unter Umständen Ihr Geld zum Fenster hinaus.

Neubau

1. Keine Wärmeisolierung mit Aluminiumkaschierung verwenden, weil sich darüber elektrische Felder großflächig im Haus ausbreiten können. Sie verursachen auch Erdstrahlenreflexionen.
2. Strom- und Wasserleitungen in getrennte Leitungsschächte verlegen. Liegen Strom- und Metallrohre dicht nebeneinander, kommt es zur Ankopppelung elektrischer und/oder elektromagnetischen Felder an die Rohrleitungen und Ausdehnung im ganzen Haus. Wasser- und Heizungsrohre sowie Heizkörper führen dadurch Elektrofelder.
3. Keine elektrisch leitfähigen Putze verwenden, da sich über diese energietechnische Felder ausbreiten können.

4. Keine Dachrinnen und keine Fassadenverkleidungen aus Metall verwenden, weil diese Erdstrahlenreflexionen bewirken können.
5. Das Baugrundstück vorab grob auf Erdstrahlenstörzonen untersuchen lassen und bei höherer Belastung gegebenenfalls Zellglasplatten zur Abschirmung in Fundamentplatte einbauen. (Bezugsquelle für Zellglasplatten im Anhang)
6. Keine Metalljalousien verwenden wegen möglicher Erdstrahlenreflexionen.
7. Stahlträger und Armierungsgitter und Putzgitter (-schienen) vorsorglich erden lassen, um Ankoppelungen strombedingter Felder abzuleiten.
8. Elektrische Wasserpumpe der Heizung zwischen 2 Rohrstücke aus Kunststoff einsetzen, damit elektromagnetische Felder der Pumpe nicht auf das Rohrleitungssystem überspringen können. Wenn Stromkabel im Heizungsraum dicht an Metallrohrleitungen geführt werden müssen, dort gegebenenfalls abgeschirmte Kabel verwenden, um Überspringen elektrischer Wechselfelder zu vermeiden.
9. Hinter der Wasseruhr etwa 1 m Kunststoffleitung einbauen, um EWF, die von außen auf Rohrleitungen in das Haus geleitet werden können (durch vagabundierende Ströme auf Versorgungsleitungen, verursacht durch Eisenbahn, Straßenbahn o. ä.), zu vermeiden. Gegebenenfalls Kunststoffrohre für das gesamte Leitungsnetz verwenden.
10. Schlaf- und Kinderzimmer vorsorglich mit getrennten Stromkreisen versehen und für diese einen Netzfreischalter einbauen. In diesen Räumen abgeschirmte Leitungen verwenden, zumindest an den Wänden, an denen die Betten stehen.
11. Leuchtstoff- und Energiesparlampen (die nach dem Leuchtstoffröhrenprinzip arbeiten) in Räumen vermeiden, in denen sich Personen längere Zeit aufhalten.
12. Halogenbeleuchtung mit Transformatoren und elektronische Dimmer in Schlaf- und Kinderzimmern vermeiden, da diese zu Problemen mit der Netzfreischaltung führen können. (Siehe auch Stichwort *Umbau*, Punkt 3)

13. Verkabelung des Stromnetzes als sogenanntes TT-Netz ausführen lassen, bei dem keine Verbindung zwischen dem Neutralleiter des Netzkabels zum Potentialausgleich der Hauserdung besteht. Dadurch werden unerwünschte Erdungsströme vermieden.[46]
14. Abgeschirmte Kabelkanäle verwenden. (Siehe Stichwort *Kabelkanäle*)
15. Informieren Sie sich rechtzeitig vor Baubeginn über Leitlinien der baubiologischen Elektroinstallation. (Betriebe mit entsprechender Qualifikation finden Sie im Branchenverzeichnis.)

Beachten Sie auch die Tips unter dem Stichwort *Umbau*.

Netzteile
Siehe: *Transformatoren*

Overheadprojektor
1. Anschlußkabel auf die vom Benutzerstuhl entfernte Seite verlegen.
2. Wenn möglich bzw. erforderlich, Abschirmung mit MU-Metall vornehmen (lassen).
3. Schutzedelstein in der Tasche tragen. (Siehe Kapitel *Selbstschutz durch Edelsteine*)
4. Überprüfen lassen, ob hohe Flußdichten der Felder konstruktionsbedingt sind. Kleine Änderungen im Innern des Gerätes können sehr wirkungsvoll sein. Notfalls gegen ein biologisch verträglicheres Gerät austauschen.

Rasierapparat
1. Da kein größerer Abstand zu Hand und Kopf möglich ist, auf Gerät mit Batterie oder Akku umsteigen.
2. Alternative zum Elektrorasierer: Naßrasur.

Schreibmaschine, elektrische
Abhilfe kann hier ein doppelpoliger Zwischenschalter bringen, der zumindest dann elektromagnetische Felder verhindert, wenn die Maschine nicht benutzt wird. Empfehlenswert: Kontrolleuchte, die anzeigt, ob der Schalter ein- oder ausgeschaltet ist.

Schreibtische

Haben diese Möbel Vierkantrohr-Metallrahmen, Metallflächen oder -gehäuse usw., können an diese durch die Anschlußkabeln der Schreibtischlampe, der Rechen- oder Schreibmaschine oder der Computeranlage strombedingte Felder ankoppeln. Kritisch sind diese Felder dann zu beurteilen, wenn sie dicht an den Körper gelangen können. Betroffen ist meistens der Unterleibsbereich durch das Vierkant-Metallrohr unter der Schreibtischplatte sowie Füße und Beine, wenn sogenannte Container aus Metall unter den Tischplatten stehen.

Ob dies der Fall ist, sollte mit einem Meßgerät geprüft werden. Es besteht gegebenenfalls die Möglichkeit, die Metallrahmenkonstruktion und andere Metallelemente zu erden um dadurch die Felder abzuleiten, eine Feldmessung zur Erfolgskontrolle ist unbedingt erforderlich, weil auch negative Effekte eintreten können. Bitte Stichwort *Erdung* beachten.

Sicherheitsabstände

Zu Hochspannungsleitungen:

Die Sicherheitsabstände richten sich nach der Art der Leitungen. Hochspannungsanlagen sind gut an der Höhe der Masten zu unterscheiden. Das Hochspannungsnetz arbeitet mit 50 Hz. Wird über die Leitungen Bahnstrom geleitet, so hat es 16⅔ Hz. Um die Leitungen herum breiten sich sowohl elektrische Wechselfelder als auch elektromagnetische Felder aus. Die Spannung auf den Leitungen ist konstant, während der Stromfluß (Leistung) vom Stromverbrauch abhängig ist und somit variiert. Messungen können deshalb zu verschiedenen Zeiten recht unterschiedliche Ergebnisse zeigen. Die Stromversorger können Ihnen auf Nachfrage Auskunft geben, wieviel Strom zum Zeitpunkt der Messung auf der Leitung war, und welches die Spitzenwerte der Leitung sind. Daduch lassen sich Messungen besser einordnen.

Die Ausdehnung der Felder ist auch von der Wetterlage abhängig. Feuchte Luft und Nebel führen zu größeren Ausdehnungen. Deshalb sind die Felder im Winter meistens kleiner (kalte trockene Luft) als im Sommer (feuchte warme Luft).

Abstandsempfehlung zu Hochspannungsleitungen		
Leitungstyp	*Masthöhe*	*Empfohlener Abstand*
20 kV	15 m	15– 80 m
110 kV	32 m	20– 95 m
220 kV	48 m	30–120 m
380 (420) kV	48 m	40–160 m

Abstandsempfehlung: KATALYSE-Institut für angewandte Umweltforschung

Zu Sendeanlagen:

Abstandsempfehlung zu Sendeanlagen bei Daueraufenthalt Empfehlung des Bundesamtes für Strahlenschutz		
Strahlungsquelle	*Leistung*	*Empfohlener Abstand*
TV-Sender Band IV/V	100 kW	**45,0 m**
UKW-Hörfunksender	500 W	**9,50 m**
D-Netz Basisstation	8 Kanäle je 50 W	**4,76 m**
Richtfunkantenne 13 GHz	0,5 W	**1,78 m**
C-Netz Funkstation	23 Kanäle je 8 W	**1,78 m**
Mikrowellenherd	600 W	**0,25 m**

Quelle: KATALYSE-Institut für angewandte Umweltforschung

Stand-by (Bereitschaftsschaltung)
Dieser Bereitschaftsbetrieb ist häufig bei Fernsehgeräten vorzufinden. Dabei bleiben Transformatoren in den Geräten weiter in Betrieb. Das führt dazu, daß auch elektrische wie elektromagnetische Felder weiter vorhanden sind und Ihre Stromrechnung im Laufe des Jahres um rund 30 Mark höher ausfällt. Bedenklich kann der Stand-by-Betrieb dann sein, wenn der Fernseher an einer Wand steht, auf deren Rückseite sich ein Schlafplatz befindet, denn die Felder können die Wand durchdringen und die dort schlafende Person stark belasten und gesundheitlich beeinträchtigen. Wenn Sie dort selbst schlafen, schießen Sie mit Stand-by ein richtiges Eigentor. Aber haben Sie sich schon einmal gefragt, warum Sie Ihr Fernsehgerät abends nicht ganz ausschalten, wenn Sie es die ganze Nacht und den folgenden Tag nicht mehr gebrauchen werden? Sie lassen doch Ihr Auto auch nicht Tag und

Nacht im Leerlauf weiterlaufen, nur weil Sie es irgendwann einmal wieder benutzen wollen – oder?

Manche Geräte, vorwiegend die der Unterhaltungselektronik, haben etwas ähnliches wie einen »Stand-by-Betrieb«, sie verbrauchen ständig weiter Strom, weil Trafos oder andere Gerätebauteile weiter in Betrieb bleiben, obwohl das Gerät abgeschaltet ist. Das stellt sich meistens erst dann heraus, wenn bei einer Standortuntersuchung Messungen vorgenommen werden oder wenn ein Netzfreischalter, der eingebaut wurde, einfach nicht abschalten will, obwohl doch scheinbar kein Stromverbraucher mehr in Betrieb ist.

Transformatoren

1. Kleine Trafos nicht am Schlafplatz und möglichst nicht dicht am Arbeitsplatz betreiben. Geräte nicht auf Teppichboden legen wegen der Ausbreitung von HF über das textile Gewebe.
2. Transformatorstationen der allgemeinen Stromversorgung können weitreichende elektromagnetische Felder verursachen, die zu verschiedenen Zeiten recht unterschiedliche Intensität aufweisen können. Der Sicherheitsabstand dazu sollte 10 m keinesfalls unterschreiten, besser ist jedoch eine Messung. Trafostationen im Hause sind besonders kritisch zu bewerten. Abschirmmaßnahmen sind kaum möglich. Beachten Sie die rechtlichen Anmerkungen unter dem Stichwort *Dachständerleitung*.

Umbau

1. Vorhandene Glaswollisolierungen, die Aluminiumfolie enthalten, austauschen oder Alufolie davon entfernen. Soweit eine Dampfsperre erforderlich ist, Material ohne Metall verwenden. Wenn Alufolie nicht zu entfernen ist, kann versucht werden, die einzelnen Bahnen zu erden, um die Ankoppelung und Ausbreitung elektrischer Felder zu vermeiden. Mit Meßgerät prüfen, ob die Erdung den gewünschten Erfolg hat.
2. Für Schlaf- und Kinderzimmer getrennte Stromzufuhr mit Netzfreischalter installieren. Zimmer mit abgeschirmten Kabeln versehen an den Wänden, an denen die Betten stehen.

3. Keine Halogenbeleuchtung mit Trafos und elektronische Dimmer in Räumen mit Netzfreischaltung einsetzen, da diese zu Problemen bei der Netzfreischaltung führen können. (Bei Einschalten der Lampen gibt das Gerät keinen Strom frei, oder Trafos verhindern, daß der Freischalter den Strom abschaltet.) Neu entwickelte Netzfreischalter sollen auch mit diesem Problem fertig werden.
4. Bauelemente aus Metall (Stahlträger, Metallgitter usw.), soweit sie zugänglich werden, erden lassen.
5. Hinter der Wasseruhr sowie vor und hinter der Wasserpumpe der Heizung Kunststoffrohre einsetzen.
6. Defekte Dachrinnen aus Metall gegen Kunststoffrinnen austauschen zur Vermeidung von Erdstrahlenreflexionen.
7. Metalljalousien wegen Reflexvermeidung von Erdstrahlen gegen solche aus Kunststoff austauschen.
8. Leuchtstofflampen- und Energiesparlampen mit gleichem Funktionssystem aus Wohn-, Schlaf- und Kinderzimmern entfernen.
9. Wenn möglich, Verkabelungssystem auf TT-Netz umstellen lassen. (FI-Schutzschalter erforderlich) Lassen Sie sich von einem Elektrofachbetrieb beraten, der sich mit baubiologischer Elektroinstallation auskennt.
10. Abgeschirmte Kabelkanäle verwenden. (Siehe Stichwort *Kabelkanäle*)
11. Stillgelegte Rohrleitungen und abgeklemmte Stromleitungen sollten unbedingt entfernt werden, da diese durch Ankoppelungen von Stromleitungen elektrische Wechselfelder aufnehmen und im ganzen Haus verbreiten können. Sie finden dann elektrische Störfelder, wo gar keine Leitungen (mehr) liegen. Wenn Sie die Leitungen aus irgendeinem Grunde nicht entfernen können (was eigentlich Vorschrift ist), sollten diese wenigstens geerdet werden, um diese Probleme zu vermeiden.

Beachten Sie auch die Hinweise unter dem Stichwort *Neubau*.

Verstärker

Siehe: *Hi-Fi-Anlagen*

Wasserbetten
Bei Betten mit bisher üblicher Impulsheizung das Wasser nur tagsüber aufheizen und Heizung nachts abschalten. Wird das Wasser dennoch nachts zu kalt (selten), Isomatte ins Bett legen. Isomatten gibt es in Geschäften für Campingartikel.

Allgemeine Tips bei unerklärlichen Gesundheitsproblemen

1. Schlafplatz daraufhin überprüfen, ob sich dort elektrische Geräte dichter als 1 m am Bett befinden. Wenn ja, vorübergehend zu Testzwecken entfernen und beobachten, ob die Beschwerden sich dadurch verringern.
2. Werden Sie auf diese Weise nicht fündig, überprüfen Sie, ob sich auf der Rückseite der Wand, an der geschlafen wird, elektrische Geräte befinden. Beachten Sie auch Netztrafos und Ladegeräte.
   Führt auch das zu keinem Erfolg, inspizieren Sie den Raum, der sich unter dem Schlafplatz befindet. (Siehe Praxisfall: Leuchtstoffröhre in Garage, S. 83)
3. Ist auch dort kein elektrischer Störenfried ausfindig zu machen, untersuchen Sie die Wand an der das Bett steht mit der radiästhetischen Methode, wie beschrieben, oder Sie gönnen sich ein Meßgerät für die Untersuchung der Wand. (Beachten Sie das Kapitel *Lohnt sich der Kauf von Meßgeräten?)*
4. Bleibt auch hierbei ein Erfolg aus, könnte Hochfrequenz eine Rolle spielen. Überlegen Sie, ob sich in Nähe Ihrer Wohnung ein Sendemast oder eine militärische Anlage befindet. Wenn ja, drehen Sie den Schlafplatz alle 3 Tage um etwa 20 bis 30°, bis Sie ihn um insgesamt 180° gedreht haben. Dann liegen Sie wieder auf der alten Achse. Beobachten Sie dabei vor allen Dingen, wie Sie schlafen und ob Sie sich morgens nach dem Aufwachen besser fühlen.
5. Sind diese Versuche erfolglos verlaufen, oder möchten Sie Ihre Ergebnisse sicherheitshalber überprüfen lassen, beauftragen Sie einen Geopathologen, der Ihren Schlafraum auf krankmachende Störzonen absucht. Beauftragen Sie einen Geopathologen, der auch Elektrosmog-Messungen durchführen kann, denn die Elektrosmog-

Ausbildung gehört leider noch nicht zur Regelausbildung der Geopathologen. Eine Untersuchung kostet kein Vermögen. Vereinbaren Sie vorab einen Festpreis für die Untersuchung. (Adressen für ausgebildete Geopathologen siehe Anhang)

Wir könnten 5 Milliarden Megawatt pro Jahr sparen!

Bisher unwiderlegte Berechnungen besagen, daß der Stromverbrauch in der BRD um 5 Milliarden Megawatt im Jahr verringert werden könnte, wenn alle Geräte nach Benutzung ganz ausgeschaltet würden (u. a. durch Verzicht auf Stand-by-Betrieb). Dies entspräche der Jahresleistung eines Kernkraftwerks.[47]

Lohnt sich der Kauf von Meßgeräten?

Dies ist ein heikler Punkt, denn Meßgeräte gibt es in großer Zahl in recht unterschiedlicher Qualität und breitem Preisspektrum. Deshalb können auch keine Empfehlungen, aber dennoch einige Hinweise gegeben werden. Unsere Umwelt, auch in den Haushalten und an den Arbeitsplätzen, wird immer stärker elektrifiziert. Wenn wir in diesem Umfeld nicht in der Lage sind zu erkennen, was uns auf Dauer möglicherweise krank macht, gehen wir ein hohes Gesundheitsrisiko ein. Sie haben aus diesem Buch gelernt, daß Elektrosmog manchmal relativ einfach zu beseitigen ist – z. B. durch Umdrehen des Steckers in der Steckdose. Voraussetzung ist dabei jedoch immer, daß wir in der Lage sind festzustellen, daß da überhaupt ein Problemfeld besteht.

Auch wenn wir die Möglichkeiten nutzen, die uns die Abfrage mit dem Biotensor bieten, erscheinen Meßgeräte eine sinnvolle Ergänzung oder Kontrolle zu sein. Wie schnell ist ein Stecker mal eben zum Staubsaugen aus der Steckdose gezogen und schon wissen Sie nicht mehr, welches die richtige Steckerposition war. Aber auch, wenn Sie Geräte anschließen, die Sie nicht dauernd benutzen und immer wieder von der Steckdose abziehen müssen, ist es mühsam, jedesmal erneut den Biotensor zu Rate zu ziehen. Und bei jedem neu erworbenen Elektrogerät beginnt das Spiel erneut. Viele Menschen, die ich bei meinen Untersuchungen kennengelernt habe, wären in der Lage gewesen, Elektrosmog als Ursache ihrer Erkrankungssymptome mit einfachen Meßgeräten selbst festzustellen und zu beseitigen, wenn sie die Geräte dafür gehabt hätten. Die Anschaffung solcher Geräte kostet allerdings etwa ebensoviel, wie die Elektrosmog-Untersuchung in ihren Räumen, einmal abgesehen von den eher selteneren Fällen, in denen Hochfrequenz eine Rolle spielt. Diese ist mit Amateurgeräten ohnehin nicht gescheit meßtechnisch zu erfassen. Die Betroffenen haben also am Ende finanziell nichts gespart, aber zum Teil jahrelange Schlafstörungen und eine angeschlagene Gesundheit dafür in Kauf nehmen müssen.

Ich meine, in der so weitreichend technisierten Umwelt dieser Zeit gehören solche Geräte eigentlich ebenso in jedes Haus wie ein Erste-Hilfe-Kasten.

Der Umgang mit Elektrosmog-Meßgeräten ist relativ leicht zu erlernen, und die Gebrauchsanweisungen sind auch für Laien meistens gut verständlich. Der Besuch eines Elektrosmog-Selbsthilfeseminars ergänzt das gelesene und zeigt praktische Tips für Messungen, Entstörung, Abschirmungen usw. (Adresse im Anhang)

Welche Geräte brauchen sie für eine Elektrosmog-Ausrüstung?

Im Prinzip geht es – wie Sie wissen – um die Messung von 2 verschiedene Arten von Feldern: elektrische Wechselfelder und elektromagnetische Felder. Dafür sind dann im Prinzip auch 2 verschiedene Geräte erforderlich. Neuerdings sind aber auch Geräte auf dem Markt, die beide Arten von Feldern messen können.

Mit den beiden Einzelgeräten kommen Sie um etwa 150 Mark günstiger davon als mit dem Kombigerät, aber andere Merkmale, die Sie noch kennenlernen, sollten entscheidender sein.

Was kosten die Geräte?

Einfache Meßgeräte für den Hausgebrauch kosten für elektrische Wechselfelder um 100 Mark und für elektromagnetische Felder um 150 Mark. Das vorher erwähnte Kombigerät zur Messung beider Feldarten wurde mir im Laden mit 398 Mark angeboten.

Natürlich gibt es nach oben hin kaum Grenzen, und Sie können auch ein paar Tausender investieren, aber das brauchen Sie meiner Meinung nach nicht, es sei denn, Sie wollen künftig professionelle Messungen für Gutachten erstellen.

Wie genau messen die Geräte?

Ich gehe bei der Beantwortung von den einfachen Geräten für den Hausgebrauch aus, in den vorher genannten Preisklassen. Diese Geräte messen das EMF im 50 Hz-Bereich relativ genau. Etwas schwieriger ist es offenbar, preisgünstige und genaue Geräte zur Messung elektrischer Wechselfelder herzustellen. Hier müssen Sie mit größeren Abweichungen rechnen. Trotzdem sind diese Geräte nicht sinnlos, wie ich gleich erläutern werde.

Wichtig ist, daß die Geräte in den Bereichen, die baubiologisch empfohlen werden, einigermaßen brauchbare Meßwerte liefern. Sie sind für die Beurteilung des gesundheitlichen Risikos wichtig. Für Sie ist der Meßbereich von 0,001 µT bis 1,0 µT wichtig. Werte über 10 µT spielen ohnehin keine Rolle, weil sie viel zu hoch sind, um sich darin längere Zeit aufzuhalten. Selbst bei einer Ungenauigkeit von 30% liegen die tatsächlichen Werte bei gemessenen 10 µT entweder bei 7 oder 13 µT. Aufgrund Ihrer Kenntnisse, die Sie in diesem Buch erworben haben, wissen Sie, daß beide Werte ohnehin zu der gleichen Beurteilung führen.

Auch der Tachometer in Ihrem Auto zeigt bei Höchstgeschwindigkeit und im Schrittempo erheblich von der Realität abweichende Werte an. Wichtig ist aber für Sie die Genauigkeit dort, wo es um die Einhaltung von Geschwindigkeitsbegrenzungen geht, wo Sie bei falsch anzeigendem Tacho ein Knöllchen riskieren würden. Analog dazu sind für uns auch nur die Meßwerte im Bereich der baubiologischen Grenzwertempfehlungen von Bedeutung.

Auch bei elektrischen Wechselfeldern spielen die Werte um 400 V/m nur eine statistische Größenrolle, da nachts am Schlafplatz 10 V/m und tagsüber 20 V/m eingehalten werden sollten. Eine Meßtolerenz von 30% würde aber bei angezeigten 10 V/m tatsächlich 7 bzw. 13 V/m bedeuten können und würde damit zu keiner wesentlichen Fehleinschätzung der Belastung führen.

Dipl. Ing. Holger Oetzel vom IFU-Institut hat in Vergleichsmessungen festgestellt, daß die Abweichung guter handelsüblicher Meßinstrumente von DIN-gerechten Meßgeräten für die magnetischen Felder nicht sehr groß ist. Bei Tests lagen die Abweichungen bei elektromagnetischen Feldern unter 3%. Bei Messungen der elektrischen Wechselfelder waren die Abweichungen jedoch größer.

Ich will Sie keineswegs davon abhalten, sich bessere und genauere Geräte zu kaufen, die auch einen höheren Preis rechtfertigen. Ich will aber dem verbreiteten Eindruck entgegentreten, daß mit preiswerten Geräten nichts anzufangen sei. Wichtig ist nur, daß man um die größere Meßtoleranz dieser Geräte weiß und diese mit berücksichtigt. Keinesfalls sollten Sie sich davon abhalten lassen, sich diesen »Elektroverbandskasten« zuzulegen, weil er sich schnell bezahlt machen wird. DIN-gerechte Messungen können Sie aber auch mit den teuren Geräten nicht durchführen, dafür müßten Sie in die »Laborklasse« einsteigen und genauere Kenntnisse der Meßverfahren erwerben.

Mit teureren Meßgeräten können Sie Frequenzanalysen der Elektrosmog-Felder und Aufzeichnungen von Langzeitmessungen vornehmen, die Sie aber nur in bestimmten Fällen benötigen, z.B., wenn Bahnstrom eine Rolle zu spielen scheint. In solchen Fällen kann aber eine Messung durch ein dafür ausgerüstetes Institut sinnvoller und preiswerter sein, als die Anschaffung der dafür erforderlichen Geräte, die ohne Schulung von einem Laien ohnehin kaum richtig bedient werden können.

Welche Mindestanforderungen sollten selbst einfache Meßgeräte erfüllen?

1. Achten Sie darauf, daß wirklich die Bereiche gemessen werden können, die für die baubiologische Beurteilung und die gesundheitliche Bewertung wichtig sind. Akzeptabel sind auch Geräte, die klar definierte Meßbereich anzeigen, also z.B. bis 10, bis 30, bis 45

V/m usw. Sie können sonst nicht feststellen, wie stark sich Werte durch Sanierungsmaßnahmen verändern und ob die erreichten Verbesserungen ausreichen.

Zu fordernde Meßbereiche:
Elektrische Felder zwischen 1 und mindestens 100 V/m und elektromagnetische Felder ab 0,01 μT (10 nT).

2. Gut ist auch eine akustische Signalgebung, *aber nur zusätzlich* zu einer Meßskala – nicht anstatt. Dadurch lassen sich Änderungen der Meßwerte auch an Stellen wahrnehmen, an denen Sie die Skala schlecht ablesen können. Die akustische Anzeige läßt auch bei einer groben Voruntersuchung erkennen, in welchen Bereichen höhere und wo niedrigere Felder vorhanden sind, die dann in einem zweiten Durchgang genauer untersucht und gemessen werden.
3. Achten Sie bei den Geräten zur Messung elektromagnetischer Felder auf den Frequenzbereich, der gemessen werden kann. Üblicherweise arbeiten alle Meßgeräte zumindest im 50-Hz-Bereich unseres Stromnetzes. Will man auch Bahnstrom messen, muß das Gerät auch den 16⅔-Hz-Bereich messen können. Ideal wäre es, wenn Bahnstrom durch Umschalten am Gerät getrennt vom 50-Hz-Strom gemessen werden kann.

Damit können sie nicht viel anfangen

1. Skalen auf denen keine klar definierten Meßwerte in Volt pro Meter, Mikro-, Nanotesla oder Gauß abzulesen sind. (Bei Skalen mit Einheiten in Gauß müssen Sie laufend umrechnen.)
2. Auch Geräte, die nur undefinierte »Belastungen« oder »frequenzgewichtete Skalen« haben, halte ich für unbrauchbar, denn Sie wissen dann nicht, was sie wirklich messen und wie hoch die Werte sind.
3. Ein Meßgeräte, das erst Felder ab 0,5 kV/m erfaßt, das sind 500 V/m, ist für Laien völlig sinnlos, da der baubiologisch wichtige

Bereich zwischen 1 und maximal 50 V/m liegt. Das Gerät mißt aber erst Werte, die weit darüber liegen.

4. Geräte, die nur über eine akustische Anzeige höhere oder niedrigere Werte mitteilen, die aber nichts darüber aussagen, wie hoch die Werte jeweils tatsächlich sind, können Sie nicht gebrauchen. Eine Skala mit den genannten Maßeinheiten ist also Pflicht.
5. Meßgeräte, die Ausstrahlungen von Mikrowellen messen, sollten mindestens den Bereich von 1 mW/cm^2 bis 5 mW/cm^2, aber besser noch deutlich höhere Werte erfassen können, da Leckstrahlungen, wie die Praxisbeispiele zeigen, erheblich über 5 mW/cm^2 liegen können. Reicht die Skala nur bis 1 mW/cm^2, so ist die Beurteilung höherer Werte nicht möglich, was zu einer Fehleinschätzung führen kann.
6. Mit einem Magnetometer können Sie keinen Elektrosmog messen, sondern Anomalien von Magnetfeldern, beispielsweise die des Erdmagnetfeldes. Das kann durchaus interessant sein, sagt aber nichts über Elektrosmog-Felder aus.

Weitere Geräte, die gegebenenfalls sinnvoll sind

Für das Erkennen von Mängeln in der Leitungsinstallation gibt es kleine Leitungstester (Socket-Tester). Hiermit spüren Sie eine fehlende Erdung ebenso auf, wie einen fehlenden FI-Schutzschalter oder Fehlerstrom auf dem Schutzkontakt der Steckdose. Der Tester wird einfach in die Steckdose gesteckt. Eventuelle Fehler werden durch mehrere Kontrollbirnen angezeigt. Die Preise variieren entsprechend der Zahl der Testmöglichkeiten zwischen 30 und max. 130 Mark.

Messungen von Hochfrequenz-Feldern

Diese Messungen sind erst mit Geräten vernünftig durchzuführen, die in der Preisklasse von 7000 Mark an aufwärts zu haben sind. Als kostspieliges Hobby kommt das vielleicht in Frage, aber wohl kaum für eine mehr oder weniger seltene Gelegenheitsmessung.

Hier bieten sich radiästhetische Verfahren an, die jedoch etwas mehr Kenntnisse der Radiästhesie erfordern und durch Hilfsmittel gestützt sein sollten. Diese Kenntnisse können Sie in einem Biotensor-Seminar erwerben. (Siehe Adressen im Anhang)

Wo können sie Elektrosmog-Meßgeräte kaufen?

In Fachgeschäften für elektronische Geräte, in technischen Kaufhäusern, in gut sortierten Geschäften mit Hi-Fi-Sortiment und Bastlerbedarfabteilung sowie im einschlägigen Versandhandel. (Ich bitte um Verständnis, daß ich auch auf Nachfrage keine Empfehlungen oder Beurteilungen zu einzelnen Geräten geben kann.)

Das sollten sie beim Messen beachten

Bei der Messung elektromagnetischer Felder gehen Sie so vor, daß Sie das Meßgerät langsam zentimeterweise vorschieben und die Meßwerte dabei genau beobachten. Richtige Werte werden nur angezeigt, wenn das Gerät nicht bewegt wird! Oft gibt es an den Gehäuseoberflächen von Elektrogeräten Schwankungen zwischen 600 und 1200 µT innerhalb weniger Zentimeter! Messen Sie elektromagnetische Felder immer mehrdimensional, also in verschiedenen Richtungen, denn je nach Aufbau des Feldes ergeben sich in verschiedenen Richtungen sehr unterschiedliche Werte (vgl. Abb. 18, S. 203). Wichtig ist für Sie, daß Sie die Spitzenwerte ermitteln.

Bei elektrischen Wechselfeldern sind die Abweichungen von einem Zentimeter auf den anderen nicht so groß. Messen in verschiedenen Richtungen ist jedoch auch dabei sinnvoll. Grundsätzlich beachtet werden muß, auf welcher Seite des Gerätes sich die Meßsonde oder Antenne befindet. Studieren Sie also gründlich die Gebrauchsanweisungen.

Mehrdimensionale Messungen des EMF

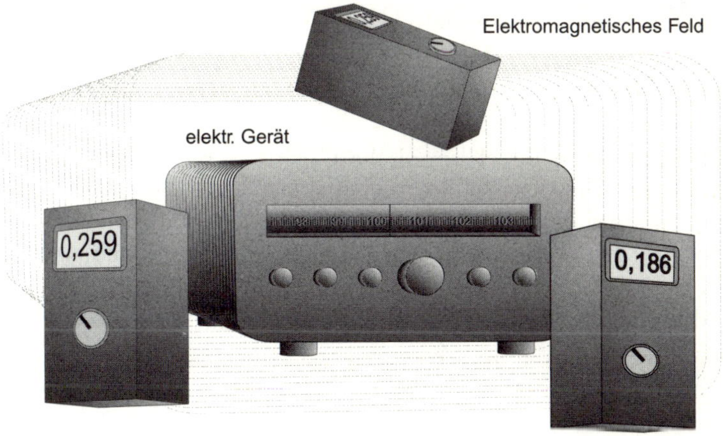

Abb. 18

Wegen der steigenden Nachfrage nach Elektrosmog-Meßgeräten werden Geräte zu sehr unterschiedlichen Preisen angeboten. **Vergleichen von Preis und Leistung ist also sehr wichtig.**

Welche Abschirmungsmöglichkeiten gegen Elektrosmog gibt es?

Wenn wir uns mit diesem Thema beschäftigen, müssen wir uns in Erinnerung rufen, daß wir es bei Elektrosmog mit verschiedenen Arten von Feldern zu tun haben, die unterschiedliche Eigenschaften haben und dementsprechend können wir nicht alles mit einem Allheilmittel sanieren, so schön das auch wäre.

Generell sollten wir versuchen, den Ursachen von Störfeldern auf die Schliche zu kommen und z. B. die mangelhafte Erdung sanieren, durch die sich strombedingte Felder im Hause übermäßig weit ausdehnen können, bevor wir damit beginnen, alle Kabel aus den Wänden zu reißen, um sie gegen abgeschirmte Kabel auszutauschen. Der Grund dafür ist ein ganz einfacher: Die neue Erdung kostet nur einen Bruchteil der abgeschirmten Kabel. Erst wenn man bei der Fehlersuche nicht weiterkommt, sollte man sich mit Abschirmungen beschäftigen. Wenn ein Auto einmal nicht anspringt, wird der Automechaniker auch zunächst einmal nach losen Kabeln oder Steckern, abgenutzten Zündkerzen und anderen Ursachen schauen, bevor er damit beginnt, die Zündspule oder die Lichtmaschine auszutauschen.

Nun gut, nehmen wir an, Sie haben alle möglichen Fehlerquellen untersucht und keine Verbesserung erreicht, dann bleibt Ihnen vielleicht wirklich nur die Abschirmung. Dabei laufen wir aber Gefahr, durch Abschirmmaßnahmen den Teufel mit dem Beelzebub auszutreiben, denn einige der angebotenen Abschirmmittel reduzieren zwar Elektrosmog-Felder, wirken aber gleichzeitig als Reflektoren für Erdstrahlen. Damit erreichen wir keine wirkliche Verbesserung, sondern tauschen nur ein Problem gegen ein anderes aus. Das kann aber nicht Sinn solcher Maßnahmen sein. Vorsicht ist hier also allemal geboten.

Abschirmung elektrischer Wechselfelder

Abschirmfarbe

Bei dieser Farbe handelt es sich um eine stark graphithaltige Dispersionsfarbe, die die Eigenschaft hat, elektrisch leitfähig zu sein. Dadurch kann eine deutliche Verminderung der elektrischen Felder erreicht werden. Beim Einsatz dieser Farbe hat sich jedoch gezeigt, daß durch den hohen Graphitgehalt die Bronchien belastet werden können. Es kann, dem Vernehmen nach, zu Atembeschwerden kommen. Deshalb sollte die Farbe eventuell nach dem Anstrich mit einem Lack versiegelt werden oder gegebenenfalls hilft ein Übertapezieren.

Zu bedenken ist dabei auch, daß es wegen der Leitfähigkeit natürlich auch zu nicht beabsichtigten elektrischen Strömen über die Farbe kommen kann, wenn es zu einem Kontakt mit einem stromführenden Leiter kommt. Die Leitfähigkeit ist aber weit geringer als beim Abschirmvlies, und die Spannung fällt dementsprechend mit zunehmendem Abstand zur Stromquelle ab. Ich will nicht generell von der Verwendung der Farbe abraten, aber Vorsicht beim Umgang mit ihr ist schon ratsam. Da sie elektrisch leitend ist, **muß der Anstrich auch geerdet werden**. Das sollten Sie aber keineswegs selbst tun, sondern von einem Fachmann des Elektrohandwerks vornehmen lassen. Der Hersteller liefert eine Erdungsleitung als Sonderzubehör mit. (Bezugsadresse im Anhang)

Abschirmvlies

Das Abschirmvlies funktioniert nach dem gleichen Prinzip wie die Abschirmfarbe und hat auch ähnliche Eigenschaften. Es handelt sich dabei um eine Kunststoffbahn, die durch einen hohen Graphitanteil elektrisch leitfähig ist. Versuche haben gezeigt, daß das Vlies, wenn es unter Strom gesetzt wird, wie eine Stromleitung wirkt. Auch hierbei kann der Graphitanteil u. U. die Bronchien belasten und zu Atembeschwerden führen.

Bevor das Vlies eingesetzt wird, sollte die Elektroanlage auf Fehler überprüft werden, besonders bei älteren Installationen. Wichtig ist dabei, daß keine Spannung oder Kriechströme auf dem Schutzleiter (gelb-grünes Kabel) vorhanden sind, denn dann haben Sie diese u. U. auch auf dem Einbauteil der Steckdosen, d. h., bei Berührung könnten Sie leicht einen »gewischt« bekommen. Kommt das Vlies dann mit der Steckdosenplatte in Kontakt, dann steht praktisch das ganze Vlies unter Strom. Zugegeben, der Fall ist sicher eher eine Ausnahme, aber Schutzleiter, die unter Strom stehen, sind so selten auch wieder nicht – vor allen Dingen, wenn bei zweipoligen Kabelinstallationen eine Kabelbrücke zwischen Nulleiter und Schutzleiteranschluß der Steckdose eingesetzt wurde.

Ein anderes Beispiel: An einer Wandlampe guckt ein Stück blankes Kabel aus der Anschlußklemme, was eigentlich nicht sein soll, aber im Normalfall auch keine Probleme bereitet, solange das Kabelstück an der Lampe keinen Kurzschluß verursacht. Nachdem nun das Vlies auf die Wand aufgebracht ist, schrauben Sie die Lampe wieder an der Wand fest. Wenn nun das blanke Kabelstück mit dem Vlies in Kontakt kommt, steht dieses dadurch unter Strom. Einen Kurzschluß muß es dabei aber nicht unbedingt geben, aber einen kleinen Schlag oder ein Kribbeln kann es bei Berührung der Wand dann schon geben. Ein FI-Schutzschalter (30 mA) verhindert solche Kriechströme. Eine Nachrüstung mit diesem Schalter ist in der Regel möglich.

Auch **das Vlies muß geerdet werden**. (Bezugsadresse im Anhang) Die Erdung ist vom Elektrofachmann auszuführen.

Geerdete Aluminiumfolien

Alu-Frischhaltefolie schirmt elektrische Wechselfelder weitgehend ab, wenn diese an die Erdung angeschlossen wird. Wenn die Erdung frei von Feldern und Kriechströmen ist, können Geräte und Kabel mit einwandfreier Isolierung damit gut abgeschirmt werden. (VDE-Vorschriften beachten!) Bei flächiger Verwendung kann es zu Reflexen von Erdstrahlen kommen, wie sie auch von Spiegeln verursacht werden können. Ziehen Sie vorsichtshalber einen Geopathologen zu Rate, um nicht ein Übel gegen ein anderes einzutauschen, oder machen Sie sich in einem Erdstrahlenseminar selbst sachkundig. (Adresse im Anhang)

Kabel
Deutliche Unterschiede bei der Ausbreitung elektrischer Felder sind oft kabelbedingt.

Stegleitungen (Handelsbezeichnung: NYIF)
Stegleitungen zur Verlegung unter Putz verursachen wegen der großen Abstände der Leiter zueinander die größten Felder. Die Isolierung kann durch den nachträglich aufgebrachten Putz angegriffen und porös werden. Werden elektrisch leitfähige Putze aufgetragen, kann es durch Stahlstifte, mit denen die Leitung befestigt wird, zu Kriechströmen auf dem Putz kommen, wenn einer der Stifte in Kontakt mit der Stromleitung steht. Solche Leitungen können durch Aluminiumfolien abgeschirmt werden, die man an die Erdung anschließt. Dabei sollte aber direkter Kontakt mit dem Kabel und den Nagelstiften vermieden werden. Beachten Sie dazu auch den Abschnitt Abschirmung mit geerdeten Aluminiumfolien, wegen möglicherweise auftretender geo pathogener Reflexstrahlung.

Rundkabel (Handelsbezeichnung: NYM)
Rundkabel verursachen deutlich geringere Ausdehnungen elektrischer Wechselfelder. Die Kabel sollten möglichst eine Verdrillung haben, d. h. eine spiralförmige Drehung der 3 Kabel innerhalb der Isolierungsummantelung.

Abgeschirmte Kabel (Handesbezeichnung: Y(St)M)
Diese Kabel führen zur stärksten Reduzierung elektrischer Wechselfelder. Die Abschirmung wird durch eine innenliegende Ummantelung der 3 Kabel bewirkt, die an die Erdung angeschlossen wird. Es gibt Kabel für die Verlegung in der Wand und flexible Anschlußkabel z. B. für Geräte. Der Preis dieser Leitungen ist allerdings etwa 4mal so hoch wie der von verdrillten Rundleitungen.

Abschirmendes Installationsmaterial
Dieses Material wird als logische Ergänzung zu abgeschirmten Kabeln angeboten, z. B. Abzweigdosen mit Abschirmung.

Bezugsquellen:
Normale Flach- und Rundleitungen gibt es praktisch überall, wo Kabel verkauft werden. Abgeschirmte Kabel und -Installationsmaterial sind allerdings meistens nur über den Fachhandel zu beziehen, bzw. von einer Elektroinstallationsfirma selbst zu beschaffen.

Abschirmung elektromagnetischer Felder

Die Abschirmung elektromagnetischer Felder ist unvergleichlich schwieriger und außerordentlich aufwendiger als die Abschirmung elektrischer Wechselfelder.

Metalle und Metallfolien
Ein Blech aus einer Speziallegierung, sogenanntes MU-Metall, kann zur Abschirmung elektromagnetischer Felder von Geräten verwendet werden, wenn diese außerordentlich starke und weitreichende Magnetfelder verursachen oder wenn empfindliche Geräte, wie beispielsweise manche medizinischen Geräte, gegen die Einwirkung elektrischer oder magnetischer Wechselfelder abgeschirmt werden müssen. Bei meinen Versuchen war eine deutliche Reduzierung von 60 bis 80% meßbar.

Da das Material sehr teuer ist, sollte stets zuerst bedacht werden, ob eine Reduzierung der Feldstärke nicht einfacher durch eine Vergrößerung des Abstands zur Quelle erreicht werden kann. Wenige Zentimeter bringen oft schon sehr viel!

Kabel
Kabel zur Abschirmung elektromagnetischer Felder sind nur mit großem Aufwand herzustellen und entsprechend teuer. Der Preis für diese Rundkabel ist ganz erheblich höher als der für normale Rundkabel (NYM). Der Einsatz solcher Spezialkabel ist daher auf besondere Fälle beschränkt.

Bezug nur über den Fachhandel bzw. Elektroinstallationsfirmen, die auf baubiologische Installationen spezialisiert sind.

Abschirmung von Hochfrequenz-Feldern

Abschirmungen gegen zu starke Einstrahlungen von Hochfrequenz können gegebenenfalls unerläßlich sein, weil der Mensch selbst, wenn er sich in einem solchen Strahlungsfeld aufhält, wie eine Antenne wirken kann. Das hängt ganz davon ab, ob seine Körpergröße in Wechselwirkung mit der abgestrahlten Wellenlänge des Senders steht. So kann es vorkommen, daß in einer Familie der Ehemann nicht betroffen ist, weil er ein paar Zentimeter größer ist als seine Frau, während diese vielleicht hingegen stark belastet ist, weil Ihre Körpergröße zufällig gut auf die Wellenlänge des Senders abgestimmt ist. Auch die Kinder können, selbst wenn sie bedeutend kleiner sind als die Eltern, je nach Körpergrößen unterschiedlich stark betroffen sein. Die Antennenwirkung kann sowohl im Stehen als auch im Liegen eintreten oder sogar in beiden Fällen. Kommt sie im Liegen zustande, kann durch Änderung der Liegerichtung dieser Effekt vermieden werden. (Sie erinnern sich an den Praxisfall und die Tips zu Metallbetten?)

Hochfrequenz-Strahlung wird z. T. durch Aluminiumfolien, die auf Glaswollbahnen zur Wärmeisolierung von Dachgeschossen verwendet werden, gedämpft oder sogar ins Haus hineingestrahlt. Allerdings ist das ein zweischneidiges Schwert, weil diese Folien andererseits starke und großflächige Erdstrahlenreflexe verursachen, deren Abschirmung oft Probleme bereitet, weil sie das Gebäude quasi von ober her durchdringen. Ideal ist diese Lösung deshalb sicher nicht. Ein Raum ist auch erst dann vollständig gegen Hochfrequenz abgeschirmt, wenn in ihm auch kein Radio- oder Fernsehempfang mehr möglich ist. Um dies zu erreichen, müßten nicht nur Decken, Böden und Wände, sondern auch Türen und Fenster mit Abschirmmaterial flächendeckend geschlossen werden. Es ist leicht einzusehen, daß so etwas nur für bestimmte Forschungs- und Laboreinrichtungen in Frage kommt, aber nicht für einen Normalhaushalt. Solche Totalabschirmungen sollen übrigens auch lebenswichtige kosmische Einstrahlungen abschirmen, was mit biologisch negativen Folgen verbunden sein kann.

Es kann aber sein, daß ungewöhnlich starke Sender- oder Radareinstrahlungen aus einer bestimmten Richtung abgeschirmt werden müssen. Für solche Anwendungen wurde ein Hochfrequenz-Abschirmnetz entwickelt, das äußerlich einem Lurextuch ähnelt. Die Metallfäden in einem bestimmten Gitterabstand fangen einen beträchtlichen Teil der Hochfrequenz-Strahlung ab. Allerdings muß man sich auch hier vor unerwünschten geopathogenen Nebenwirkungen hüten. Das Netz verursacht – senkrecht glatt gespannt – in bestimmten Fällen Erdstrahlenreflexe, die sich noch verstärken, wenn es in Falten liegt oder nicht in der Senkrechten angebracht ist.

Angeboten werden auch eine Elektrosmog-»EMV-Tapete«. Sie dämpft Hochfrequenz-Einstrahlung. Beim Hausstrom reduziert sie die EWF stark, eine Dämpfung des EMF (50 Hz) konnte ich jedoch nicht messen. Das Material ist metallfrei und verursacht deshalb keine Erdstrahlenreflexe. Da die Tapete nicht ganz billig ist, sollte untersucht werden, aus welcher Richtung die Hochfrequenz-Einstrahlung erfolgt, um dann die entsprechende Wandfläche mit der Tapete abzuschirmen.

Ganz unprofessionell, aber trotzdem nicht unwirksam, kann die Anbringung eines Moskitonetzes über dem Schlafplatz sein – nicht gegen Moskitos, sondern gegen Hochfrequenz-Strahlung. Da es nicht aus Metallfäden besteht, verursacht es auch keine Reflexionen geopathogener Strahlung. Das Gewebe muß sehr engmaschig sein und kleine Karos von höchstens 1 mm bilden. Es ist nicht geprüft, ob es den gesamten Frequenz-Bereich des Hochfrequenz-Spektrums abschirmt, aber einen Versuch ist es sicher wert, wenn man HF-Probleme hat, zumal diese Variante im Vergleich zu den anderen spottbillig ist.

Die meisten Abschirmungen, die durch elektrisch leitende Materialien bewirkt werden, haben erdstrahlenreflektierende Wirkungen – ein äußerst unerwünschter Nebeneffekt. Das ist wegen der u. U. pathogenen Wirkungen auf jeden Fall zu vermeiden. Dazu wird in der Regel die Mitwirkung eines Geopathologen mit Elektrosmog-Ausbildung unumgänglich sein.

So neutralisieren Sie kostenlos Elektrosmog-Belastungen

Die Naturheilkunde, die auf uraltem Wissen beruht, geht davon aus, daß die Natur für jede Krankheit ein Heilmittel und für jedes Gift ein Gegengift hervorbringt, das es allerdings immer einmal erst zu entdecken gilt. Das kann natürlich einige Zeit in Anspruch nehmen, und nicht immer ist ein Gegengift so schnell verfügbar, wie es benötigt wird. Man könnte nun meinen, daß dieses Grundprinzip der Natur, ein Gegenmittel zur Verfügung zu stellen, zwar für alle natürlichen Einflüsse vorhanden sein mag, weil beide, sowohl Belastungsursache als auch Neutralisierungsmittel, von der Natur hervorgebracht werden. Wie aber ist es darum bestellt, wenn der Belastungseinfluß nicht natürlichen Ursprungs ist, wie etwa bei technisch erzeugten Feldern und Strahlung, also z. B. beim elektrischen Strom?

Auch für diesen Fall hat die voraussehende Schöpfung vorgesorgt und uns nicht nur mit materiellen Schutzelementen, wie z. B. Mineralien, versorgt, sondern sie hat uns auch mit der Fähigkeit ausgestattet, uns auf mentale Weise zu schützen. Daß dies nicht Wunschdenken von Esoterikern, sondern nachweisbare Realität ist, zeigt das folgende Kapitel.

Die Wirksamkeit eines mentalen Schutzes nachzuweisen ist allerdings nicht so einfach, denn wir spüren den Einfluß eines elektrischen Feldes auf den Körper in den meisten Fällen nicht direkt und sofort, sondern erst nach einiger Zeit und nur mittelbar durch körperliche Symptome wie Unwohlsein, Übelkeit, Kopfschmerzen oder Migräne. Ebenso wenig bemerken wir direkt, wenn die Belastung durch elektrische Felder mental kompensiert wird.

Im nächsten Kapitel gehe ich näher auf den Nachweis der mentalen Schutzwirkung ein. Wohlgemerkt, hier ist vom Einfluß von Feldern die Rede und nicht von der direkten Berührung eines nicht isolierten Kabels, das unter Strom steht, denn dagegen hilft natürlich auch kein mentaler Schutz. Wenn der Einfluß von E-Feldern schon körperlich spürbar geworden ist, kommen wir mit unserer mentalen Selbstschutzmaßnahme zwar noch nicht zu spät, aber Befindlichkeitsstörungen, die vielleicht schon eingetreten sind, können wir mit dem Mentalschutz nicht unmittelbar beseitigen. Zunächst einmal verhindert aber der Mentalschutz eine Fortsetzung des belastenden Feldeinflusses und ermöglicht so gegebenenfalls das Abklingen der Beschwerden. Mentale Selbstschutzmaßnahmen haben aber auch ihre Grenzen. Sie sind als eine Erste-Hilfe-Maßnahme zu verstehen in den Fällen, in denen wir uns nicht unmittelbar der Belastung entziehen können. Sie ersetzen keinesfalls die erforderlichen Maßnahmen zur Beseitigung der Belastungsursachen. Vielleicht fragen Sie sich, wie es überhaupt möglich ist, einen Nachweis für die Wirksamkeit eines mentalen Schutzmantels zu führen. Dr. Paul Schweizer – ein medizinisch orientierter Naturwissenschaftler – hat einen Biofeldtest entwickelt, mit dem dies möglich ist.

Die Wirksamkeit eines mentalen Schutzmantels

Bekannterweise wurden radiästhetische Mutungen oft angezweifelt, weil sie nicht oder nur schlecht wiederholbar waren. Sie galten deshalb als wissenschaftlich nicht beweisbar, wenngleich sie z. B. in der Medizin phantastische Möglichkeiten für Diagnose und Therapie eröffnen. Der Biofeldtest des Naturwissenschaftlers Dr. Paul Schweizer allerdings wird den Ansprüchen der Naturwissenschaft hinsichtlich der Wiederholbarkeit von Untersuchungen in hohem Maße gerecht.[48]

Mit diesem Testverfahren sind Belastungen durch Strahlung, Felder, Substanzen, Viren, Bakterien und Pilze nachweisbar. Mit Testnosoden – das sind kleine Glasröhrchen, die mit einer der Belastungsart entsprechenden Testsubstanz gefüllt sind – wird ein Testverfahren an der

Person oder einer Blutprobe durchgeführt. Mit diesem Verfahren ist nicht nur die Art, sondern auch der Grad der Belastung zu ermitteln.

Bei einem Experiment im Institut für Radiästhesie und Geopathologie in Celle wurde eine Testperson einer Belastung durch elektrische und elektromagnetische Felder ausgesetzt. Die graduelle Abstufung der Belastung war in 8 Stufen eingeteilt, wobei –8 (minus 8) die höchste meßbare Belastungsstufe darstellt, während –1 eine geringe Belastung anzeigte. Bei dem Experiment wurde zunächst ohne mentalen Schutzmantel die graduelle Belastung durch elektrische Wechselfelder, elektromagnetische Felder und Hochfrequenz-Felder festgestellt. Die Belastung durch das elektrische Feld betrug im Versuch –3, die Belastung durch das elektromagnetische Feld –4 und die durch das Hochfrequenz-Feld hervorgerufene Belastung die Stufe –2.

Um festzustellen, ob auch die höchste Belastungsstufe von –8 durch einen mentalen Selbstschutz auszugleichen ist, wurde die Hochfrequenz-Belastung so erhöht, daß der Maximalwert von –8 erreicht wurde. Um dies zu erreichen wurde der Testperson ein eingeschaltetes Mobiltelefon an den Körper angelegt.

Nun begann die Testperson damit, sich einen mentalen Schutzmantel zu geben. (Eine Möglichkeit, wie Sie dies bei sich selbst bewirken können, beschreibe ich anschließend.) Nachdem der Mentalschutz durch die Testperson erfolgt war, ließ sich keine Belastung dieser drei Felder mehr feststellen.

Dauer der Wirksamkeit

Daß ein solcher mentaler Schutz nicht ewig anhalten würde, war anzunehmen, aber wie lange würde er wirksam bleiben? Diese Frage ist natürlich von ausschlaggebender Bedeutung, wenn es um eine Selbstschutzmaßnahme von begrenzter Wirksamkeit geht. Bei einem Zwischentest, eine Stunde nach Aufbau des mentalen Schutzmantels, war im Test noch keine Belastung feststellbar. Erst nach etwa 100 Minuten waren die Einflüsse der 3 belastenden Felder wieder nachweisbar. Natürlich war ausgeschlossen, daß die Testperson den Mentalschutz in der Zwischenzeit auffrischte oder erneuerte, denn das hätte das Ergebnis verfälscht.

Eine Variante des eben beschriebenen Experiments zeigte, daß es auch möglich ist, eine Zeitvorgabe für die Dauer des Schutzes zu bestimmen. So war es möglich, bei einer Arbeit an einem Computerbildschirm eine Schutzdauer von 2 Stunden mental festzulegen. Eine Überprüfung ergab, daß nach fast 2 Stunden tatsächlich noch keine Belastung feststellbar war. Erst danach waren wieder Belastungen nachweisbar.

Auch wenn wir der geistigen Herrschaft über die Materie Körper vielleicht eine Menge mehr zutrauen können als allgemein üblich, gilt es aber auch hier, die Grenzen der Möglichkeiten zu beachten und eine Belastungsvermeidung einer Überstrapazierung des Mentalschutzes vorzuziehen. Sicher hängt die Wirksamkeitsdauer von der Intensität des mental erzeugten Schutzmantels ab; sie kann also von Fall zu Fall und von Person zu Person so verschieden sein, so daß auch mit dem Biofeldtest keine allgemein verbindlichen Richt- oder Empfehlungswerte gegeben werden können und sollen. Generell empfehlenswert und sicher unschädlich ist es, den Mentalschutz etwa jede Stunde aufzufrischen.

Sobald Sie mit dem Biotensor umgehen können, haben Sie auch die Möglichkeit zu überprüfen, ob der Schutz noch besteht oder ob Ihr Körper wieder Belastungen aufweist.

Generell sollten Sie sich vor radiästhetischen Arbeiten durch einen solchen Schutzmantel gegen unerwünschte Fremdeinflüsse abschirmen. Es soll aber nicht unerwähnt bleiben, daß auch ein Gebet einen entsprechenden Schutz bewirken kann.

So schützen Sie sich mental

Damit Sie den Mentalschutz für sich anwenden können, beschreibe ich im folgenden, wie die Testperson in unserem Experiment ihren mentalen Schutzschild herbeigeführt hat:

Stellen Sie sich zunächst Ihren eigenen Körper bildhaft vor. Nachdem Sie sich auf diese Vorstellung so konzentriert haben, daß Sie ihn deutlich vor Ihrem geistigen Auge sehen, stellen Sie sich vor, daß über Ihr geöffnetes Scheitelchakra, das ist ein Energiezentrum auf der höchsten Stelle des Kopfes, weißes Licht aus dem Universum in Ihren Körper strömt, bis dieser ganz damit angefüllt ist. Nun stellen Sie sich vor, daß dieses Licht über Ihren physischen Körper hinausstrahlt, ähnlich einem Aurafeld. Diesen Lichtschutzmantel lassen Sie nun vom Kopf bis zu den Füßen in der Weise am Körper heruntergleiten, daß dieser davon völlig eingehüllt wird. Dieser Vorgang kann einige Sekunden oder Minuten in Anspruch nehmen, je nachdem, wie geübt Sie darin sind und wie gut Sie sich darauf konzentrieren können. Je öfter Sie diesen Vorgang wiederholen, desto schneller können Sie ihn jedesmal vollziehen.

Diese Übung empfehle ich Ihnen auch grundsätzlich vor jeder Standortuntersuchung oder vor ihrer Arbeit mit dem Biotensor durchzuführen, denn die Störzonen an manchen Standorten sind sehr intensiv und ein entsprechender Selbstschutz ist deshalb sehr wichtig, wenn Sie selbst keinen Schaden dabei nehmen wollen. Die »Lichtdusche« fördert aber auch ganz allgemein Ihre Wahrnehmungsfähigkeit und verbessert Ihre Untersuchungsergebnisse.

Selbstschutz durch Edelsteine

Über die besondere Wirkung von Edelsteinen[49] zur Gesundheitsförderung hat uns bereits Hildegard von Bingen weitreichende

Erkenntnisse überliefert. Angaben darüber, wie man die biologischen Auswirkungen der verschiedenen elektrischen Felder mit Edelsteinen ausgleichen kann, konnte sie uns leider nicht hinterlassen, denn zur damaligen Zeit war dieses Problem noch völlig unbekannt. Also sind wir auf diesem Gebiet auf eigene Untersuchungen und Tests angewiesen.

Daß Edelsteine etwas bewirken können, wird nur demjenigen unverständlich erscheinen, der sie als tote Materie betrachtet. Viele Menschen haben aber die hilfreichen und schützenden Eigenschaften der Edelsteine erkannt und nutzen sie auf vielen Gebieten. Aber natürlich helfen die Steine auch denen, die nicht an ihre Wirkung glauben. Dabei handelt es sich nicht um eine Glaubensangelegenheit, sondern um eine Erfahrungswissenschaft, die auf einer Vielzahl veröffentlichter Test- und Anwendungsberichte basiert. Sogar aus dem medizinischen Bereich liegen eindrucksvolle Untersuchungen zu diesem Thema vor. Ich will hier nur beispielhaft die Forschungsergebnisse von Dr. med. Dieter Aschoff anführen, der die biologischen Wirkungen mit dem von ihm entwickelten elektromagnetischen Bluttest bewiesen hat.[50]

In einer Testserie wurde 1996 in meinem Institut untersucht, in wieweit bestimmte Edelsteine E-Felder in ihrer biologischen Wirkung aufheben können. Die Tests wurden wiederum mit dem Biofeldtest durchgeführt, der auf den Methoden der physikalisch und medizinisch angewandten Radiästhesie basiert.

Bei diesen Tests zeigte sich, daß einige Steine offenbar in der Lage sind, ein sogenanntes Interferenzfeld zu den verschiedenen Elektrosmog-Feldern aufzubauen und diese so zu überlagern, daß eine Belastung des Menschen durch diese Felder nicht mehr nachweisbar ist. Getestet wurden etwa 30 verschiedene Edelsteinarten. Der Test ergab, daß manche Steine keinerlei ausgleichende Wirkung beim Einfluß strombedingter Felder hatten. Andere zeigten zwar Wirkung, aber in unterschiedlicher Stärke und abhängig davon, um welche Art E-Feld es sich handelte. Steine, die gute Wirkungen im elektromagnetischen Feld zeigten, waren z. B. wirkungslos bei Hochfrequenz-Strahlung und umgekehrt. Um mit Edelsteinen einen biologischen Ausgleich zu erreichen, kommt es also zunächst darauf an, daß man ermittelt, von welchem der 3 Arten von Elektrosmog-Feldern die Belastung ausgeht, um dann den dafür geeigneten Stein einzusetzen. Es ist sicher müßig, hier Einzelergebnisse des Tests aufzulisten. Deshalb beschränke ich mich auf die Edelsteine, die die besten Ausgleichswirkungen zeigten.

Zwei Edelsteine kristallisierten sich als besonders geeignet heraus: Der *Labradorit* für den biologischen Ausgleich sowohl der elektrischen Felder wie auch der elektromagnetischen Felder und der *Turmalinquarz* für Hochfrequenzstrahlung und Bildschirmstrahlung – zusätzlich zu dem vorher genannten.

Wenn die Edelsteine nicht nur während der Einwirkungszeit der E-Felder – beispielsweise am Bildschirmarbeitsplatz – getragen werden sollen, sondern auch zu anderen Zeiten, ist ein Verträglichkeitstest zu empfehlen, ob der Edelstein für die Person geeignet ist. Ein solcher Test muß unbedingt erfolgen, wenn der Stein auch nachts getragen werden soll, da es sonst zu Schlafstörungen kommen kann.

Dieser Test wird mit dem Biotensor durchgeführt. Dazu wird der Stein im Abstand von ca. 20 cm neben die Hand der Testperson auf den Tisch gelegt. Nun halten Sie den Biotensor einfach zwischen Hand und Edelstein. Zeigt er eine waagerechte Schwingung (Verbindung) an, besteht eine positive Resonanz zwischen Edelstein und Person, zeigt sich eine senkrechte Schwingung (Trennung), ist die Resonanz negativ. Nach der mentalen Einstellung auf die Testperson kann abgefragt werden:

Kann diese Person diesen Stein auch nachts tragen, ohne dadurch im Schlaf gestört zu werden?

Diesen Test können Sie natürlich auch bei sich selbst durchführen.

Es zeigte sich aber auch, daß die Form und die Größe der Steine eine nicht unwichtige Rolle spielen. Pauschal kann man wohl sagen, daß bei einer höheren Belastung auch ein größerer Stein oder mehrere erforderlich sind. Als sehr wirksam zeigte sich eine Kombination von zwei Edelsteinen bei hoher Hochfrequenz-Belastung. Für den vollständigen Ausgleich eines starken Hochfrequenz-Feldes wurden z. B.

drei Turmalin-Trommelsteine benötigt. Das gleiche Ergebnis erzielten wir mit einem der Turmaline, dem wir einen Bergkristall-Trommelstein als »Verstärkerstein« beigaben. Der Bergkristall selbst ist für die Kompensation dieser Felder wenig geeignet, als Verstärker leistet er aber gute Dienste und hilft zu vermeiden, daß man mit ganzen Geröllhalden in den Hosentaschen umherziehen muß. Dieses Beispiel zeigt die Wirkung von getrommelten (runden) Edelsteinen, die am Körper bzw. in der Kleidung getragen werden.

Mit größeren Edelsteinen kann man aber auch in Räumen oder Teilbereichen davon harmonisierende Effekte erzielen. Das Wesentliche dabei ist, daß der Edelstein das Feld nicht verdrängen, also nicht an den Rand seines Wirkungskreises verschieben darf. Dadurch kann es am Rand zu einer geballten Verstärkung kommen. Stellen Sie sich also einmal ein Büro mit mehreren Computerarbeitsplätzen vor. Um die Wirkung der Bildschirmstrahlung zu beseitigen, würde man einen Edelstein einsetzen, der die Bildschirmstrahlung an den Rand seines Wirkungskreises verschiebt, sagen wir um gut 2 m. Unter Umständen könnte dann eine Person durch diese Feldverschiebung verstärkt strahlungsbelastet werden, wenn sie ihren Arbeitsplatz in diesem Bereich hat. Das wäre natürlich unverantwortlich. An diesem Beispiel zeigt sich, daß man beim Einsatz von Edelsteinen sehr behutsam sein muß, und es zeigt auch, daß nicht jeder Stein, bei dem wir eine Wirkung feststellen, für den beabsichtigten Zweck auch wirklich geeignet ist. Verdrängen oder verschieben ist eben etwas anderes als neutralisieren. Bleiben Sie deshalb nach Möglichkeit bei den Edelsteinen, die ich vorhin genannt habe, sie verursachen keine Verschiebungseffekte.

Gute Ergebnisse wurden mit Labradoritsteinen um 100 g Gewicht erzielt, die in Form eines Obelisken geschliffen waren. Sie schafften um den Bildschirm herum ein neutralisiertes Feld von etwa 4 bis 5 m^2. Am Rand des Wirkungsfeldes treten nur äußerst schwache Felder auf, die einen Nachbararbeitsplatz nicht beeinträchtigen.

Diese Obelisken stellt oder legt man zwischen die Tastatur und den Bildschirm, aber bitte nicht zu nah an den Bildschirm, denn es hat sich herausgestellt, daß die Edelsteine offenbar auch Wirkung auf den Computer bzw. den Bildschirm haben und Störungen verursachen können, wenn sie im Nahbereich positioniert werden. In der Testphase ist das einige Male bei verschiedenen Computern vorgekommen. Wenn Sie ganz sicher gehen wollen, daß Sie mit dem Stein keinen »Computerabsturz« bewirken, befestigen Sie Ihren Labradoritobelisken irgendwo an Ihrem Bürostuhl oder stecken ihn in eine Polsterritze, dann sitzen Sie mitten im Kompensationsfeld und halten genügend Abstand zum Computer.

Wenn ich dieses Kapitel bei den kostenlosen Möglichkeiten zur Neutralisierung von Elektrosmog-Belastungen einordne, dann deshalb, weil die dafür benötigten Steine nur ein paar Mark kosten, was im Vergleich zu den technischen Alternativen wirklich so gut wie »nichts« ist, abgesehen vielleicht von den Labradoritobelisken.

Edelsteine bedürfen auch einer gewissen Pflege. Waschen Sie getrommelte Steine, die Sie am Körper oder in der Tasche getragen haben, täglich mit klarem, kalten Wasser ab. Steine, mit denen Sie Räume kompensieren, sollten einmal pro Woche abgewaschen werden. Die Steine brauchen diese Behandlung, um sich entladen und um regenerieren zu können, denn sonst läßt ihre Wirkung mit der Zeit nach. Einmal pro Jahr, wenn Sie wollen auch öfter, sollten Sie Ihren Edelsteinhelfern ein besonderes Dankeschön zuteil werden lassen, in dem Sie sie 24 Stunden in ein Bad aus Salzwasser, möglichst Meersalz, legen und danach gründlich mit klarem, kalten Wasser abspülen. Oft liest man, daß ein Sonnenbad die Steine mit Energie aufladen soll. Das mag zwar so sein, nur setzen Sie sie erst dann wieder für den bestimmten Zweck ein, wenn sie sich wieder gut abgekühlt haben. Unsere Tests haben nämlich gezeigt, daß kalte Steine eine größere Kompensationsfläche haben, als durch Sonne erwärmte. Auch durch mentale Ansprache der Steine können Sie deren Wirkung erheblich verstärken, was mit dem Biotensor ebenso leicht zu überprüfen ist wie die Größe des kompensierten Feldes vor und nach der mentalen Ansprache.

Über Wirkungen, Einsatzmöglichkeiten und Verträglichkeitstests – auch verschiedener Edelsteine miteinander und im Zusammenhang mit Elektrosmog – erfahren Sie mehr bei der Edelsteinexpertin und Gesundheitspraktikerin Kornelia Tomson. (Siehe Adressenanhang)

Welche rechtlichen Möglichkeiten Elektrosmog-Betroffene haben

Ein Interview zur Rechtslage

Anfang Juni 1997 traf ich mich zur Klärung dieser Frage mit Rechtsanwalt Wilhelm Krahn-Zembol der in Fachkreisen als fachkundiger Rechtsanwalt auf diesem Gebiet bekannt ist. Das Interview gebe ich hier auszugsweise wieder.

Herr Krahn-Zembol, was hat Sie veranlaßt, sich speziell mit der fachlichen Seite des Elektrosmogs so intensiv zu befassen, denn Sie gelten in Fachkreisen als Experte mit nicht nur juristischen, sondern auch mit elektrotechnischen und medizinischen Fachkenntnissen?

Ich beschäftige mich schon seit über 15 Jahren mit umweltmedizinischen Fragestellungen. Hier gibt es ungeheuer viele Mißstände, welche Folge und Ausdruck unseres viel zu kurzsichtigen Umgangs mit der Natur und uns selbst sind. Auch im Bereich der Umweltbelastungen durch elektromagnetische Strahlen gibt es zahlreiche Mißstände. Auch hier sollen uns Grenzwerte vorgaukeln, wir hätten die Probleme im Griff.

Seit Anfang der 90er Jahre habe ich zahlreiche Präzedenzverfahren in diesem Bereich geführt, und zwar sowohl für Städte und Gemeinden als auch für Privatbetroffene. Wenn man in diesem Bereich etwas bewegen will, braucht man auch Spezialkenntnisse hinsichtlich der technischen und medizinischen Fragestellungen.

Am 20. Dezember 1996 ist von der Bundesregierung eine Verordnung (26. Verordnung zur Durchführung des Bundes-I*mmissionsschutzgesetzes* – Ver*ordnung über elektromagnetische Felder –26.BImSchV) erlassen worden, die* *erstmals die Grenzwerte für elektrische, elektromagnetische Felder sowie Hochfrequenz-Felder gesetzlich regelt. Diese waren bisher nur in einer DIN-Vorschrift festgelegt. Hat sich durch die neue Verordnung von Dezember 1996, die Chance für die von Elektrosmog Betroffenen verschlechtert, ihre Interessen auf dem Rechtsweg durchzusetzen?*

In allen umweltmedizinischen Problembereichen, so auch im Bereich der elektromagnetischen Strahlenbelastung, wird selbstverständlich gerade von Seiten der Anlagenbetreiber immer wieder auf die jeweils gültigen Grenzwerte verwiesen, meist in der Absicht, weitergehende Ansprüche von betroffenen Privatpersonen oder auch Gemeinden als unberechtigt zurückzuweisen.

Klarzustellen ist hier aber, daß weniger die Art und Weise, in der diese Grenzwerte festgelegt sind, rechtlich entscheidungserheblich sind, als letztlich vielmehr, daß Gesundheitsgefährdungen durch den Betrieb von technischen Anlagen ausgeschlossen sein müssen. In Art.2 Abs. 2 GG (Schutz des Lebens und der körperlichen Unversehrtheit) ist ein weitreichender Gesundheitsschutz vorgeschrieben. Der Teufel steckt dann allerdings im Detail, wenn z.B. darüber gestritten wird, welche Gesundheitsgefährdungen bzw. Gesundheitsschädigungen tatsächlich schon wissenschaftlich konkret bzw. abstrakt nachweisbar sind. Dies zunächst zur grundsätzlichen Klarstellung.

Die neue, von Ihnen angesprochene Rechtsverordnung hat nur zu einer relativ geringfügigen Verbesserung im Vergleich zur vorher generell angewendeten DIN 0848 geführt. Insgesamt ist dadurch aber keine gravierende Änderung zugunsten oder auch zu Lasten der jeweils betroffenen Personen eingetreten, welche Abwehransprüche geltend machen wollen. Häufig stellen die rein immissionsschutzrechtlichen Fragestellungen auch nicht den einzigen Streitpunkt dar, so daß entsprechende Anlagen z.B. auch aus bauplanungs- oder bauordnungsrechtlichen Gründen verhindert oder Änderungen des Standortes bzw. des Anlagenbetriebs etc. durchgesetzt werden können.

Die neue Verordnung gilt übrigens nur für verwaltungsrechtliche Verfahren. Für Schmerzensgeld- und Schadenersatzverfahren gilt nach wie vor die »alte« DIN 0848. Das wissen aber manchmal selbst die Betreiber der Anlagen nicht.

Eine Verschlechterung für die Betroffenen ist allerdings dadurch eingetreten, daß die Grenzwerte nicht mehr außergesetzlich in einer DIN-Vorschrift geregelt sind, sondern in einer Rechtsverordnung, also ähnlich wie in einem Gesetz. Das ist aber trotzdem keine so hohe Hürde, daß dadurch Klagen von vornherein erfolglos würden. Eine verfassungsrechtliche Überprüfung dieser Rechtsverordnung ist dann aussichtsreich, wenn im Gesetz steht, daß ab einem Grenzwert X Gesundheitsrisiken ausgeschlossen sind und trotzdem unterhalb dieses Grenzwertes Erkrankungen aufgetreten sind. Dann ist das Gesetz offensichtlich verfassungswidrig. Die von mir geführten Verfahren zielen genau auf diesen Punkt, doch dafür sind natürlich jeweils die medizinischen Nachweise zu erbringen. Sowohl die tatsächlichen (technischen und medizinischen) als auch die rechtlichen Fragestellungen sind hier äußerst komplex.

Welchen Zweck verfolgt die neue Verordnung Ihrer Ansicht nach?
In § 1 der 26. BImSchV heißt es: Diese Verordnung ... enthält Anforderungen zum Schutz der Allgemeinheit und der Nachbarschaft vor schädlichen Umwelteinwirkungen und zur **Vorsorge** gegen schädliche Umwelteinwirkungen durch elektromagnetische Felder.

Zahlreiche Gerichtsverfahren haben jedoch in der Vergangenheit immer wieder deutlich gemacht, wie äußerst unterschiedlich der Vorsorgebegriff ausgelegt wird. So wird von seiten der Anlagebetreiber, des Gesetzgebers und anderer Beteiligter damit argumentiert, daß schon Vorsorgegrenzwerte vorlägen, wenn ein Sicherheitsfaktor (Faktor 10 bzw. Faktor 50) in die Grenzwerte eingerechnet worden sei. Im Vergleich zu den üblichen Standards bei Chemikalienbelastungen, wo generell mit Sicherheitsfaktoren von 100 bis 1000 gerechnet wird, wird insofern bei der EWF-Problematik kein besonders hoher Sicherheitszuschlag berücksichtigt. Außerdem gibt es noch zahlreiche andere Argumente, warum es m.E. nicht korrekt ist, hier schon von Vorsorgegrenzwerten in der 26. BImSchV zu sprechen. Tatsächliche Vorsorgegrenzwerte wären aufgrund der heute vorliegenden wissenschaftlichen Veröffentlichungen z.B. bei niederfrequenten elektromagnetischen Feldern erst bei 100 nT und nicht 100 µT (dem 1000fach höheren Wert) gegeben.

Die Durchsetzung von Vorsorgeaspekten ist aufgrund der gesetzlichen Regelungen des Bundes-Immissionsschutzgesetzes, welche hier ebenfalls maßgeblich sind, z.T. schwierig, da nach der gesetzlichen Regelung lediglich Gesundheitsgefährdungen ausgeschlossen sein müssen, nicht aber Vorsorgeaspekte berücksichtigt sein müssen.

Der Bayerische Verwaltungsgerichtshof hat den Ausschluß von Vorsorgeaspekten bei Groß- und Massentechnologien, wie sie z.B. beim Mobilfunk installiert werden, aber in verschiedenen Präzedenzverfahren von mir in Frage gestellt. Die meisten Gerichte haben dieses aber leider noch nicht in dem eigentlich wünschenswerten Umfang aufgegriffen.

Warum wurde denn Ihrer Meinung nach überhaupt eine solche Verordnung erforderlich? Grenzwerte bestanden doch bereits als DIN-Norm?

Die Entstehungsgeschichte dieser Verordnung ist höchst widersprüchlich. Eine gesetzliche Regelung wurde sowohl von den Betroffenen als auch von den Anlagenbetreibern gefordert, allerdings mit unterschiedlichen Erwartungen. Während die Betroffenen sich dadurch einen verbesserten Schutz erwarteten, hofften die Betreiber Ansprüche der Betroffenen dadurch besser abwehren zu können. Das Ergebnis dürfte allerdings keine dieser Wunschvorstellungen erfüllen.

Der eigentliche Schutzzweck der Verordnung ist nicht erreicht, wenn ein Grenzwert von 100 µT in der Verordnung festgeschrieben wird, während zahlreiche wissenschaftliche Veröffentlichungen schon auf ein erhöhtes Risiko ab 100 nT hinweisen, das ist ein Tausendstel des festgelegten Grenzwertes.

Beim Studium der neuen Verordnung fällt auf, daß bei gepulster Strahlung im Hochfrequenz-Bereich teilweise extrem hohe Werte zugelassen sind. Diese wird beim Mobilfunk und beim Radar eingesetzt. Bei gepulster Strahlung dürfen die Grenzwerte der ungepulsten Strahlung um das 32fache überschritten werden. So steigt der zulässige Grenzwert von 27 V/m (ungepulst) auf 880 V/m (gepulst), oder in einem anderen Frequenzbereich von 61 V/m ungepulst, auf 1952 (!) V/m gepulst. Ist die gepulste Strahlung biologisch weniger relevant?

Nein, sicher nicht. Hier besteht ein ähnliches Problem wie beim Lärmschutz. Die Grenzwerte werden nämlich gemittelt, d.h., es werden Durchschnittswerte ermittelt, und dadurch wird alles restlos verzerrt. So wird eine Lärmbelastung unterhalb des Grenzwertes ermittelt, obwohl in der Nacht 3 Züge mit fast 100 Dezibel vorbeidonnern und Sie nachts dreimal senkrecht im Bett sitzen. Solche Mittelungen sind deshalb auch regelmäßig in derartigen Verfahren ein Streitpunkt.

Probleme im Bereich der elektromagnetischen Strahlung gibt es hier insbesondere bei Radaranlagen. Ein Mandant von mir wird so z.B. durch sogenanntes elektromagnetisches Dröhnen im Schlaf gestört. Eine große militärische Radarstation ist ca. 700 m entfernt. Zwar beträgt hier immerhin auch der Sicherheitsabstand nach DIN 0848 bzw. der 26.BlmSchV ca. 300 m, doch die Gesundheitsstörungen meines Mandanten machen ebenfalls deutlich, daß es weitergehende Effekte gibt, die in den Grenzwerten nicht berücksichtigt wurden. Es gibt zahlreiche weitere Beispiele.

Könnte man ketzerisch sagen, daß die Grenzwerte mehr dem Schutz der Anlagenbetreiber und der Vermeidung von Störungen der Anlagen untereinander dienen als dem Schutz der Bevölkerung?

Ich fände es nicht richtig, dem Gesetzgeber zu unterstellen, er wollte mit der 26. BlmSchV keinen ausreichenden Gesundheitsschutz regeln. Die Verordnung wurde sicherlich in der Vorstellung erlassen, daß Gesundheitsgefährdungen damit ausreichend ausgeschlossen sind. Die schon eingetretenen Schädigungsfälle verdeutlichen aber, daß dieses nicht der Fall ist. Ähnlich wie im Ozonbereich werden auch hier wieder zahlreiche wissenschaftliche Veröffentlichungen und Warnungen übergangen. Wie ich schon vorhin erläutert habe, sind damit aber Gegenansprüche von Betroffenen keineswegs ausgeschlossen.

Welche Chancen haben denn Betroffene, sich gegen Hochspannungsleitungen, Sendeanlagen usw. zu wehren?

Die Erfolgsaussichten hängen davon ab, zu welchem Zeitpunkt man aktiv wird, und sie hängen auch von den Verfahrensbeteiligten selbst ab. Sie bestehen um so eher, je fundierter Gegenansprüche geltend gemacht werden. In zahlreichen Verfahren gegen Hochspannungsleitungen, Funkanlagen, Transformatorenstationen usw. konnte so z.T. die Errichtung und Inbetriebnahme verhindert werden, z.T. zumindest aber eine Änderung des Standortes (Verschiebung) oder sonstige

Änderungen des Anlagenbetriebs durchgesetzt werden. Wenn eine Anlage nur in der Planung, aber noch nicht genehmigt ist, sind die Aussichten weit besser, als wenn schon mit dem Bau begonnen wurde.

Es gibt auch Extremfälle, in denen selbst heute noch über einen Kindergarten eine 380 Kilovolt-Leitung gebaut wird und die Gemeinde sagt, das wäre doch ein herrliches Grundstück für den Kindergarten. Oft bekommt man aber entweder die Gebäude oder die Leitung an einen anderen Standort. Wie bei zahlreichen anderen Umweltbelastungen sollten auch hier jeweils Möglichkeiten der Belastungsminderung gesucht werden.

Worum geht es im Wesentlichen bei den Verfahren, die Sie gegen die Betreiber führen?

Hauptstreitpunkt ist selbstverständlich regelmäßig in den von mir geführten Verfahren, ob Gesundheitsgefährdungen durch elektromagnetische Strahlenfelder oder andere Umweltbelastungen bestehen oder nicht. Aber selbstverständlich sind auch viele tatsächliche und rechtliche Fragen häufig sehr strittig. So ist bei vielen Funkturmverfahren immer wieder die Frage der Verletzung des baurechtlichen Rücksichtnahmegebots relevant, da viele Funktürme in nur wenigen Metern Abstand von Wohnhäusern errrichtet werden. Das ist dann schon ein ästhetisches Problem. In einigen Fällen konnte die Errichtung von Funktürmen schon aus diesem Grunde verhindert werden. Bei vielen Verfahren, in denen es um die Errichtung von Hochspannungsleitungen geht, wird häufig die Frage, ob die vorgelegte Umweltverträglichkeitsprüfung sachlich haltbar ist, entscheidungsrelevant. Auch hier ist die Verschiebung einer Freileitungstrasse um ein paar hundert Meter manchmal schon ein großer Teilerfolg.

Kann u. U. eine Umwandlung von einer Hochspannungsleitung in ein Erdkabel erreicht werden?

Bei 20 kV-Leitungen ist das kein Problem, 110 kV-Leitungen verursachen einen erheblichen Kostenaufwand, es ist aber in Einzelfällen machbar. Bei 380 kV-Leitungen hingegen wäre der Aufwand wirklich extrem hoch. Erdkabel bringen auch kaum eine Reduzierung des magnetischen Feldes, reduziert wird im Wesentlichen nur das elektrische Feld. Gerade das magnetische Feld wird aber selbst durch massive Hauswände nicht abgeschirmt.

Wie sollten Menschen vorgehen, wenn sie davon erfahren, daß in Nähe ihres Wohnhauses ein Sendemast oder eine Hochspannungsleitung gebaut werden soll?

Bloß nicht einfach resignieren! Häufig wird zunächst eine Bürgerinitiative gegründet, die die Bevölkerung am Ort über mögliche Auswirkungen der Anlage aufklärt und mit den zuständigen Behördenvertretern spricht. Die zusätzliche Einschaltung von politischen Gremien bzw. Öffentlichkeitsarbeit kann sich z. T. hilfreich auswirken. Das ist manchmal wichtig, um vor Ort die nötige Unterstützung zu gewinnen. Wichtig ist aber allemal eine Ausschöpfung der rechtlichen Möglichkeiten, da erst hier der nötige Gegendruck entsteht. Selbstverständlich sind auch laufende Rechtsmittelfristen zu beachten!

Können sich Betroffene auch gemeinsam vertreten lassen?

Ja, sie können eine Klägergemeinschaft bilden bzw. eine Stellvertreterklage durchführen, bei der nur der Hauptbetroffene selbst als Kläger auftritt und verschiedene andere Beteiligte dahinterstehen.

Werden solche Verfahren von den Rechtsschutzversicherunegn bezahlt?

Viele wissen gar nicht, daß solche Klagen über die Rechtsschutzversicherung abgedeckt sind. Das kann bei schon eingetretenen Gesundheitsschädigungen eine Familienrechtsschutzversicherung sein: Bei der Geltendmachung von potentiellen Gesundheitsgefährdungen z. B. auch z. T. eine Grundstücksrechtsschutzversicherung. Dies sollte aber immer von dem Rechtsanwalt abgeklärt werden, da in vielen Fällen Rechtsschutzversicherungen schon vorschnell abgelehnt haben. Man sollte aber erstmal im Einzelfall sehen, was rechtlich möglich und nötig ist. Wenn man sich wirklich zur Wehr setzen will, sind hier die Kosten letztlich kein Hinderungsgrund für ein Verfahren. Ich kann nur empfehlen, die Verfahren so früh wie möglich einzuleiten.

Sind nicht Sendeanlagen genehmigungsfrei, wenn sie eine Masthöhe von 10 m nicht überschreiten? (Bei Antennen auf Gebäuden zählen die 10 m ab Dachhöhe.)

Man kann aber u. U. trotzdem etwas dagegen erreichen. Es gibt durchaus rechtliche Möglichkeiten, und zwar besonders dann, wenn

Gesundheitsschäden damit in Verbindung stehen. Schwieriger ist es hier, wenn es lediglich um abstrakte Gesundheitsgefährdungen geht. Und selbstverständlich wären auch hier wieder alle sonstigen rechtlichen Voraussetzungen zu prüfen, z. B. die Vereinbarkeit mit dem jeweils geltenden Bebauungsplan.

Wichtig ist einfach immer, daß die möglichen rechtlichen Verfahren auch richtig und fristgemäß eingeleitet werden. Empfehlenswert ist in jedem Fall eine frühzeitige Rechtsberatung, um überhaupt einen Überblick über die rechtlichen Möglichkeiten zu gewinnen.

Was kann jemand tun, der den Eindruck hat, am Arbeitsplatz stark oder zu stark belastet zu sein? Ich erinnere an das Beispiel aus der Krankenhausküche, in der der Mikrowellenherd die Türöffnung auslöste.

Der direkte Weg wäre, den Arbeitgeber aufzufordern, offensichtliche Mängel zu beheben. Ist der Mangel trotz Reparatur nicht zu beheben, kann der Arbeitgeber Regreßansprüche an den Gerätehersteller geltend machen. Man kann aber auch z. B. das Gewerbeaufsichtsamt zu einer Messung auffordern.

Hat es Sinn, sich an die Berufsgenossenschaft zu wenden?

Berufsgenossenschaften sind leider in der Regel nicht sehr kooperativ. Dem Arbeitnehmer bleibt dann nur, in einem Verpflichtungsverfahren gegenüber der Gewerbeaufsicht seine Ansprüche geltend zu machen, oder auf Unterlassung gegenüber dem Arbeitgeber (arbeitsgerichtliches Verfahren) zu klagen, falls dieser nicht freiwillig Abhilfe schafft.

In einem anderen Fall ging es um eine Mitarbeiterin in einer Krankenhausküche, bei der Belastungen durch Röntgenstrahlen festgestellt wurden.

Dieser Fall hat zwar direkt nichts mit Elektrosmog zu tun, aber ähnliche Probleme treten auch bei Umweltbelastungen durch elektromagnetische Strahlenfelder auf, das ist durchaus nicht neu. Das ist z. B. bei Computertomographen der Fall, bei denen extrem hohe elektromagnetische Strahlenfelder auftreten können, ohne daß entsprechende Abschirmungen installiert sind. So etwas kommt in Krankenhäusern oder ähnlichen Einrichtungen vor und natürlich sind dort die Beschäftigten wie auch die Patienten davon betroffen. Aber auch bei Ärzten, die sich in Wohngebieten oder Stadtzentren niedergelassen haben, sind solche Anlagen häufig keineswegs ausreichend abgeschirmt. Menschen, die in solchen Häusern wohnen, können dadurch ständig belastet werden.

Sie sprachen davon, daß es für Gerichtsverfahren wichtig ist, eine Gesundheitsschädigung auch medizinisch nachweisen zu können. Wie ist es heute um diese medizinischen Nachweise bestellt?

Das ist zwar schwer, aber nicht ausgeschlossen, zumal es in der Zivilrechtsprechung diesbezüglich Beweiserleichterungen gibt, die bis zur Umkehr der Beweislast reichen. Ich gehe deshalb davon aus, daß wir in diversen Schädigungsfällen, in denen wir rechtliche Verfahren eingeleitet haben, einen entsprechenden Nachweis führen können.

In der schulmedizinischen Praxis des Hausarztes kommt ja Elektrosmog als Krankheitsursache heutzutage einfach nicht vor, an wen sollten sich Betroffene mit Gesundheitsproblemen wenden?

Der Kenntnisstand der normalen Ärzte im Bereich der Umweltmedizin ist leider immer noch erschreckend gering. Es ist absolut notwendig, daß man in solchen Fällen mit *fachkundigen* Ärzten zusammenarbeitet. Mit dem normalen Hausarzt – von einigen Ausnahmen natürlich abgesehen – wird man da leider nicht weiterkommen.

Sind Ihnen solche fachkundigen Ärzte bekannt, an die Sie Betroffene verweisen können?

Ja, natürlich.

Herr Krahn-Zembol, ich danke Ihnen für das aufschlußreiche Gespräch und wünsche Ihnen weiterhin großen Erfolg bei Ihren Bemühungen zum Schutz der Bevölkerung vor gesundheitlichen Schäden durch Elektrosmog.

Überlegungen zur künftigen Abwehr von Elektrosmog

Es ist keine Frage, die Gerichtsverfahren zur Abwehr von Sender- und Hochspannungsanlagen nehmen sprunghaft zu. Bürgerinitiativen schießen wie Pilze aus dem Boden und kämpfen, sicher meistens auch mit gutem Grund, für deren Verlegung. Für die Anlagenbetreiber wird die Installation neuer Anlagen dadurch immer zeitaufwendiger, schwieriger und kostspieliger. Jede Bauverhinderung eines Sendemastes wird von den abwehrbereiten Bürgern als Sieg gefeiert – doch wohin führt diese Entwicklung? Könnte es nicht sein, daß die Errichtung weiterer Sendemasten durch Einsprüche, Klagen und Urteile durch alle Instanzen ein so mühsames und teures Geschäft wird, daß man seitens der Anlagenbetreiber über Alternativen nachdenkt, die schneller und angesichts der Verfahrens- und Entschädigungskosten sogar billiger sind? – Ich meine z. B. senderbespickte Satelliten. Bereits heute umkreisen rund 3000 Satelliten unsere Erde und strahlen Rundfunk- und Fernsehprogramme aus, ermöglichen unzählige Telefon- und Funkverbindungen oder fungieren als Radarsysteme. Ist es so undenkbar, daß man das, was auf der Erde so schwierig zu installieren ist, einfach in den Weltraum verlegt? Technisch ist das sicher kein Problem mehr und daß diese Ideen bis heute noch nicht umfangreich realisiert sind, lag wohl bisher an den hohen Kosten dieser Weltraumsysteme. Wenn aber die Kosten für die Errichtung von Sendern auf der Erde durch Rechtsverfahren und Auflagen immer höher werden, kann die Kostenrechnung künftig ganz anders aussehen. Sicher ist es nicht so einfach, die Aufstellung eines Sendemastes an einem bestimmten Standort zu verhindern, aber wieviel schwieriger wird es sein, sich gegen die Sendebestrahlung aus dem All durchzusetzen? Elektrosmog-Hysterie und Klagen ohne Augenmaß könnten eine solche Entwicklung ungewollt fördern.

Forderungen für eine elektroverträgliche Zukunft

Es ist deutlich zu erkennen, daß die derzeitigen Maßnahmen zum Schutz der Bevölkerung vor gesundheitlichen Schäden durch einwirkenden Elektrosmog völlig unzureichend sind. Grenzwerte sind so wahnwitzig hoch angesetzt, daß sie wohl mehr die Elektrosmog-Verursacher vor Schadenersatzforderungen schützen als die Bevölkerung vor Gesundheitschäden, verursacht durch Elektrosmog.

Bei ständigem Ausbau von Sendeanlagen des Mobilfunknetzes, einer unglaublich raschen Zunahme von Fernseh- und Rundfunksendern, einem sich fortwährend immer mehr verdichtenden Satellitennetz, das uns über unsere Köpfe hinweg mit Mikrowellen durchstrahlt, einer immer weiter anwachsenden Zahl von Elektrogeräten, Computern in Haushalten und an Arbeitsplätzen, Transformatoren und Hochspannungsleitungen, ist die Frage nach der biologischen Verträglichkeit dieser Entwicklung längst überfällig. Wir wissen heute, daß biologische Systeme erstaunlich lange belastbar, ja zeitweise sogar überbelastbar sind, bis sie dann praktisch von heute auf morgen zusammenbrechen. Muß es erst soweit kommen?

Was die Elektrosmog-Belastung angeht, fehlt es schon heute keineswegs an Warnsignalen. Trotz des medizinischen Fortschritts steigt die Zahl der Krankenhausbehandlungen unaufhörlich an, chronische- und sogenannte Zivilisationskrankheiten nehmen epidemische Ausmaße an. Bereits 1990 wurden allein bei den kassenärztlichen Vereinigungen 600 Millionen ärztliche Leistungen abgerechnet – Versicherte bei privaten Krankenkassen nicht mitgerechnet. Die Menschen werden nicht gesünder, sondern fortwährend kränker, was sicher nicht nur auf das zunehmende Durchschnittsalter der Bevölkerung zurückzuführen ist.

Das spiegelt sich auch im Gesundheitssystem wieder, das längst bankrott ist und unübersehbar seit langem Konkursverschleppung betreibt. Ungeachtet dessen versäumt es die Politik, längst überfällige, aber dringend notwendige Maßnahmen zum Gesundheitsschutz vor Umwelteinflüssen, z. B. Elektrosmog, zu ergreifen und dadurch die Kosten für die Behandlung von »Umwelterkrankungen« zu senken. Baubiologen und Geopathologen erleben tagtäglich, wie an Menschen jahrzehntelange Behandlungen von Krankheitssymptomen vorgenommen werden, die horrende Summen verschlingen und dabei oft wenig Erfolg haben, weil Umweltbelastungen wie z. B. Elektrosmog, geopathische Belastungen allgemein zu Therapieresistenz führen und in der Diagnose nur ganz selten berücksichtigt werden. Bei diesem Szenario kann man sich gut vorstellen, wie das Gesundheitssystem schnell und nachhaltig zu sanieren wäre, aber wen interessiert das schon?

Hier als Anregung ein Forderungskatalog für alle diejenigen, die an einer Verbesserung der Situation interessiert sind oder sich sogar für eine nachhaltige Verbesserung des Gesundheits- und Verbraucherschutzes einsetzen wollen:

1. Ärzte und Heilpraktiker werden aufgefordert, zumindest bei jeder Neuerkrankung sowie bei bestehenden chronischen Erkrankungen elektropathogene und geopathogene Belastungen bei der Diagnose zu berücksichtigen. Bei Unterlassung ist zu prüfen, ob dies den Tatbestand eines ärztlichen Kunstfehlers erfüllt. Die dadurch entstehenden Kosten für Untersuchungen, auch Standortuntersuchungen und teilweise auch Sanierungen, sollten die Krankenkassen tragen oder zumindest bezuschussen. Diese würden dadurch im Endeffekt nicht höher belastet, sondern durch jährliche Einsparungen, vermutlich in Höhe mehrerer Millionen Mark, entlastet – durch Verhütung oder deutliche Reduzierung von Krebs, Allergien und chronischen Krankheiten.
2. Für Elektrogeräte und Elektrozubehör, vom Kabel bis zur Stereoanlage, sollte ein baubiologisches Prüfsiegel eingeführt werden, das dem Verbraucher die gesundheitliche Verträglichkeit des Artikels garantiert. Dieses sollte z. B. von einem unabhängigen Verbraucher-TÜV vergeben werden.

3. Für bestimmte Elektrogeräte, wie z. B. Heizdecken, Handys usw., von denen erhöhte Gesundheitsrisiken ausgehen, wäre eine Kennzeichnungspflicht mit Warnhinweisen einzuführen, die – ähnlich wie bei Zigarettenpackungen – auf Gesundheitsrisiken bei der Benutzung der Geräte hinweisen. Die Warnhinweise müssen auch in der Werbung für die Produkte Anwendung finden. Ferner sollte eine Hinweispflicht auf Gesundheitsgefahren für bestimmte Risikogruppen wie Schwangere, ältere Menschen usw. eingeführt werden.
4. Grenzwertregelungen für Elektrosmog sollten auch auf Fahrzeuge ausgedehnt werden. In Fahrzeugen gemessene Werte liegen nämlich z. T. weit über den Bereichen, bei denen biologische Wirkungen wissenschaftlich nachgewiesen sind.
5. Geräte, die in Körpernähe betrieben werden, sollten mit dauerhaft angebrachten Hinweisen auf zeitliche Benutzungshöchstgrenzen und Mindestabstände versehen werden.
6. Die geltenden Grenzwerte für die Elektrosmog-Belastung müssen drastisch reduziert werden. Das bisherige Strommodell, das der Bestimmung der Grenzwerte zugrunde liegt, ist neu zu definieren. Dabei müssen auch nicht-thermische Effekte berücksichtigt werden, weil wissenschaftliche Forschungsergebnisse auf biologische Effekte schon weit unter den heutigen Grenzwerten aufmerksam machen, die nachgewiesenermaßen nicht durch thermische Wirkungen hervorgerufen werden können.

   Bis zur wissenschaftlichen Klärung neuer biologisch unbedenklicher Grenzwerte ist vorrangig der vorbeugende Gesundheitsschutz der Bevölkerung sicherzustellen. Das kann übergangsweise durch Orientierung an baubiologischen Erfahrungswerten geschehen.

   Zur Festsetzung neuer Grenzwerte sollte eine Kommission aus unabhängigen Biologen, Baubiologen, Geopathologen, medizinischen Wissenschaftlern usw. gebildet werden, da es bei der Festsetzung von Grenzwerten vorrangig um den Gesundheitsschutz geht.
7. Für Neubauten wäre im Baurecht ein baubiologischer Verträglichkeitsnachweis einzuführen. Planer, Bauunternehmen und Installa-

teure sollten verpflichtet sein, baubiologisch anerkannte Grenzwerte durch entsprechende Installationsausführung und Materialverwendung nicht zu überschreiten. Die Einhaltung dieser Grenzwerte wäre dann durch Bauabnahme oder Prüfprotokolle nachzuweisen.

8. Für Altbauten (in denen in der Regel die größten Elektrobelastungen bestehen) sollte ein Förderungsprogramm für Elektrosanierungsmaßnahmen eingeführt werden, mit dem Ziel, die Senkung von Elektrosmog-Belastungen zu erreichen. Diese Fördermittel könnten auch aus Mitteln der Krankenkassen gestützt werden, da diese aufgrund solcher Vorsorgemaßnahmen mit deutlichen Reduzierungen von Kassenleistungen rechnen können.
9. Bei der Erstellung von Bebauungsplänen müßten Gebiete innerhalb neu zu bestimmender Sicherheitsabstände zu Hochspannungsleitungen und Sendeanlagen von der Bebauung ausgeschlossen werden. Baugenehmigungen sollten versagt werden, wenn die nach biologischen Erkenntnissen neu zu bestimmenden Grenzwerte, z.B. bei Hochspannungsleitungen, nicht eingehalten werden können. Die besondere Schutzbedürftigkeit bestimmter Bauten, wie Kindergärten, Altenheime, Krankenhäuser usw., sollte im Baurecht verankert werden.
10. Bestehende Hochspannungsleitungen, die zu Überschreitungen der baubiologisch und medizinisch zu fordernden neuen Grenzwerte führen, sollten innerhalb einer Übergangsfrist verlegt oder demontiert bzw. in Erdleitungen umgewandelt werden.
11. Für Sendeanlagen sollte ein Genehmigungsverfahren eingeführt werden, bei dem eine elektrobiologische Verträglichkeit nachzuweisen ist, die auch die Dichte des bereits bestehenden Hochfrequenz-Feldes berücksichtigt. Die Benutzung bestimmter Sendefrequenzen, deren hohe biologische Wirksamkeit bereits heute bekannt ist, sollte (international) untersagt werden.

Elektrosmog ist heute längst kein Hirngespinst einiger Überängstlicher mehr, sondern bittere Realität. Die Gesundheit breiter Bevölkerungsschichten wird immer schlechter – was an der ständig steigenden

Inanspruchnahme ärztlicher Leistungen und ins Uferlose anwachsende Ausgaben der Krankenversicherungen abzulesen ist –, ohne daß der Grund dafür hinterfragt würde. Daß damit auch finanzielle Belastungen für den einzelnen verbunden sein werden, wegen der noch anhaltenden Ablehnung der Krankenkassen bei der Kostenübernahme für vorsorgenden Gesundheitsschutz gegen Elektrosmog, brachte kürzlich die Gesundheitspraktikerin Kornelia Tomson auf den Punkt: »Wer kein Geld für seine Gesundheit übrig hat, wird viel Geld für seine Krankheit ausgeben müssen«.

Menschen, die bewußter mit Elektrizität umgehen und andere auf die erhöhten und oft weit unterschätzten Risiken des Elektrosmogs aufmerksam machen, werden von Kritikern oft als fortschrittsfeindlich diffamiert, dabei übersehen diese offenbar, daß es Fortschritt auf Dauer nur mit, aber nicht ohne Gesundheit geben kann.

Wir nehmen – bestürzt oder nicht – Kenntnis vom ständig weiter fortschreitenden Waldsterben und dem Aussterben vieler Pflanzen- und Tierarten, ohne auf den Gedanken zu kommen, daß diese Entwicklung unserem eigenen Schicksal vielleicht nur eine gewisse Zeit vorauseilt. Offenbar betrachtet der Mensch von heute sich schon selbst nicht mehr als Teil der Natur bzw. als völlig davon losgelöst und gänzlich unbetroffen von der gigantischen Umweltzerstörung vor seiner Haustür. Dieser fatale Irrtum gehört offenbar zu den größten Illusionen unserer Zeit und ist m. E. besonders ausgeprägt unter den Menschen, die sich dazu berufen fühlen, in Politik, Ämtern und Wirtschaft Verantwortung zu tragen. Sie noch lauter und drängender als bisher daran zu erinnern, daß diese Verantwortung globale Ausmaße hat und keinesfalls einfältige Interessenvertretung sein darf, gehört auch zu den Forderungen für eine elektroverträgliche Zukunft.

Panik zu verbreiten ist hier weder gewollt, noch der Sache dienlich. Widerstand zu leisten gegen den sich geschwürartig ausbreitenen Elektrostreß und Mikrowellenwahn dieser Zeit ist aber ebenso Bürgerpflicht wie der notwendige Selbstschutz. In Ermangelung ausreichenden Schutzes durch den Staat ist eigenverantwortliches Handeln (über-)lebenswichtig geworden. Möge dieses Buch dazu Anregungen und Hilfe geben.

Anhang

Anmerkungen

Literatur

Adressenverzeichnis

Praxisstudien zu standartverursachten Erkrankungen und Tabellen

Glossar

Stichwortregister

Anmerkungen

1 Selbst unter Fachleuten bestehen besonders bei dem Begriff »elektromagnetische Felder« allerhand Begriffsverwirrungen. Bei Fachleuten, die mehr aus dem medizinisch-biologischen Bereich kommen (Reiter/Robinson), wird der Begriff sowohl für nieder- wie auch für hochfrequente Felder benutzt, oder es wird zusätzlich erwähnt, welcher Frequenzbereich jeweils gemeint ist. Einige verwenden aber auch engere Begriffbestimmungen, wie z. B. Fachleute aus der Physik. Diese bezeichnen das elektromagnetische Feld im Niederfrequenzbereich nur als »Magnetfeld« (v. Klitzing), aber auch als »H-Feld« (König/Folkerts). Sie verwenden für den Hochfrequenzbereich den Begriff »elektromagnetische Strahlung« oder »elektromagnetische Wellen«. In der Elektrobiologie wird auch häufig der Begriff »elektromagnetische Strahlung« verwendet, womit aber eigentlich nur der Hochfrequenz-Bereich gemeint sein kann. Weitgehend Einigkeit besteht eigentlich nur bei dem Begriff »elektrisches Wechselfeld«. In diesem Buch soll keine Bewertung der Richtigkeit oder Unrichtigkeit der Begriffe erfolgen, denn es ist nicht für Experten »vom Fach«, sondern für den interessierten Laien geschrieben. Deshalb habe ich der Allgemeinverständlichkeit Priorität eingeräumt. Das »elektrische Wechselfeld« bereitet somit keine Probleme. Der Begriff »Magnetfeld« hingegen kann irritieren, weil dies auch bei einfachen Magneten ohne Stromkomponente vorhanden ist. Für das niederfrequente elektromagnetische Wechselfeld habe ich deshalb den Begriff »elektromagnetisches Feld« verwendet. Er entspricht damit dem amtlichen wie dem allgemeinen Sprachgebrauch. Da sich elektrisches und magnetisches Feld bei hoher Frequenz miteinander verbinden, habe ich dafür für Elektrosmog-Laien aus den dargelegten Gründen die Begriffe »Hochfrequenz-Feld« und »Hochfrequenz-Strahlung« verwendet. Verwechslungen mit dem niederfrequenten Magnetfeld sind dadurch vermieden. Die exakten Fachbezeichnungen werden im Glossar erläutert.

2 Erläuterung zur 26. Verordnung zur Durchführung des Bundes-Immissionsschutzgesetzes (Verordnung über elektromagnetische Felder – 26. BImSchV) vom 16. 12. 1996 (BGBL. I. S. 1966).

3 1995 wurden die in meinem Wohnort Celle ansässigen Krankenkassen AOK und DAK von mir angeschrieben. Ich informierte sie über eine damals neue

Praxisstudie von Dr. med. Rudolf Keßler und HP Andreas Kopschina, die von der Stiftung Deutscher Heilpraktiker ausgezeichnet worden war. Mit dieser Studie *(Ortsabhängige und technische Strahlung als Ursache für chronisch therapieresistente Krankheiten)* wurde der Nachweis geführt, daß in allen 52 von den Verfassern untersuchten Praxisfällen elektropathogene und geopathogene Störfelder die Ursache der chronischen Leiden und der Therapieresistenz waren. Die Studie war den Schreiben an die Krankenkassen beigefügt. Eine Rückantwort auf diese Schreiben habe ich nie erhalten. Sie erhalten diese Studie gegen Einsendung der Schutzgebühr und des Rückportos, zusammen 8 DM, vom Berufsfachverband der Geopathologen e. V. (Adresse im Anhang)

4 Als »Elektrosensible« werden Personen bezeichnet, die empfindlicher als die meisten anderen Personen auf Felder des Elektrosmogs reagieren. Im Anhang finden Sie eine Adresse, an die sich Elektrosensible wenden können, um sich beraten zu lassen.

5 Felder, die »amplitudenmoduliert« sind, also die vom Sender erzeugte Trägerschwingung sich laufend verändert, wenn bestimmte Modulationsfrequenzen benutzen werden, oder wenn gepulst, d. h. in gleichbleibenden Intervallen gesendet wird.

6 Nach Einwirkung eines elektromagnetischen Feldes, bei der es zu Erwärmungseffekten im Körper kommt, verteilt sich diese Wärme innerhalb von 6 Minuten über den ganzen Körper.

7 König/Folkerts, *Elektrischer Strom als Umweltfaktor*, 2. Auflage, München 1997, Autor: Prof. Dr. Herbert L. König, Lehrstuhl für Technische Elektrophysik an der technischen Universität München.

8 Bundesgesetzblatt Nr. 66, Teil 1 vom 20. 12. 1996, § 2, Absatz 2.

9 Quelle: KATALYSE, e. V., Elektrosmog – Gesundheitsrisiken – Grenzwerte – Verbraucherschutz, 3. Auflage, Köln 1955.

10 Deutscher Bundestag 12. Wahlperiode, Drucksache 12/4458, Antwort der Bundesregierung mit Schreiben des Bundesministeriums für Umwelt, Naturschutz und Reaktorsicherheit, übermittelt am 1. 3. 1993.

11 Ärzte und Heilpraktiker können die Diagnose und Therapieverfahren in kurzer Zeit im Rahmen der Geopathologenausbildung erlernen. (Adressen im Anhang)

12 Hartmann, Manfred B., in *Ruten-Welten,* Darmstadt 1996.

13 Grenzwerte für den Daueraufenthalt im elektrischen Feld.

14 KATALYSE, e. V. *Elektrosmog – Gesundheitsrisiken – Grenzwerte – Verbraucherschutz*, 3. Auflage, Köln 1995.

15 ibd.

16 Noszvai-Nagy, Dr. sci. hum. Dipl. biol. Maria, Pfinztal 1994. Die Ergebnisse erlauben die Schlußfolgerung, daß selbst sehr schwache mittelfrequente Ströme bzw. Felder Rezeptor-Ligand-Wechselwirkungen an der Zellmembran simulieren und damit Signalfunktionsprozesse beeinflussen können. Es zeigt sich,

daß die Veränderung der Zellzyklus-Phasenverteilung bei schwachen Stromstärken zwischen 0,1 bis 0,3 mA deutlich ausgeprägter ist als bei starken Feldern. Besondere Bedeutung kommt dabei der Frequenz des Stromfeldes zu, denn bei den Versuchen konnten gezielt hemmende wie stimulierende Effekte erzielt werden. Hormone, die nicht direkt in die Zelle eindringen, benutzen cAMP (zyklisches Adenosinmonophosphat) als Botenstoffe.

17 Rose, Wulf-Dietrich: *Elektrosmog – Elektrostreß*, Köln 1994.

18 KATALYSE, e. V. *Elektrosmog – Gesundheitsrisiken – Grenzwerte – Verbraucherschutz,* 3. Auflage, Köln 1995.

19 Rose, Wulf-Dietrich: *Elektrosmog – Elektrostreß*, Köln 1994.

20 Wulf-Dietrich Rose (Gesellschaft für Elektrosmog-Forschung), pers. Mitteilung, September 1997.

21 KATALYSE, e. V. *Elektrosmog – Gesundheitsrisiken – Grenzwerte – Verbraucherschutz,* 3. Auflage Köln 1995.

22 Reiter, Russel J. u. Robinson, Jo: *Melatonin – Die neue Waffe gegen Alter und Krankheit*, München 1996.

23 KATALYSE, e. V. *Elektrosmog – Gesundheitsrisiken – Grenzwerte – Verbraucherschutz,* 3. Auflage, Köln 1995.

24 Siehe Kapitel *Wissenschaftliche Untersuchungen bestätigen Skeptiker*

25 Der Berufsfachverband der Geopathologen e. V. erteilt darüber Auskunft. (Adresse im Anhang)

26 Besonders eindrucksvoll ist die Praxisstudie von Keßler-Kopschina, die nachweist, daß in 52 Fällen chronische Erkrankung und Therapieresistenz durch standortbedingte Störzonen hervorgerufen waren. Innerhalb von 2 Jahren waren die meisten Patienten, darunter auch einige Krebspatienten, völlig oder weitgehend beschwerdenfrei. Die Studie wurde ausgezeichnet mit dem Forschungspreis der Stiftung Deutscher Heilpraktiker und kann gegen Schutzgebühr bezogen werden. (Bezugsquelle im Anhang)

27 Bedauerlicherweise werden für die Erdstrahlenabschirmung eine Reihe völlig untauglicher Produkte angeboten, die oft sogar mehr schaden als nützen. Das führt zu einer erheblichen Verunsicherung, auch der Ärzte und Heilpraktiker. Der Berufsfachverband der Geopathologen e. V. informiert deshalb über nachgewiesen wirksame und im Langzeiteinsatz erprobte Abschirmungsmaterialien. Es hat sich in jahrelanger Erfahrung jedoch gezeigt, daß der Einsatz eines Abschirmmaterials allein, z. B. als Bettmatte, in der Regel nicht ausreichend ist, da ohne Berücksichtigung und Abschirmung von Strahlungsreflexen, die nicht »von unten« kommen, keine erfolgreiche Standortsanierung möglich ist. Die einfache Abgabe von Abschirmmaterial ist deshalb nicht sinnvoll, sondern nur der Einsatz im Rahmen einer auch die Reflexstrahlung einschließenden Standortuntersuchung und -sanierung.

28 Persönliche Mitteilung anläßlich einer wissenschaftlichen Veranstaltung an der Universität Leipzig am 18. 4. 1996.

29 KATALYSE, e.V. *Elektrosmog – Gesundheitsrisiken – Grenzwerte – Verbraucherschutz,* 3. Auflage, Köln 1995.
30 ibd.
31 Rose, Wulf-Dietrich: *Elektrosmog – Elektrostreß,* Köln 1994.
32 v. Klitzing, Dr. Lebrecht, 1996, Vortrag anläßlich des 4. Kongresses des IAG.
33 Neue Presse, Hannover 13. 6. 1996.
34 Hannoversche Allgemeine Zeitung 8. 6. 1996.
35 pid. Veröffentlichung 20. 4. 96.
36 Wissenschaftl. Symposium »Neue Ursachenhypothesen zum Waldsterben« des Bundesumweltamtes am 16. u. 17. 12. 1985.
37 Hensch. Dipl. Ing. Eike Georg: *Elektrosmog – Gedanken zum »Sick-Building-Syndrom« und über den Umgang mit informationstragenden Mikroenergien,* Wiesbaden 1996.
38 Schulte-Uebbing, C. E.: *Streß- und Resistenzmangelsyndrom durch techn. Mikrowellen? Pathophysiologische Arbeitshypothesen zum Waldsterben.* Vortrag anläßlich des wissenschaftlichen Symposiums »Neue Ursachen-Hypothesen« des Umweltbundesamtes Berlin, 16./17. 12. 1985.
39 Fröhlich, H./Kremer, F.: *Sciences-coherent exitations on Biological-Systems* Berlin 1983 (Kresse- und Maiskeimlingswurzeln, die einem 42-Gigahertz-Feld von nur 5 Milliwatt ausgesetzt wurden, zeigten drastische Wachstumsbeeinträchtigungen).
40 Rose, Wulf-Dietrich: *Ich stehe unter Strom, S. 181,* Köln 1996.
41 ibd.
42 ibd.
43 Zeitschrift *Raum und Zeit,* Ausgabe 83/96 und diverse folgende Ausgaben.
44 Nach den Regeln des Biofeldtests nach Dr. Paul Schweizer wird ein Suppressor verwendet, um die nicht gewünschten Zustände des Biofeldes zu unterdrücken, damit der Mensch in dem Biofeldzustand stabilisiert wird, in dem er mit radiästhetischen Methoden einwandfrei arbeiten kann. Bei dem Suppressor handelt es sich um eine Substanz, die der Mensch während der Radiästhesiearbeit am Körper trägt.
45 Hartmann, Manfred B., in: *Ruten-Welten,* Darmstadt 1996.
46 König u. Folkerts, *Elektrischer Strom als Umweltfaktor,* München 1992.
47 Cellesche Zeitung vom 18. 2. 97.
48 Zeitschrift der Gesellschaft für physikalische und medizinische Radiästhesie e.V. Ausgabe Nr. 7: *Biofeld-Blindversuche im Rahmen der Krebsdiagnostik,* Stuttgart 1996.
49 Früher unterschied man zwischen Edelsteinen und Halbedelsteinen. Hier sind die Edelsteine gemeint, die ehemals als Halbedelsteine klassifiziert wurden.
50 Aschoff, Dr. med. Dieter: *Biologische Wirkung von Edelsteinen – Experimenteller Nachweis der biologischen Wirksamkeit von Edelsteinen am Menschen.* Düsseldorf 1988.

Literatur

Aschoff, Dieter, *Biologische Wirkungen von Edelsteinen – Experimenteller Nachweis der biologischen Wirksamkeit von Edelsteinen am Menschen*, Düsseldorf 1988.

Hensch, Eike Georg, *Elektrosmog – Gedanken zum »Sick-Building-Syndrom« und über den Umgang mit informationstragenden Mikroenergien*, Wiesbaden 1996.

KATALYSE e. V., *Elektrosmog – Gesundheitsrisiken – Grenzwerte – Verbraucherschutz*, Köln 1995.

Klitzing, Lebrecht von, *Gibt es für das biologische System eine elektromagnetische Unverträglichkeit?*, (Eigenverlag) Lübeck 1996.

König, Herbert L. / Folkerts, Enno, *Elektrischer Strom als Umweltfaktor*, München 1997.

Reiter, Russel u. Robinson, Jo, *Melatonin – die neue Waffe gegen Alter und Krankheit*, München 1996.

Rose, Wulf-Dietrich, *Elektrosmog – Elektrostreß*, Köln 1994.

Rose, Wulf-Dietrich, *Ich stehe unter Strom*, Köln 1996.

Adressenverzeichnis*

Ausgebildete Geopathologen

Berufsfachverband der Geopathologen e. V.
(vermittelt Adressen ausgebildeter Geopathologen für Standortuntersuchungen),
Hellweg 5, 34292 Ahnatal-Heckershausen; Tel.: 05609-9621,
Fax. 05609-6578

* Diese Liste erhebt keinen Anspruch auf Vollständigkeit. Ist eine Adresse nicht aufgeführt, ist daraus kein Rückschluß auf besondere Gründe zu ziehen.

Selbsthilfegruppen

Initiative Funkturm Lüneburg, c/o Marianne Röhlig,
Zechlinstraße 3, 21335 Lüneburg; Tel.: 04131-43172

Heinrich Krey,
Trillser Graben 20, 40699 Erkrath; Tel.: 02104-39474

ELMAG e. V. (nur Info über Sendeanlagen), c/o Hans Hoffmeister,
Kolpingstraße 24, 48629 Metelen; Tel.: 02556-7600

Arbeitsgemeinschaft »Leiden unter Spannung«, Heinz Steinig,
Badener Straße 23, 65824 Schwalbach; Tel.: 06196-83956

Selbsthilfeverein für Elektrosensible e. V.,
Karl-Friedrich-Straße 64a, Postfach 250107, 44801 Bochum;
Tel. und Fax: 0234-4735585

Selbsthilfeverein für Elektrosensible e. V.,
im Gesundheitshaus d. Stadt München,
Dachauer Straße 90, 80335 München; Tel.: 089-5207-201

Arbeitskreis Elektrobiologie e. V., Dr. C. Scheingraber/Hans Auracher,
Pognerstraße 5, 81379 München; Tel. und Fax: 089-74299741

Messungen/Gutachten

Dipl.-Ing Andreas Kirchner (Kirchner GmbH),
Sachverständiger BVS, VDI-Obmann,
Hochallee 49, 20149 Hamburg; Tel.: 040-417834, Fax: 040-449282

Institut für Radiästhesie und Geopathologie, Hanspeter Kobbe,
Landstallmeisterring 19, 29227 Celle; Tel. und Fax: 05141-86913

IFU-Institut, Institut für Umweltkrankheiten,
Im Kurpark 1, 34308 Bad Emstal; Tel.: 05624-8061, Fax: 8695

KATALYSE e. V., Institut für angewandte Umweltforschung,
Marsiliusstraße 11, Köln 50937; Postfach 420443, 50989 Köln;
Tel.: 0221-944048-0, Fax: 944048-9

IGEF-Deutschland,
Intern. Gesellschaft für Elektrosmogforschung,
Birkenstraße 6, 72813 St. Johann; Tel. und Fax: 07122-82407

Internationale Gesellschaft für Elektrosmogforschung (IGEF)
W.-D. Rose,
Pramaweg 45, A-6353 Going am Wilden Kaiser; Tel.: 0043-5358-2336,
Fax: 233616

Institute und Forschungsgemeinschaften

Biophysikalisches Forschungsinstitut, Prof. Eike Georg Hensch, Neue Straße 20, 31582 Nienburg; Tel. und Fax: 05021-66236

Medizinische Baubiologie und Umweltanalytik, Wolfgang Maes, Schorlemer Straße 87, 41464 Neuss; Tel.: 02131-43741, Fax: 44127

Rechtsberatung

Die genannten Anwälte verfügen über einschlägige Erfahrungen bei Elektrosmogverfahren

Rechtsanwalt Wilhelm Krahn-Zembol, Kastanienweg 12, 21385 Amelinghausen; Tel.: 04132-910391, Fax: 910392

Rechtsanwalt Matthias Krist, Kanzlei Martini und Mogg, Blumenstraße 1, 56070 Koblenz; Tel.: 0261-884466, Fax: 800801

Selbsthilfeseminare für Erdstrahlen und Elektrosmog

Institut für Radiästhesie und Geopathologie, Hanspeter Kobbe, Landstallmeisterring 19, 29227 Celle; Tel. und Fax: 05141-86913

Edelsteinseminare

Kornelia Tomson, Gesundheitspraktikerin, Landstallmeisterring 19, 29227 Celle; Tel.: 05141-882504, Fax: 86913

Biotensor- und Radiästhesieseminare

Institut für Radiästhesie u. Geopathologie, Hanspeter Kobbe, Landstallmeisterring 19, 29227 Celle; Tel. und Fax: 05141-86913

Berufsausbildung zum Geopathologen

Berufsfachverband der Geopathologen e. V., Hellweg 5, 34292 Ahnatal-Heckershausen; Tel.: 05609-9621, Fax: 6578

Institut für Radiästhesie und Geopathologie, Hanspeter Kobbe (mit Prüfung durch den Berufsfachverband), Landstallmeisterring 19, 29227 Celle; Tel. und Fax: 05141-86913

Bezugsquellen

Biotensoren: Prana-Haus im Verlag Hermann Bauer, Postfach 167, 79001 Freiburg, und im Buchhandel; Tel.: 0761-7082-0, Fax: 701811

Abschirmtapete gegen Hochfrequenz-Strahlung: Marburger Tapetenfabrik, Postfach 1320, 35269 Kirchhain; Tel.: 06422-810, Fax: 81223

Zellglasplatte zur Abschirmung von Gebäuden gegen geopathogene Strahlung (Erdstrahlen): Bezugsquelle erfragen beim Institut für Radiästhesie und Geopathologie, weil Einsatz ohne Standortanalyse u. U. nicht sinnvoll ist. Tel. und Fax: 05141-86913

Abschirmfarbe, Abschirmvlies »Rubens«, Hochfrequenz-Abschirmnetz »Dali«, Abgeschirmte Kabel, Netzfreischalter (weitere Produkte auf Anfrage): Firma Biologa, Hirschweg 17, 78478 Hegne; Tel.: 07533-7303, Fax: 7306

Praxisstudien zu standortverursachten Erkrankungen und Tabellen

Praxisstudie an 52 Patienten von Dr. med. R. Keßler u. A. Kopschina: »Ortsabhängige und technische Strahlung als Ursache für chronisch therapieresistente Krankheiten« (Schutzgebühr 5 DM).

Praxisstudie an 8200 Patienten von U. Daun, A. Daun und A. Kopschina: »Erdstrahlen – Elektrosmog – Umweltbelastungen« (Schutzgebühr 6 DM). Bei Bestellung Schutzgebühr zuzüglich 3 DM Porto in Briefmarken einsenden. Versand beider Studien durch den Berufsfachverband der Geopathologen e. V., Hellweg 5, 34292 Ahnatal-Heckershausen; Tel.: 05609-9621, Fax: 6578.

MELATONIN-Broschüre. Zusammenfassung der Forschungsergebnisse mit Liste der melatoninsenkenden Medikamente und der melatoninfordenden Nahrungsmittel sowie Tips für eine melatoninfördernde Lebensweise. (Schutzgebühr 10 DM + 3 DM Rückporto) Versand durch: Institut für Radiästhesie und Geopathologie, Landstallmeisterring 19, 29227 Celle; Bei Bestellung 13 DM in Briefmarken einsenden, Tel. und Fax: 05141-86913.

Tabelle 1

Grenzwerte für elektrische Felder in V/m (Volt pro Meter)		
	berufliche Exposition 7 Stunden	öffentliche Exposition 24 Stunden
Norm DIN/VDE 0848 von 1989	20 000 V/m	
Entwurf DIN/VDE 0848 von 1990	20 000	5 000
Vornorm DIN/VDE 0848 von 1992	20 000	7 000
Empfehlung IRPA 1989	10 000	5 000
Empfehlung König/Folkerts	–	50
Empfehlung Baubiologie	–	1–10
Empfehlung KATALYSE	–	20 nachts 10

Quelle: KATALYSE-Institut für angewandte Umweltforschung

Tabelle 2

Grenzwerte für (elektro)magnetische Felder in μT (Mikrotesla)		
	berufliche Exposition 7 Stunden	öffentliche Exposition 24 Stunden
Norm DIN/VDE 0848 von 1989	5 000	
Entwurf DIN/VDE 0848 von 1990	5 000	100
Vornorm DIN/VDE 0848 von 1992	5 000	400
Empfehlung IRPA 1989	500	100
Empfehlung König/Folkerts	–	1,0
Empfehlung Baubiologie	–	0,02–0,1
Empfehlung KATALYSE	–	0,4 nachts 0,2

Quelle: KATALYSE-Institut für angewandte Umweltforschung

Tabelle 3

Leistungsflußdichte in mW/cm² (Milliwatt pro Quadratzentimeter)					
	Maximale Expositions-dauer pro Tag	Rundfunk- u. Fernsehsender B-Netz	460 MHz C-Netz	900 MHz D-Netz	2–300 GHz Radar Mikrowelle
Deutschland DIN/VDE 1991	24 Std.	0,2	0,23	0,45	1,0
Deutschland DIN/VDE 1991 beruflich	6 Std.	1,0	1,15	2,25	5,0
UdSSR 1984	24 Std.	–	0,01	0,01	0,01
USA ANSI 1991	24 Std.	0,2	0,3	0,6	1,3–10
International IRPA/INIRC beruflich 1988	6 Std.	1,0	1,15	2,25	5,0
Frankreich	24 Std.	1,0	1,0	1,0	1,0
Die natürliche Leistungsflußdichte der Erdoberfläche beträgt 0,00007 mW/cm²					

Quelle: KATALYSE-Institut für angewandte Umweltforschung

Tabelle 4

Maßeinheiten und ihre Abkürzungen			
Abk.	**Name**	**Maßeinheit für**	**Beispiel**
A	Ampère	elektrische Stromstärke	Sicherung im Haushalt 16 A
Hz	Hertz	Schwingungsfrequenz	Stromnetz Europa 50 Hz, USA 60 Hz
T	Tesla	magnetische Feldstärke	Erdmagnetfeld ca. 50 µT (statisch)
nT	Nanotesla	magnetische Feldstärke	= 1/1000 Mikrotesla
µT	Mikrotesla	magnetische Feldstärke	= 1000 Nanotesla
V	Volt	elektrische Spannung	Batterie 1,5 V, Haushaltsinstallation 230 V
kV	Kilo-Volt	1000 Volt	kleine Hochspannungsleitung
V/m	Volt pro Meter	elektrische Feldstärke	Feld unter Hochspannungs-leitungen: 1–7 kV/m
W	Watt	elektrische Leistung	Glühbirne z. B. 75 Watt, Fön 1000 Watt

Tabelle 5

Land	Autoren	Jahr	Personenkreis	Krankheit	Magnetfeldbelastung bzw. Abstand zur Trasse	Risikofaktor
USA	Wertheimer, Leeper	1979	Kinder Kinder Kinder	Krebs, allg. Hirntumor Leukämie	starke Ströme geschätzt geschätzt	~ 2,2 ~ 2,3 3,0
USA	Wertheimer, Leeper	1982	Erwachsene	Krebs allg.	starke Ströme geschätzt	1,4
GB	Myers u. a.	1985	Kinder	Krebs allg.	0,1 µT	1,3
S	Tomenius	1986	Jugendliche Jugendliche Jugendliche Jugendliche Jugendliche	Krebs, allg. Krebs, allg. Hirntumore Leukämie Leukämie	0,3 µT 150 m 0,3 µT/150 m 0,3 µT 150 m	2,3 2,0 3,7 0,3 1
USA	Savitz u. a.	1988	Erwachsene	Leukämie	0,2 µT	1,5
USA	Severson u. a.	1988	Erwachsene	akute, nicht lyphozyt. Leukämie	0,2 µT	1,5
S	Feychting, Ahlborn	1992	Kinder Kinder Kinder Erwachsene Erwachsene	Leukämie Leukämie Leukämie Leukämie Hirntumore	0,2 µT 0,3 µT bis 50 m 0,2 µT 0,2 µT	2,7 3,8 2,9 1,7 1,0

Quelle: KATALYSE-Institut für angewandte Umweltforschung

Glossar

Amplitude: Die größte Entfernung eines schwingenden Körpers von der Gleichgewichtslage.

Amplitudenmodulation: Überlagern sich die vom Sender erzeugten Schwingungen mit den zu übertragenden Stromschwankungen und Impulsfolgen, ändert sich die Amplitude.

Anlagenbetreiber: Betreiber von Elektrizitätswerken, Kernkraftwerken, Sendeanlagen des Mobilfunks, von Radio- und Fernsehsendern, Radaranlagen, Stromversorgungsunternehmen usw.

Biofeld: Wird auch als Aura, Energiefeld oder Eigenfeld bezeichnet.

BImSchV: Bundes-Immissionsschutzgesetz-Verordnung.

DKE: Deutsche Elektrotechnische Kommission beim Verband Deutscher Elektrotechniker (VDE)

E-Felder: In diesem Buch zusammenfassend verwendeter Begriff für die verschiedenen strombedingten Felder, die Elektrosmog verursachen.

Elektrische Spannung: Die Differenz der an zwei Punkten vorliegenden Werte des elektrischen Potentials. Maßeinheit: Volt (V). Beispiel: Ein Pol Ihrer Steckdose steht »unter Strom«, der andere Pol nicht. Zwischen beiden besteht dadurch eine elektrische Spannung von 230 Volt.

Elektrisches (Wechsel-)Feld: Ein Zustand im Raum, der durch elektrische Ladungen oder durch Veränderungen von Magnetfeldern entsteht. Elektrische Ladungen üben Kräfte aufeinander aus. In der Praxis entstehen solche Ladungen z. B. bei Stromleitungen durch den unter Spannung stehenden Leiter im Kabel und dem Nulleiter. Je weiter beide Leiter voneinander entfernt sind, desto größer ist auch das Feld. Das Feld im Raum hängt also von der Spannung und vom Abstand der Leiter zueinander ab. Maßeinheit: Volt pro Meter (V/m). Ein elektrisches (Wechsel-) Feld ist auf einer Stromleitung auch dann vorhanden, wenn kein Stromverbraucher, wie z. B. eine Lampe oder ein elektrisches Gerät eingeschaltet ist. (Siehe auch Fußnote 1, S. 237)

Elektromagnetisches Feld (EMF): Aufgrund natürlicher Gesetzmäßigkeiten erzeugt jeder fließende Strom in seiner Umgebung ein Magnetfeld. Maßeinheit: Tesla. Es wird auch der Begriff »magnetisches Feld« oder »magnetisches Wechselfeld« verwendet, während die Begriffe »Elektromagnetische Strahlung« oder »elektromagnetische Welle« nur für Hochfrequenz zutreffend sind. In der Praxis bedeutet dies, daß wir erst dann ein elektromagnetisches Feld vorfinden, wenn durch einen Stromverbraucher ein Stromfluß verursacht wird. Das Feld entsteht dann um die Stromleitung herum und am Verbraucher selbst. (Siehe auch Fußnote 1, S. 237)

Elektromagnetische Strahlung: Elektromagnetische Felder, die mit über 30 000 Hz, also 30 000 Schwingungen pro Sekunde schwingen, werden als Hochfrequenz-Strahlung, elektromagnetische Welle oder -Strahlung bezeichnet. Bei so hohen Frequenzen »verschmilzt« das »elektrische Wechselfeld« mit dem »magnetischen Wechselfeld«. Diese Felder werden von Rundfunk-, Fernseh- und Radaranlagen sowie drahtlosen Kommunikationseinrichtungen, Satelliten, Handys, Amateurfunk, medizinischen Untersuchungsgeräten usw. ausgestrahlt.

Elektromagnetische Welle: Siehe: *elektromagnetische Strahlung*

Elektropathogene Störzonen: Von E-Feldern ausgehende Felder und Strahlung mit krankmachender Wirkung.

Elektrosmog: Das Wort »Elektrosmog« setzte sich zusammen aus den englischen Wörtern »*smo*ke« (Rauch) und »*fog*« (Nebel). Es ist ein unwissenschaftlicher, aber inzwischen eingebürgerter Begriff, der zusammenfassend für alle Arten von Feldern benutzt wird, die durch die Erzeugung, den Transport und den Verbrauch von elektrischer Energie in die Umwelt gelangen. Wie auch beim Nebel entstehen beim Strom Felder, und zwar im Umkreis von Stromleitungen und elektrischen Geräten. Es wird behauptet, daß wir die Hand nicht mehr vor Augen sehen würden, wenn Elektrosmog für uns sichtbar wäre. Tatsächlich hat die Dichte der durch Stromversorgung und Sendeanlagen verursachten Felder innerhalb weniger Jahre extrem zugenommen.

Erdstrahlen: Sammelbegriff für Strahlungsfelder und Gasemissionen, die von der Erde ausgehen. (Siehe auch: *Geopathogene Störzonen* und Fußnote 26, S. 239)

FI-Schutzschalter: Hierbei handelt es sich um einen Fehlerstrom-Schutzschalter, der die Aufgabe hat, bei auftretenden Fehlerströmen das Stromnetz abzuschalten. In der Praxis: Wenn der Mensch versehentlich mit dem Stromnetz in Berührung kommt, erfolgt eine Abschaltung.

Flußdichte, elektromagnetische: Als Stromflußdichte bezeichnet man das Produkt aus Dichte einer strömenden Substanz und Strömungsgeschwindigkeit. In der Praxis ist damit die »Stärke« des elektromagnetischen Feldes im Niedervoltbereich gemeint. Bei hochfrequenten und elektrischen Feldern wird dagegen der Begriff »Feldstärke« verwendet.

Frequenz: Die Anzahl der sich ständig wiederholenden Schwingungen innerhalb einer bestimmten Zeitspanne, in der Regel einer Sekunde. Die Darstellung erfolgt in einer Sinuskurve. Maßeinheit: Hz; 1 Schwingung pro Sekunde = 1 Hz.

Geopathie: Durch Erdstrahlen, Elektrosmog und Umwelteinflüsse verursache Erkrankung.

Geopathogene Störzonen: Von der Erde ausgehende krankmachende Felder, Strahlungs- und Gasemissionen. Als z. T. krankmachend bekannt sind von Wasseradern ausgehende Ionenstrahlung, Strahlung aus Erdspalten und Verwerfungen, sog. Globalgitternetze und das radioaktive und geruchlose Radongas bekannt. Sammelbegriff: Erdstrahlen. Störzonen entstehen auch durch Metallgegenstände, Spiegel, Metallfolien usw., wenn sie auf Störzonen plaziert sind und sog. Strahlungsreflexe verursachen. (Siehe auch: *Erdstrahlen)*

Geopathologin / Geopathologe: Frauen und Männer, die aufgrund einer entsprechenden Berufsausbildung in der Lage sind, krankmachende Störfelder zu orten, zu klassifizieren und deren Intensität zu begutachten. Sie verfügen über Kenntnisse der Sanierungsmöglichkeiten, Diagnose und Therapie von Geopathien. Soweit sie Ärzte oder Heilpraktiker sind, können sie die Erkrankten behandeln.

Gepulste Strahlung: Abgabe einer Sendeleistung in gleichbleibenden Intervallen.

Gobalgitternetze: Globalgitternetze kann man sich als ca. 20 cm breite Streifen mit bisher unbekannter Höhenausdehnung vorstellen, die rechtwinkelig zueinander verlaufen und dabei quadratische bzw. rechteckige Muster ausbilden. Sie sind bis heute physikalisch nicht definiert. Die Existenz ist durch die Auswirkung auf Menschen, Tiere und Pflanzen aber in ihrer Wirkung nachweisbar. Stellt sich ein Mensch auf den Kreuzungspunkt eines pathogenen Gitternetzes, schrumpft die Aura innerhalb einer Minute auf 1/10 der Normalausdehnung.

Grenzwerte: Höchstwerte für bestimmte Stromflußdichten und Feldstärken, die für die 24-Stunden-Einwirkung auf die allgemeine Bevölkerung und die (kürzere) Einwirkungszeit im beruflichen Bereich unterschiedlich hoch sind. Bei der Einhaltung von Grenzwerten sollen gesundheitliche Schäden ausgeschlossen sein. Grenzwerte bestehen für elektrische, magnetische und hochfrequente elektromagnetische Felder. Für die Stromversorgung von Bahnstrecken bestehen abweichende Grenzwertregelungen.

Hochfrequenz-Strahlung: Wird in der Fachliteratur auch als »elektromagnetische Welle« oder »elektromagnetische Strahlung« und »Mikrowellen« verwendet. Siehe entsprechende Stichworte.

IGEF: *I*nternationale *G*esellschaft für *E*lektrosmog-*F*orschung in Deutschland und Österreich

Interferenz: Es handelt sich dabei um die Überlagerung von Wellen, die zu einer räumlich verschiedenen Intensitätsverteilung führt. Bei gleicher Wellenlänge und Amplitude kommt es zu einer Verstärkung, während es bei entgegengesetzter Amplitude zu einer Auslöschung der Welle kommt. In der Praxis kann z.B. eine Sendefrequenz durch eine andere mit gleicher Stärke und entgegengesetzter Schwingung unwirksam gemacht werden. Das Prinzip der Störsender -- obwohl beide Sender arbeiten, ist im Empfänger (Radio) nichts zu hören.

IRPA: International Radiation Protection Association (Internationale Strahlenschutz Kommission)

Kinesiologie: Eine Diagnose- und Therapiemethode, die auf der Erkenntnis beruht, daß belastende Umstände zu einer Muskelschwächung führen. Die Art der Belastung wird über Muskeltests festgestellt, z.B. Elektrosmog, Erdstrahlen, Nahrungsmittel, Medikamente aber auch psychische Probleme.

Leistungsflußdichte: Siehe: *elektromagnetische Flußdichte*

Magnetisches Feld: Dieser Begriff wird im Sinne der Elektrophysik dann gebraucht, wenn Strom über einen elektrischen Leiter transportiert wird und dadurch ein Magnetfeld entsteht. Durch diesen Stromfluß wird zusätzlich zum elektrischen Wechselfeld ein Magnetfeld erzeugt.

Melatonin: Ein Hormon, das von der Zirbeldrüse produziert wird. Es fördert den Schlaf, steuert das Immunsystem des Menschen und schützt die Zellen vor freien Radikalen, das sind instabile Sauerstoffmoleküle mit zellzerstörender Wirkung.

Melatoninblocker: Helles Licht, künstliche Strahlung und Felder sowie bestimmte Chemikalien (Medikamente) hemmen die Melatoninproduktion.

Mikrowellen: Siehe: *Hochfrequenz-Strahlung*

Modulationsfrequenzen: Die Trägerfrequenz, also die Sendefrequenz eines Senders, kann überlagert (moduliert) werden mit den zu übertragenden Stromschwankungen oder Impulsen.

Nicht-thermische Effekte: Biologische Prozesse, die durch elektrische und elektromagnetische Felder verursacht werden, ohne daß es dabei zur Erwärmung des Körpergewebes kommt.

Phasenprüfer: Meistens angeboten als preiswerter Schraubenzieher mit eingebauter Leuchtanzeige, die bei Kontakt mit einem spannungsführenden Leiter aufleuchtet. In der Praxis wird damit kontrolliert, ob »Strom« an einer Steckdose, einer Lampenfassung oder einem Gerät vorhanden ist.

Gepulste Strahlung: Abgabe einer Sendeleistung in gleichbleibenden Intervallen.

Radiästhesie: Beruht darauf, daß vom Unterbewußtsein subtile Impulse auf das Nervensystem übertragen werden, die durch Anzeigeinstrumente wie Ruten, Pendel, Biotensoren, Lecherantennen usw. verstärkt und damit sichtbar gemacht werden können. Dabei macht man sich nutzbar, daß das Unterbewußtsein eine im Vergleich zum Tagesbewußtsein unvergleichbar große Informationsquelle ist. Die von Bouly verwendete und in Lexika oft zu findende Definition, welche Radiästhesie auf »Strahlenfühligkeit« o. ä. einschränkt, ist unzutreffend. Mängel bei der Reproduzierbarkeit beruhen in der Regel auf methodischen Fehlern und / oder unbemerkten energetischen Störungen der Radiästhesisten.

Schwaches Feld: Ein irreführender Begriff, der lediglich besagt, daß elektrische oder elektromagnetische Felder in ihrer Feldstärke oder Stromflußdichte unterhalb der gesetzlichen Grenzwerte liegen, aber noch fast 100mal so stark sein können, wie das Feld unter einer Hochspannungsleitung.

SSK: Strahlenschutzkommission

Stabilisator: Im Sinne des Biofeldes handelt es sich um feste oder flüssige Substanzen, durch die ein bestimmter Zustand des Biofeldes stabilisiert werden soll, um ein »kippen« in einen anderen Zustand, zum Beispiel bei radiästhetischen Arbeiten, zu verhindern.

Stand-by-Betrieb: Bereitschaftsbetrieb von elektronischen Geräten.

Steg- und Steigleitungen: Stegleitungen sind flache Unterputzleitungen, bei denen alle Leiter nebeneinanderliegen. Steigleitungen dienen der Stromversorgung im Hause.

Suppressor: Im Sinne des Biofeldes handelt es sich um Stubstanzen, durch die ein «umkippen» des Biofeldes in ungewünschte Zustände vermieden (unterdrückt) werden soll.(Siehe auch: *Stabilisator*)

Teslameter: Elektronisches Gerät zur Messung der magnetischen Flußdichte im Niederfrequenzbereich.

Thermische Effekte: Biologische Prozesse, die durch elektrische und elektromagnetische Felder eine Erwärmung des Körpergewebes hervorrufen.

Thyristor-Steuerung: Trifft die sinusförmige 50-Hz-Versorgungsspannung auf ein elektronisches Bauelement in Elektrogeräten, wird der rein sinusmäßige Verlauf verzerrt, zerhackt oder gleichgerichtet. Ein Teil des Sinus wird für Drehzahl- oder andere Regelprozesse einfach «ausgeblendet» (1) und (2). Dabei entstehen auch Oberwellen (vgl. Abb. 19, S. 252). Durch Schalt- und Anfahrvorgänge (Thyristor- oder Triacsteuerung) entstehen Störimpulse (3), der sogenannte »Schmutz auf der Leitung«. Zur Steuerung eines Thyristors werden etwa 1000 steile Stromimpulse pro Sekunde benötigt, sie sind steile Stacheln im Stromnetz. Gerade diese Störimpulse bewirken biologische Effekte, die beim reinen Sinusverlauf nicht zu beobachten sind. Verursacher solcher Veränderungen der Sinuskurve: Netzgeräte, elektronische Trafos, Bohr- und Heimwerkermaschinen, Geräte mit elektronischer Geschwindigkeitsregelung, Energiesparlampen, HiFi-Verstärker und Dimmer. Zu den Starkverzerrern gehören vor allen Dingen Leuchtstofflampen.

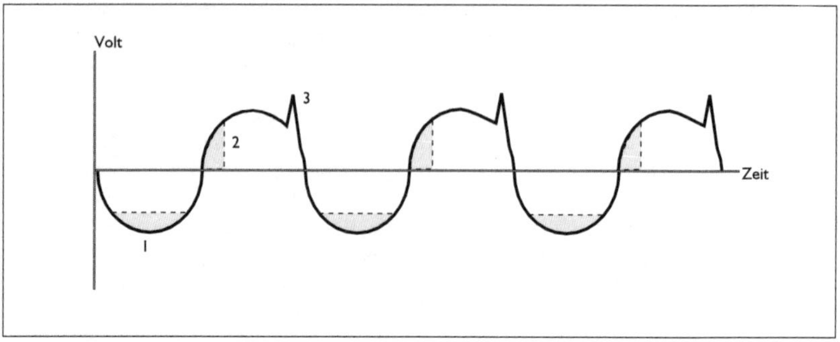

Abb. 19

Triac-Steuerung: Siehe: *Thyristor-Steuerung*

TT-Netz: Dieses Installationssystem der häuslichen Stromanlage hat den wesentlichen Vorteil, daß hierbei vagabundierende Ströme im Leitungsnetz vermieden werden. Im TT-Netz ist der Schutzleiter separat geerdet und hat keine Verbindung zum Nulleiter. Im sonst üblichen TN-Netz hingegen sind vagabundierende Betriebsströme zu erwarten.

VDE: *V*erband *d*eutscher *E*lektrotechniker e. V., Frankfurt am Main, 1893 gegründet.

WHO: *W*orld *H*ealth *O*rganisation in Genf, 1948 gegründete Sonderorganisation der UN (Vereinten Nationen). Befaßt sich mit übernationalen Gesundheitsfragen.

Stichwortregister